本书由中国社会工作联合会医务社会工作专业委员会、深圳大学、深圳市儿童医院、深圳市龙岗区春暖社工服务中心组织编写。

YIWU SHEHUIGONGZUO SHIWU YU ANLI

医务社会工作
实务与案例

李晓凤 / 主编

龙嘉慧 吴文湄 卓美容 / 副主编

中国社会出版社

国家一级出版社·全国百佳图书出版单位

图书在版编目（CIP）数据

医务社会工作实务与案例／李晓凤主编；龙嘉慧，
吴文湄，卓美容副主编 . -- 北京 ：中国社会出版社，
2023.9
（中国社会工作联合会医务社会工作专业委员会系列丛书／
陈存根主编）

ISBN 978-7-5087-6926-4

Ⅰ.①医… Ⅱ.①李… ②龙… ③吴… ④卓… Ⅲ.
①医疗卫生服务－社会工作－案例－中国 Ⅳ.①R199.2

中国国家版本馆 CIP 数据核字（2023）第 156906 号

出 版 人：程 伟		终 审 人：陈 琛	
责任编辑：曲丽媛		策划编辑：张耀文	
责任校对：刘海飞		封面设计：时 捷	

出版发行 中国社会出版社	地 址 北京市西城区二龙路甲 33 号	
邮政编码 100032	编 辑 部 (010)58124823	
网 址 shcbs.mca.gov.cn	发 行 部 (010)58124864；58124848	
经 销 新华书店		

印刷装订 北京九州迅驰传媒文化有限公司	开 本 170 mm×240 mm 1/16	
印 张 24.25	字 数 400 千字	
版 次 2023 年 9 月第 1 版	印 次 2023 年 9 月第 1 次印刷	
定 价 88.00 元		

中国社会出版社微信公众号　　　　　　　　中国社会出版社天猫旗舰店

目　录

导　论

医务社会工作是指实施于医疗卫生保健机构的社会工作实务，依机构性质主要划分为公共卫生社会工作、医疗机构与疾病治疗社会工作、康复社会工作、精神卫生社会工作等。医务社会工作者的主要职责是配合医务工作者从事预防、治疗与伤残复健等工作，并运用社会工作专业理念与方法来协助病人解决与疾病相关的社会、经济、家庭、职业、心理等问题，注重对影响健康的社会与心理因素的探讨，开发与利用社区或社会资源。由此，在推进医疗保护与社会福利整合中达到疾病预防、保护公众健康及提升社会福祉的目标。

第一节　医务社会工作概述

医务社会工作诞生于西方工业化国家，至今已逾百年。在医院、精神卫生机构、康复中心、社区等场所，医务社会工作已成为吸纳职业社会工作者较多、较早走向成熟的实务领域之一。

一、医务社会工作的起源与历史

（一）西方医务社会工作的发展历史

在英美等国家，随着人类健康观念的变化，医务社会工作的发展大致经历了一个从医院社会工作（hospital social work）到医务社会工作（medical social work）再到健康照顾社会工作（health care social work）的演化过程。

从发展历史看，西方医务社会工作已有一个多世纪，最早可追溯至英国的"济贫法"时代。当时，资本主义制度处于发展初期，为了帮助患病的穷人、弥补家庭服务与政府救助不足，医务社会工作以志愿服务的方式（如在医院开展救孤济贫工作）应运而生。不过，现代意义上的医务社会工作诞生于20世纪初美国麻省综合医院的社会工作者岗位设置，社会工作者被视为医生的助手。20世纪20年代，美国医院协会颁布第一个《医院社会工作指南》，期待社会工作者能填补医院环境与患者社会环境之间的空白，消除妨碍医学治疗的相关障碍。30年代，受心理分析与精神医学的影响，医院社会工作逐渐分化为一般医疗与精神医疗两个领域，后者逐渐发展为精神卫生社会工作。70年代，随着世界卫生组织对"健康"概念的完善，即"健康不仅是躯体没有疾病，也要具备心理健康、社会适应良好和道德健康"，推动着西方医务社会工作从医院内扩展至医院外。相应地，医务社会工作服务的内容则从情绪疏导与知识传递等拓展到患者的社会支持网络、倡导医疗服务政策改变以及在社群中普及健康知识、推动社区康复或参与公共卫生事件的处置等。80年代，受西方医院注重成本效益与绩效评估的影响，医务社会工作开始关注行政管理、品质控制、信任与问责等问题，并将出院计划视为工作重点。

正如学者安德里亚·韦基（Andrea Vaghy）所言，20世纪后半叶，美国卫生保健领域发生了多种变化，包括卫生保健提供中心从医院转移到了社区，在健康问题的病因学中增加了社会与环境因素；在复杂医疗与手术干预选择增多的情况下，公众要求更多参与个体卫生保健决策；家庭成员不得不为家人提供各种形式的保健服务，且这种需求在不断增加；健康问题从急性病症逐渐过渡到慢性病，需要更多的长期保健；利益导向管理型保健及其原则与上述变化之间相互影响。上述变化要求社会工作者能够为不同人群提供社会服务，更加关注健康促进与公共卫生为战略目标的预防性干预，并掌握健康管理与个案管理方法等。由此，医务社会工作者可以与其他专业人士一起广泛参与各领域的健康服务工作，以协助服务对象防治疾病、解决困难、改善环境及提升人类的社会福祉。

（二）医务社会工作在中国的发展

医务社会工作在中国的起源可溯及20世纪20年代。1921年，美国石油钢铁大王洛克菲勒设立基金会，全额投资成立北平协和医院。同年，基金会选派著名的医务社会工作者蒲爱德（Ida Pruitt）在协和医院创建"社会服务部"，开始在所有病房中设置社会工作岗位，实施医疗救助、个案辅导、家庭随访、社会调查与各类社会服务，以此专门处理病人心理与情绪问题、协助医患之间沟通及举办贫民与老弱病残医疗优待活动，并成为1949年以前中国与亚太地区医务社会工作的开端。正如蒲爱德所说，协和医院社会服务部的发展与壮大清晰地证明：医务社会工作不仅是医疗服务发展的需要，也在医院医疗实践中发挥着不可缺少的、重要的辅助性功能。

在协和医院的影响与指导下，20世纪30年代，国内一些医院纷纷设立社会服务部。如1930年济南齐鲁大学医学院附属医院设立社会服务部，1931年南京鼓楼医院、上海红十字会医院、上海仁济医院、重庆仁济医院先后成立社会服务部，南京中央医院于1932年设立了医疗社会服务部。这些医疗社会服务部协助医师与护士开展各项病患的家庭探访、社会心理功能评估与住院照顾服务，并协助政府开展难民救济、难民医疗、紧急救济、空袭救济与特种救济活动，为推进中国医疗服务及社会工作服务的发展付出了艰辛的努力。

1949年新中国成立至1978年，国家在医疗卫生领域扮演全能角色，提供全面的社会服务，基本中断了对西方国家医务社会工作的借鉴。改革开放后，随着民政部门与高等学校对专业社会工作的大力推进以及社会工作教育、研究与实务的发展，医务社会工作开始步入实践轨道。2000年，上海东方医院首设"社会工作部"，建立岗位工作人员职责与各项制度，开展个案、小组、社区等专业活动，拉开了中国本土医务社会工作机构重建的序幕。2003年，上海市着手将医务社会工作纳入医疗工作领域，使之成为卫生领域内继医生、护士、医技之后的第四种职业。在此期间，北京、深圳、广州等地的大医院自发、自觉、自行设置"社会工作部"或类似部门，引入社会工作理念与服务手法，标志着我国正式迈进医务社会工作发展的新时代。从此，我国社会工作与医务社会工作的地位与角色，由地方议题逐渐演变为全国性的重大社会福利政策议题。

2007年以后，随着深圳、上海等地医务社会工作职业化取得良好效果，真正的医务社会工作实务逐渐形成。如2008年深圳市民政局与深圳市卫生和计划生育委员会通过政府购买服务，以第三方派驻形式聘请了第一批医务社会工作者共8名进入市级6家医院，并在中国香港督导指导下按照专业流程开展服务。同时，全国各地开展医务社会工作的医院显著增加，并形成了6

种运作模式。一是对社会工作与医务社会工作虽然不了解，但实际上在"不知不觉"从事医务社会工作服务；二是通过共青团系统开展的"青年志愿服务"进入医疗机构；三是由一些有见识的医院院长从国外介绍与引进；四是为预防、减少与最大化避免医疗纠纷或重塑社会形象而"自主自愿"开展医务社会工作服务；五是通过社会工作专业学生实习与服务"打动或感动"院方，日后被院方正式聘用；六是制度环境、社会工作教育、开拓型医务社会工作领袖人物与制度创新等多种因素形成的"有机结合的综合性模式"，如深圳模式。在全国医务社会工作初步发展中，2009 年中国新医改方案明确提出，要发展医务社会工作，增进医患沟通，表明推动医务社会工作发展已进入顶层制度设计。2010 年中国医院协会成立了"医院社会工作暨志愿服务工作委员会"，2011 年上海市医学会"医务社会工作专科分会"成立，2014 年中国社会工作教育协会医务社会工作专业委员会成立，2016 年中国社会工作联合会医务社会工作专业委员会成立，这些都说明我国医务社会工作组织建设迈出了历史性的步伐。

据不完全统计，截至 2015 年底，全国已有 13632 家医疗机构采用多种方式，因地制宜地开展了各类医务社会工作服务，促使医务社会工作理念渗透到医疗服务与医疗服务体系建构，并逐步成为健康照顾体系中的重要组成部分。此后，党的十九大确立了"健康中国"战略下的健康治理理念，促进了医学范式向健康医学范式的转变。而基于健康治理的新理念，预示着我国医务社会工作已正式进入医疗服务体系，且成为健康服务体系与健康治理的重要组成部分；同时我国医务社会工作高质量发展时代的来临，也为健康社会工作转型发展带来了新的历史机遇及挑战。

（三）广东医务社会工作的缘起与发展现状

随着经济的飞速发展、工业化进程的加快，广东成为劳动密集型企业集中的大省。与发展迅猛的经济和人口相比，广东省的整体医疗卫生资源相对不足，未能满足年诊疗人次的需求。同时，生活方式的变迁，如疾病与全球生态变化、老龄化加剧等，对广东医疗投入与医疗卫生服务带来新的挑战，以及由"看病难、看病贵"等问题演化的医患矛盾纠纷逐渐攀升，致使广东省于 21 世纪初开始了医疗卫生服务改革，并鼓励与支持社会力量尤其是社会工作参与公共卫生服务多元发展的创新探索。

在上述背景下，2008 年深圳市卫生和计划生育委员会通过岗位招标的政府购买服务，以第三方派驻形式向深圳慈善公益网购买了 8 个市级社会工作服务岗位。10 月 27 日聘请的 8 名社会工作者正式上岗，分别入驻深圳市人民医院、深圳市第二人民医院、深圳市中医院、北京大学深圳医院、深圳市儿童医院、深圳市妇幼保健院 6 家市级医院开展社会工作服务，成为广东省医务社会工作服务的开端。同时，在中国香港督导的指导下，深圳医务社会工作者建立了专业工作流程、工作表格、服务标准、岗位职责，确保了专业工作系统的有效运行。随后，东莞、佛山、江门、广州、中山、惠州等地根据自身发展需要，分别在医务社会工作领域以本土特色为基础，发挥政府推动与社会活力的双重特质，开展了以广东省本土文化为核心的实践案例积累，并在医务社会工作的服务范围、对象、内容、路径与模式方面不断创新，为本土医务社会工作专业化服务奠定了扎实的基础。

从 2009 年起，广东的一线城市开始探索区级医院推进医务社会工作服务的路径。如截至 2011 年 6 月底，深圳 30 家市区级医院共设置了 75 个医务社会工作岗位，为患者提供医务社会工作服务。同时，开展的服务项目有 4 个，包括"临终关怀服务"（融雪盛平社会工作机构）、"天使行动——长期病患服务计划"（慈善公益网社会工作机构）、"爱心妈妈俱乐部——孕产期女性心理援助项目"（慈善公益网社会工作机构）、"天使家园"（社联社会工作机构）。随着政府购买服务从市级医院向区级医院拓展以及医院独自购买服务的兴起，推动了广东医务社会工作的快速发展。据不完全统计，2008 年仅有深圳首选 6 家卫生系统设立 8 个社会工作岗位，由 1 个机构提供社会工作者。至 2015 年，广东已有 8 个社会工作机构提供 130 名社会工作者，并在 57 家医院开展服务。到 2021 年底，广东开展医务社会工作服务的共有 13 个城市，分别是深圳、广州、佛山、东莞、珠海、江门、中山、惠州、韶关、汕头、潮州、梅州、湛江，开展医务社会工作项目（含医院）共计 200 多项，实施过医务社会工作的社会组织 54 家，通过内设医务社会工作岗位开展医务专业服务的医院（含宁养院与康复中心）有 20 余家，医务社会工作者达 500 多名。

从医务社会工作的运作模式看，自深圳开始探索在医院内设社会工作岗位或社会工作部"建制模式"之后，2015 年广东省出台医务社会工作发展意见，主要以"社会化参与模式"让社会工作机构竞标政府购买服务项目，并辅助"混合模式"与医院合作提供服务，以快速推进医务社会工作的发展。

同时，从广东医务社会工作的服务内容与领域看，已从传统领域的志愿服务组织与管理如导诊、病患互助小组等内容，转向现代的医疗救助、医患关系调解、临终关怀、安宁疗护、精神健康、妇女儿童发展、社会心理支持、残疾预防、慢性病防治及疫情防控等领域；并以儿童、老年人、慢性病患者为主要服务对象，开始在透析、白血病、心内、病房、专科病种等实施"精细化"服务。尤其是伴随大健康时代的来临，广东医务社会工作者已在新冠肺炎疫情防控中发挥着独特的专业优势，如提供应急保障、社会资源链接、社会心理支持、支援社区防控及志愿服务管理等，这标志着广东医务社会工作者与公共卫生社会工作者实质进入了政府应急响应机制。

二、医务社会工作的对象、范围与目的

医务社会工作以医院为主要服务场所，需要为患者、家属、医务工作者及居民提供专业服务。对此，社会工作应明确服务的对象、范围与目的，从而更好地开展预防、治疗、复归等专业服务，实现购买社会工作服务的"物有所值"及保护公众健康与社会福祉的目的。

（一）服务对象

1. 患者

在医院内，社会工作者最主要的服务对象是患者。如住院或正在接受门（急）诊治疗的患者，无论性别、年龄、阶层、户籍等，均是医务社会工作的服务对象。而公平、一视同仁地为患者提供与疾病相关的生理、心理、经济及社会功能复健等专业服务，也是医务社会工作者的基本服务原则。同时，社会工作者应向已完成治疗而进入康复期、需要及时入院复查的患者提供持续性的跟进服务，以巩固服务效果。

2. 患者家属

家属是患者最重要的支持资源，他们陪同患者就诊、照顾住院患者的起居、配合医院办理相关手续等。虽然家属没有患疾病，但常常承受着心理、经济、社会支持匮乏等方面的诸多压力。相应地，在医务社会工作服务中，患者的父母、配偶与子女等重要家属，也被纳入社会工作者的服务对象系统，以此协助家属更乐观、更坚强地处理因患病带来的问题，最终推进患者的治疗与康复。

3. 医务工作者

医务工作者是指从事医疗事务的医生、护理人员、药剂人员、防疫人员及行政人员等。通常情况下医务工作者既要忙于诊断、手术、护理，又要兼顾科研与职称评定等，容易产生职业倦怠或职业枯竭。同时，医学的专业化使得他们较少关注与健康无关的其他问题，因此，医务人员也是医务社会工作者的服务对象，目的是协助其为患者提供更有效的服务。

4. 居民

居民泛指重点人群（如急重症患者、绝症患者、重性精神病患者、慢性病患者）、社会亚健康人群（如司机、教师、白领）、特殊人群（如老年人、妇女、儿童、残疾人、劳务工）及一般民众。对重点人群，社会工作者可以与医生、护士、营养师、健康管理师等职业群体一起，开展需求评估、健康教育与社会倡导等专业服务。同时，针对社会亚健康人群、特殊人群与一般民众，社会工作者可以提供有关疾病常识、健康检查与保健常识方面的单张、图像与影音资料等宣传活动，并发动居民在社区或公园等场所开展有组织的公共卫生活动及参与社区照顾服务。由此，社会工作者能够在疾病预防、基础保健、复健与长期照顾等领域发挥作用，从而提高居民预防与控制疾病的意识与能力，形成健康的生活方式及促使重点人群的社区复归。

（二）服务范围

1. 对住院或接受门（急）诊治疗的患者与医务人员的服务

疾病可能给患者带来个人、家庭及社会等诸多问题，需要社会工作者协助面对与解决。从住院或接受门（急）诊治疗的患者看，社会工作者的工作范围包括建立服务档案，协调、巩固、维系患者的心理与人际关系，提供心理支持，提供经济支援，协调就业与社会关系，帮助协调医患关系，协助熟悉医疗体系、适应医院环境，出院计划，临终关怀与哀伤辅导等。同时，从医务人员看，在医学的专业化与成果主义驱动下，医务人员需要把精力集中在自己的专业领域。对此，社会工作者可以协助医务人员拓展与健康相关的心理、经济、社会、灵性等知识结构，提供心理与情绪支持及协助其解决医疗纠纷等。

2. 对社区居民的服务

针对社区居民尤其是重点人群、社会亚健康人群与特殊人群，社会工作者的工作范围主要包括帮助居民获得制度性资源，为患者家庭建立信息库与资源档案；帮助有需要的家庭获得非制度资源，如慈善捐款；提供志愿与义工服务；协助患者复健与更好地融入社会；实施疾病预防的社区健康教育与基础保健等。

（三）工作目的

1. 为患者与家属提供全人关怀服务，以减少疾病伤害及恢复或发展其社会功能

医务社会工作者通过资源链接、心理疏导与情绪支持、临终关怀、哀伤辅导、适应医院环境、出院安置、医患关系调整、疾病适应、社区照顾、就业培训、社区慢性病管理、计生特殊家庭个案管理及支持网络重建等，可以为患者与家属提供身心社灵全人关怀模式。由此，减少疾病与意外对患者生活、家庭角色、社会功能与心理情绪的影响，并在促进患者与家属发掘自身潜力中提升解决问题的能力，保障其生活质量。比如，肿瘤等慢性病患者因长期住院治疗中断了过去的社会关系网络，或者被社会疏离而表现出孤独无助、愤怒与抑郁等情绪。对此，社会工作者可以协助患者重建支持网络、开展辅导及提供各种支持活动，以逐渐恢复其社会关系及提升其社会功能。

2. 为医务人员提供精神减压与缓解医患矛盾等服务，以营造良好的治疗环境

医务社会工作者通过正念、游戏、体验、园艺、矛盾调解等服务手法，为医务人员在心理情绪压力、职场人际关系、亲子关系、医患关系等方面，提供松弛、教育、互动及冲突处理等服务。如此，在减轻医护人员的焦虑与舒缓压力中可以提升其自信心、价值感与职业自豪感，打造人性化的治疗环境。比如，社会工作者可以充当医患沟通的桥梁，缓解医患矛盾。又如，社会工作者通过举办联谊会、座谈会与讲座等方式，促使医务人员了解社会工作的价值、知识与方法，同时让其发现患者的真实需求与医疗服务中存在的问题。由此，社会工作者可以为医方改革管理体制与提高服务质量提供对策建议，并就简化就医程序、关怀患者等问题进行倡导，以营造更加人性化的医疗环境。

3. 为重点人群提供卫生健康政策辅助性服务

医务社会工作者可以发挥资源整合者、协调者、教育者、宣传者、被咨询者等角色，为院内患者与社区居民提供政策法规宣导、社会资源链接、社区宣教等辅助性服务。比如，针对住院或接受门诊、急诊治疗的困难患者，特别是没有医疗保险或非本地户籍的重病患者，社会工作者可以发掘社会资源，协助他们申请符合条件的大病救助基金，或者通过多种媒体向社会寻求帮助，以解决治疗费用，保障他们治疗的顺利进行。又如，住院治疗患者因生病后身体部分功能丧失或受到限制，可能成为困难群体，医务社会工作者应充当倡导者向有关方面提出建议，促进现有的医疗体制改革，保障每位公民在患病时都享有公平的诊疗服务。

4. 联动医护人员为患者与家庭提供延续性照护服务

医务社会工作者联动医护人员，为出院回归社区的患者提供出院计划制订，开展入户探访、居家康复环境评估、疾病自我管理以及康复训练等延续性照护支持服务，此种服务也演化为康复医疗社会工作。一般来说，康复医疗由多种康复专业人员组成，常采用"多专业联合作战"方式共同组成康复治疗小组，并就患者康复治疗期间遇到的"延续性照护"与"回归社区需要"等问题，通过寻找资源、链接资源与充实能力等，协助其获得连续性的照护服务及回归至正常的生活状态。

5. 通过政府委托与社会活力催化卫生健康服务，以提高公众的健康意识与社会福祉

在政府委托与社会慈善资源的推动下，医务社会工作者开展了大量的卫生健康服务，包括为0～3岁婴幼儿提供科学育儿服务，为在校青少年群体提供青春期生殖健康教育服务，为大众提供急救知识、水上救援知识、心理健康知识的传播等服务，为居民提供艾滋病宣传教育活动，为艾滋病患者提供随访、关爱与心理支持等服务，参与解决突发公共卫生事件（如全球性的新冠肺炎防控），提供大众健康与疾病预防意识服务等。通过上述卫生健康服务，旨在强调"以预防为主"的服务理念，增进公众的健康意识与健康水平，形成良好的卫生习惯与科学的生活方式，以此从公共健康角度来提升社会福祉。

三、医务社会工作的主要内容

医务社会工作内涵丰富、外延广泛，其服务内容也复杂多样。除了狭义的医院社会工作外，还包含了广义的公共卫生、健康促进与康复、优生优育

各个领域。

（一）公共卫生社会工作

公共卫生是指发动全社会共同努力，通过改善环境卫生条件、防治慢性病、控制传染病与宣传健康知识等，以增强大众健康意识，促进大众形成良好的卫生习惯与科学的生活方式（全国社会工作者职业水平考试教材编写组，2019）。从预防医学看，公共卫生工作是预防医学的重要组成部分。相应地，预防医学视角下公共卫生社会工作服务涉及范围广、内容多，并且社会工作者扮演了评估者、教育者、倡导者等多重角色。

1. 公共卫生社会工作的内容

预防医学涉及卫生学、环境与职业病学、卫生病理学、营养与食品卫生学、儿童少年卫生学、流行病学、卫生统计学等众多学科。就预防医学社会工作实务内容看，涵盖了促进健康、保护环境、疾病预防与宣传等宏观工作（而非个人与群体），主要分为以下三个部分。

其一，初级预防层次干预。社会工作者需要以流行病学方法来认识社会问题对全人类健康状态与社会功能的影响，并通过健康宣传、居民动员等方式，强化初级预防层面干预。其目的是促使健康人员免受致病多个因素的危害，并在疾病发生早期采取有效措施，以此防止疾病发生或者预防急性疾病转变为慢性疾病等。

其二，减少残疾发生与院舍化照顾。通过社会工作者与医务人员的多层面干预，依据"未病先防、已病防变、病后防复"原则，强化社区、家庭及个人的健康水平，以提高大众的健康、福祉与社会心理功能。由此，防止疾病恶化、残疾发生及尽量减少院舍化照顾。

其三，不同目标人群获得健康照顾与社会服务。在一个多学科的环境下，由医务社会工作者与其他专业人员合作，确保所有目标人群获得健康照顾与社会服务，以促使相关社会福利政策的有效执行。

2. 从主要角色看社会工作者服务内容

在公共卫生领域，社会工作者扮演了直接服务者、评估者、项目计划者、咨询者、管理者、教育者、研究者、政策制定者、倡导者等多重角色，并采用社区评估、社会流行病学调查等方法，与医务工作者一起为增进大众健康水平而努力。从主要角色看，公共卫生社会工作的内容主要有四方面。一是评估居民的健康服务需求。社会工作者以一般人群为对象，强调"预防为主"理念，通过科学调查来分析居民的健康状况、健康观念与健康需求，以此制订科学的、可操作性的服务计划。二是参与健康促进计划的制订与实施。基于居民健康服务需求的调查数据，社会工作者运用行政管理与服务评估等技术，与相关工作人员一起制订与落实服务计划，并在计划实施期间充当服务管理者。三是协助开展基本公共服务。依据《国家基本公共卫生服务规范》，按照机构的宗旨与职责，社会工作者可以在城乡居民健康档案建立、健康教育、组织预防接种、孕产妇健康管理等方面协助开展基本公共服务。四是参与解决突发公共卫生事件。比如，突发公共卫生事件后，社会工作者的工作包括参与信息发布，协助居民了解疫情，避免因信息缺乏而产生心理恐慌；对遭受事件影响的个体与群体进行情绪疏导、开展个案管理与社会救助，并在协助救治与救助中促进居民参与式治理；参与事件调查，探明事件发生的过程与原因，维护当事人的合法权益；帮助联系或调集有关资源，形成党委领导下的上下联动、政社协同、专业组织与志愿组织合作的"社会韧性"，以促进事件尽快得到解决。

（二）医院社会工作

医院是临床医学的实践场所与现代医疗服务的主要阵地，在综合医院、专科医院与儿童医院等场所开展社会服务是当前我国医务社会工作实务的主要形式。医院社会工作主要围绕着与疾病治疗有关的问题展开，目的是与医务人员共同努力，解决患者的疾病及与之相关的心理、经济、社会和灵性问题。不过，依据不同的分类法，医院社会工作内容的划分是有差异的。比如，从医院角度看社会工作者的服务内容，主要包括调节患者心理、使其配合医院治疗；改善医患关系、减少医疗纠纷发生；提供患者信息、协助医生合理处置；参与出院计划制订、维持医疗效果；向患者及其家人普及医学知识；对医护人员进行培训与辅导；维护、优化医院的社会形象等。又如，从患者角度看医院社会工作者内容则划分为：提供就医咨询服务；评估患者的心理社会状况；疏导患者与家人的不良情绪；开展个案与小组等专业服务；帮助经济困难患者获得社会援助；为绝症患者提供临终关怀等。从医院社会工作实务看，医院社会工作内容主要有慢性疾病与长期照护、妇女儿童、急诊室、肿瘤治疗等服务。

1. 慢性疾病与长期照护社会工作

针对糖尿病、心脏病与艾滋病等慢性病患者，社会工作的实务内容包括五个部分。一是医疗适应。协助患者了解、接受与适应疾病的治疗，以提高治疗的依从性。二是疾病认知。对患者进行健康教育，并矫正其对疾病的认知不足与偏差。三是心理情绪支持。为患者因疾病与治疗引起的心理情绪困扰提供支持。四是家庭支持网络。为患者家属提供资源与社会心理服务、重建家庭支持网络，以减轻其经济、心理与人际交往等压力。五是出院康复照护与权利倡导。提升患者对疾病自我管理的能力与家属照护患者的能力，链接社区与医疗资源，并为患者制订出院计划，以获得良好的身心照护及开展权利倡导等。此外，针对终末期肾病患者，社会工作的实务内容主要有评估诊断患者的心理社会状态，以确定是否符合社会工作干预的范围；为患者提供咨询与教育，鼓励患者依从治疗；处理患者在透析与移植中出现的冲突；为患者与家属提供临终关怀；社会工作者与医疗团队合作并为患者提供整体服务；在医疗机构与社区机构为患者需求作出倡导，并在宏观政策上为患者发声等。

2. 妇女儿童医务社会工作

针对妇女人群，社会工作的服务内容主要有协助患者与家属了解病情与治疗计划以增强治疗信心；疏导患者与家属的负面情绪；转介病友或义工以协助病情适应；提供病友团体的自助互助支持；协助医疗费减免与申请社会资源；为普通育龄妇女提供婚前咨询、妊娠咨询、艾滋病教育咨询、流产咨询、不育咨询、家庭和睦咨询、优生优育倡导、健康育儿及相关家庭服务等。针对儿童人群，社会工作服务内容主要有两大板块。其一，从患儿看，社会工作者需要采用适合患儿身心发展阶段的社会工作方法，如游戏或艺术治疗等建立良好的专业关系，协助患儿认识疾病与适应治疗环境，以缓解其对医院与治疗的不适应。其二，从照顾者看，社会工作者可以采用个案或小组方法帮助照顾者处理情绪问题及提升照护能力，并运用家庭治疗处理家庭成员关系，整合社会资源来协助照顾者减轻照护或经济压力，以此帮助整个家庭从疾病造成的混乱中恢复或提升家庭功能。

3. 急诊室医务社会工作

其一，支持患者与家庭，并提供心理（如心理辅导与哀伤辅导）、经济、社会等各种支持，以缓解其心理危机。其二，配合医务人员的急诊救治。如向医务人员提供患者的家族病史、心理与情绪等信息，并为身心疲惫的医务人员提供心理辅导，以协助其克服情绪低落引发的职业倦怠。其三，协调急诊管理。如面对突发公共安全事件时，社会工作者可以协同医疗与政府部门开展相关救援工作。一方面社会工作者能将急诊室工作的状况与需要向医院管理层反映，促进整个医院的沟通与协调，以提升急诊医疗的服务质量；另一方面可以通过建构医患沟通的良性渠道，获得大众的理解与支持，及时发现并预防急诊医疗纠纷。

4. 肿瘤治疗康复、舒缓疗护及临终关怀社会工作

针对肿瘤患者，社会工作的服务内容主要有经济资源协助；情绪心理辅导；协调医患沟通；社会福利咨询；出院安置计划；家属与照护的支持服务，如提升照护者的能力与提供喘息服务；临终关怀，社会工作者整合资源信息与协调团队分工来提供支持性与适当性的照护服务方案，以强化患者与家属面对死亡的能力；哀伤辅导，即协助哀伤者进行预期性的哀伤处理，以提升其重新开始正常生活的能力。

（三）康复社会工作

康复社会工作指将社会工作的理念与方法运用于康复服务，采用"治疗—康复—服务"的整合性服务，以协助患者实现"生理、心理、社会"的全面康复，达到回归社会生活的目的。一般来说，康复社会工作的主要内容有五个方面。

1. 评估院内康复患者的需要与问题

针对医院与康复中心等治疗场所的患者，社会工作者的基本职责是了解他们的需要与问题。比如，患者是否理解、接受与遵从医务人员制订的康复计划；借助过程性、结果性评估来了解患者对康复治疗进程与效果是否满意；患者是否需要机构提供包裹式、"一站式"的整合服务等。同时，社会工作者应把康复患者的需要与问题，及时地传递给医疗团队与其他相关部门。

2. 配合医学康复，做好患者的心理辅导

康复治疗需要花费较多钱财、离不开亲友的帮助与支持，致使患者承受着巨大的心理压力。对此，社会工作者需要对患者的心理状况进行评估，并采用个案与小组等专业方法开展心理辅导，以此消除其心理问题与心理障碍。

3. 为患者与家属提供信息咨询服务

在康复社会工作中，社会工作者可以采用个案咨询、支持性小组与工作坊等方法，与患者及家属沟通并为其答疑解惑，协助其熟悉与康复治疗有关的工作程序；并在介绍康复治疗的知识中指导其寻找与获得资源，帮助其联系康复机构，为患者做好信息咨询及信息传递工作。

4. 参与社区康复计划的制订与实施

社区康复是现代康复医学的发展导向，可以减少对医疗资源的长期占用。为此，在社区康复工作中社会工作者可以参与计划制订，与其他工作者一起厘清社区康复的需求问题、目的目标、运作机制、方法策略等；并运用项目执行与项目管理经验，采用社会康复与职业康复等方法将康复措施落到实处。

5. 倡导全社会尊重、关爱残疾人

倡导是指社会工作者在推动"医学治疗模式"向"社会康复模式"转变中，站在身心功能受损的患者角度，呼吁全社会尊重、关爱残疾人，减少对残疾人的社会排斥与歧视，推动其社会康复与社会融入。比如，呼吁有关部门为残疾人的出行、生活、工作、学习等创造条件，推动信息传递无障碍、物理环境无障碍及大力提倡人道主义精神，以形成全社会理解、尊重、关心与帮助残疾人的良好风尚，激励残疾人自强自立，营造具有"亲和力"的和谐环境。又如，社会工作者可以呼吁全社会提高风险防范意识，减少后天因素致残的可能性，如倡导避免使用容易造成光电伤害的玩具与有尖角、锐棱等碰伤儿童的玩具；防范交通事故、采取健康的生活方式与理性面对生活的危机事件等。

（四）精神健康社会工作

精神健康社会工作又称为心理卫生社会工作，指社会工作在精神疾病的预防、治疗与康复以及促进公民心理健康方面开展的各项活动。同时，社会工作者广泛分布在普通医院、精神病专门医院、社区心理卫生中心、社会服务机构等场所，扮演着诊断者、辅导者、教育者、评估者、倡导者、转介者、协调者、行政者与研究者等多种角色。如此，精神健康社会工作的内容也可以按照服务对象与社会工作者角色的不同，划分为两大服务体系。

1. 按照服务对象划分

其一，针对住院患者。社会工作服务主要有住院适应、心理支持、各类

治疗方法（如药物治疗、心理治疗、社区康复）的整合。

其二，针对精神病患者家属。社会工作者可以提供减轻照顾者压力（如精神病患者家属的"喘息"计划）、提供精神疾病知识辅导与支持等专业服务。

其三，针对社区精神康复者。社会工作服务主要包括普及精神健康知识、开展精神疾病患者康复训练、社区资源链接、提供咨询及转介工作等。

2. 按照社会工作者主要角色划分

其一，收集、分析精神疾病患者的资料。社会工作者既需要收集患者的发病历史、病程变化、发病症状等资料，也需要对患者的家庭状况、社会关系、就业与婚姻等信息进行整理，以制订适切的治疗方案与计划。

其二，为精神疾病患者提供心理治疗。社会工作者可以与心理治疗师等专业人士一起工作，采用个别辅导、小组治疗与社区活动等方法，协助患者融入日常生活，以逐渐改善其生活自理能力与社会交往能力，促进其康复。

其三，为患者家属提供心理辅导。社会工作者可以开展家庭治疗，疏导患者家属的负面情绪，指导其提升照护能力；同时向患者家属介绍疾病知识与治疗方法以克服恐惧心理，并在家属的关爱、接纳与包容中为患者康复创造良好的家庭气氛。

其四，促进康复患者回归社会。某些轻症患者经过药物与心理治疗后，往往能获得康复。为此，社会工作者有责任协助医院将患者转至日间医院、社区康复中心与中途宿舍等，或者帮助康复患者复学、就业，促使其被家庭与社会接纳，恢复至正常的生活状态。

其五，参与社区精神卫生工作。包括利用社区的内在资产或资源宣传介绍精神疾病知识，倡导居民关爱患者；参与社区精神卫生计划的制订与实施，协助基层卫生机构进行筛查并建立档案；根据患者病情，帮助重症患者联系相关医疗机构以获得专业诊疗；基于国家相关政策，运用个案管理等方法协助经济困难患者申请最低生活保障及实施医疗救助等。

第二节　医务社会工作的过程与方法

依据通用进程模式，医务社会工作的服务过程可以划分为紧密相连的若干工作步骤及基本流程。同时，社会工作方法在公共卫生、医院、社区康复、精神卫生等领域也有着广阔的应用空间。比如，以外展方法寻找案主、开展社会心理评估、提供信息、实施干预（如危机干预）与服务转介等直接方法，在临床服务中运用较广泛；又如，任务中心、支援小组、认知行为治疗等专业方法与介入模式以及社会倡导、政策制定、督导服务、问题研究等间接方法，也在社会工作实务中应用较多。

一、工作关系建构

（一）工作关系的开展

根据珠三角地区医务社会工作（尤其是驻点医院）服务的特点，社会工作者与用人单位如医院开展工作关系时，主要有以下两个方面的内容。

1. 与用人单位（主要指医院）确定友好合作的信任关系

在珠三角政府购买服务迅速发展的背景下，医务社会工作的派驻式模式决定了社会工作者的主要工作地点或用人单位是医院。相应地，在嵌入性模式下社会工作者要顺利实施专业服务，则需要先取得医院（作为用人单位）的配合与支持。如此，在进驻医院初期，社会工作者必须清楚自己在医院组织结构中的位置与关系，并与自己被安排部门的领导沟通，厘清医务社会工作者的角色与专业责任以及如何与医务人员形成跨专业的协同式合作，从而与医院方面建立合作的信任关系。

2. 与服务对象建立专业关系

与服务对象建立良好的专业关系是社会工作者在整个医疗服务中的重要任务之一，它要求社会工作者与服务对象从初次接触就尝试建立相互信任与合作，以促使专业服务的顺利实施。同时，医务社会工作的诸多专业实践表明，专业关系建立的质量将直接影响社会工作介入的效果。主要原因在于，良好的、可信赖的专业关系，能促使服务对象愿意在社会工作者的协助下积极主动地反思自己的问题，催化其自我觉醒、挖掘自身潜能等。然而，在与服务对象接触中建立相互信任的合作关系不是一件容易的事，社会工作者需要持守专业态度并掌握以下重要技巧。

其一，感同身受。在与服务对象的接触中，社会工作者要尽可能多地了解服务对象的处境，把自己置于服务对象的位置上体会其面对的压力与困难，做到感同身受。无论是语言还是非语言行为的表达，都能让服务对象感受到社会工作者的理解、共情、平等、真诚等。不过，社会工作者的语言与非语言表达一定要真诚与恰当，如语言表达不要过于夸张，非语言表达不能太过突兀，这需要社会工作者具备人文情怀及丰富的临床经验。

其二，建立有利于服务对象表达的关系模式。服务对象与社会工作者接触时，有的可能是初次寻求帮助，通常对社会工作的专业服务关系不了解。此时，社会工作者就需要借助澄清服务对象的目标、彼此的期望与角色等方式，建立有利于服务对象表达的关系模式，以形成平等合作的伙伴关系。

其三，营造温馨的氛围。在开展直接服务时，社会工作者需要选择、安排与服务对象见面的环境，营造良好的服务氛围。如社会工作者必须选择恰当的场地并提前布置，尽量做到场地不受干扰、隐秘、温馨、舒适。这样，才能让服务对象放松心情、舒缓压力并进入工作状态，以此促进专业合作关系的建立。

其四，积极主动地提供支持与鼓励。服务对象寻求帮助时通常内心充满了矛盾，而社会工作者积极主动的态度、友善、支持与鼓励等，可以减轻服务对象的紧张、焦虑与不安。同时，在认真倾听服务对象表达时，社会工作者对其曾作出的调适与努力应表示赞赏，给予信心与安慰，以增强其改变的信心。不过，在表达支持与鼓励时，社会工作者一定要针对服务对象的某种具体行为，使其感受到赞赏与鼓励是真诚的。否则，表扬不恰当，反而会让服务对象反感。

（二）了解服务对象的需要及社会资源

医务社会工作的服务对象具有特殊性，主要是面临健康问题的患者及家属，即便是对健康人群、亚健康人群的服务，服务内容也多与疾病或健康问题有关。因此，为了尽快确定服务对象的需要与建立专业关系，医务社会工作者需要掌握基本的医学知识，熟悉医疗服务的工作环境、服务程序与社会资源（如相关的政策资源），了解综合医院、民政系统医院、专科医院与社区康复机构等医务社会工作知识。同时，基于患者病情、病情引发问题的轻重程度、医院科室结构及专业介入的工作量等，社会工作者可以制订计划、分配组员工作，以此顺利开展医务社会工作服务。

1. 了解疾病分类与服务对象的需要

社会工作者应了解与掌握常见病、慢性病与传染病等基本常识，知悉医疗机构的部门设置、设备设施、工作流程与管理规章，并熟悉临床上各科室病患的分布特点与常见病症患者（包括家属）的需要。

其一，慢性疾病。主要包括糖尿病、心脏病、终末期肾病、艾滋病等。其中，糖尿病的典型症状是多饮、多食、多尿与体重减轻，主要治疗方式有饮食控制、运动治疗、健康教育、口服降糖药与注射胰岛素；心脏病是一种心脏器官与心血管疾病，常伴随高血压与脑卒中；终末期肾病是需要终身进行肾替代疗法治疗的慢性疾病；而艾滋病则是特定的严重抑制人类免疫系统的疾病症候群。上述慢性疾病患者的主要需要有：对疾病与治疗的认知及适应（如对治疗方案的依从性）、自我管理能力提升、心理情绪支持、家庭社会支持网络重建、处理多种损失（如经济、生理上）及出院康复照护等。

其二，妇产科。妇女疾病分为妇科与产科，主要包括女性生殖器官疾病的病因、病理、诊断与防治，妊娠、分娩的生理与病理变化，高危妊娠及难产的预防和诊治，女性生殖内分泌及妇女保健等。妇女疾病患者的主要需要有适应疾病的治疗及其副作用；调适自我形象的焦虑、性焦虑及性角色担忧等心理问题与心理障碍；解决医疗费用与实际困难等经济问题；调节否认、沮丧、恐惧、焦虑等负面情绪；回应夫妻关系的负向改变或持续恶化等家庭问题。

其三，儿科。服务人群通常为 0~14 岁，以 1~3 岁的儿童居多。住院患儿一般病情较轻，治疗周期短，治愈率较高，但某些患儿（如患肺炎与支气管炎）因疾病反复发作而多次住院。同时，儿科也收治某些慢性疾病患儿或重病患儿，如糖尿病患儿与地贫患儿等。患儿除了要承受疾病带来的生理不适外，还要面临住院治疗导致其脱离原来熟悉的生长环境、与朋辈群体分离及活动范围受限等困扰。上述因素致使患儿产生了不同程度的心理问题（如焦虑、恐惧、抑郁）和社会适应问题（如攻击性行为、社交障碍与试图自杀），增加了治疗与护理的难度。此外，患儿的照顾者也会表现出较高程度的焦虑、自责、抑郁、恐惧等心理反应以及夫妻关系障碍、家庭经济负担过重等社会适应性问题。

其四，急诊室。这是医院工作环境中节奏最快、问题最集中的地方，需要工作人员判断准确、反应迅速、处理果断。在这种紧张、快速、高压甚至是混乱的工作情境中，存在着患者与家属的心理危机干预、医疗团队应对突发疾病以及急诊管理等多元需要。

其五，肿瘤科。肿瘤分为良性与恶性两大类，基本采用外科手术切除、化疗放疗等治疗手段。因化疗放疗药物对正常细胞均有不同程度的损害，对机体产生毒性反应，几乎所有患者都会出现脱发、头晕、恶心、呕吐、食欲不振及其他并发症，会给患者生理、心理、社会关系等带来极大的伤害或压力。一般来说，肿瘤患者与家属的主要心理社会需求包括经济、情绪、医患关系、家庭关系、社会福利政策咨询、出院安置、喘息服务、舒缓疗护及临终关怀等。

其六，精神疾病。指在生物学、心理学与社会环境因素影响下，因人的大脑功能失调引发的认知、情感、意识与行为等精神活动障碍。如此，患者既存在躯体的器质性病变，又伴有心理、情绪与行为障碍，需要"身心社"的综合兼治。包括协助患者提高自尊，改变不合理的认知与不适应行为；鼓励患者学习并建立新的健康行为与生活方式，以提升处理应激事件的能力；在治疗疾病之时帮助患者重新适应社会，改善生活质量；采取积极的药物治疗、饮食运动、放松与心理行为调节等综合防治措施，从健康教育视角促进患者早日康复。

2. 掌握并熟悉社会资源

基于资产为本的理念，广东医务社会工作者尝试采用五大资源策略，即梳理资产清单，整合社会工作专业资源，联动政府政策资源，汇聚慈善公益资源，发掘与培育志愿者资源，并在资产运用中创造了多元资源。如此，刚刚入职的社会工作者需要掌握并熟悉医务社会工作的社会资源（包含资产关系）。

其一，政策法律法规。社会工作者需要掌握医务社会工作常用的政策法律法规。包括《医疗事故处理条例》《医疗事故技术鉴定暂行办法》《医疗事故分级标准（试行）》《中华人民共和国安全生产法》《突发公共卫生事件应急条例》《关于疾病预防控制体系建设的若干规定》《中华人民共和国妇女权益保障法》《中华人民共和国艾滋病防治条例》《卫生信访工作办法》《处方管理办法》《中华人民共和国劳动合同法》《工伤认定办法》《中华人民共和国社会保险法》《医疗卫生服务单位信息公开管理办法》《公共场所卫生管理条例实施细则》《中华人民共和国精神卫生法》《中华人民共和国老年人权益保障法》《中华人民共和国残疾人保障法》《职业病诊断与鉴定管理办法》《结核病防治管理办法》《人体捐献器官获取与分配管理规定》等。

其二，经济救助。得益于广东深厚的岭南慈善文化与宽松的社会公益氛围，目前，广东已建立了多种医疗类救济基金与医疗慈善组织（如广州利康家属资源中心）。以深圳为例，目前已建立了深圳市慈善会的"劳务工重大疾病救助基金"与"劳务工子女重大疾病关爱基金"，红十字会的"紧急救助基金"，区级慈善会相关的非户籍人口大病救助基金，针对肇事司机逃逸的深圳市道路交通事故救助基金，广电与福彩合作的"寻找需要帮助的人救助基金"等。社会工作者需要熟悉医疗慈善组织，了解上述基金的申请程序与条件，以协助患者申请经济救助。

其三，社会媒体。社会工作者掌握媒体资源的主要目的是协助特别困难且能引起社会普遍关注的患者。比如，遭遇重大疾病或肢体功能障碍者大多数失去了工作能力，他们在急救保命时已花费巨额的医疗费，或因长期患病花光了积蓄，甚至有的患者家属辞去工作变成了照顾者，有的患者还要面对亲人离弃的打击，家庭入不敷出，顿时陷入了困境。作为医务社会工作者应在取得他们同意的情况下联系媒体资源，如联络纸质传媒（各类报社）、视频媒体（城市公共频道）、新媒体（博客与微博）等报道其困境，以此向社会求助并切实减轻其各种负担。

其四，志愿者资源。在广东医务社会工作的发展过程中，志愿者成为重要的支持性或支援性资源。目前，广东省医务志愿者数量不断增加，服务内容不断丰富，并在志愿者身份、服务方式上更加多元化，形成了每院独具特色的志愿服务模式。比如，使用"院外＋院内"志愿者的综合医院模式，开展了协助探访、节日送暖、陪伴、协助活动等；运用"院内患者志愿者为主"的专科医院模式，实施了院内活动协助、辅助社会工作者提供个案或小组工作（如同伴教育或同行互助）、协助开展科室或病区工作等；采用"学校＋医院＋社会工作机构"的中医特色志愿服务模式，开展导诊服务、参与病友活动以及提供陪伴、义教、社保知识宣传等服务。对此，社会工作者应掌握广东各地医务志愿组织的服务模式与服务项目，并在弥补社会工作岗位人手不足中联结志愿者力量，以回应患者与家属的多元需要。

其五，其他资源。比如，社会慈善救助机构主要有福利院、救济站，社会工作者可以将被父母遗弃在医院的孤儿送往福利院，将地址不详又无法确认身份的治疗出院的"三无"患者送往救济站。又如，在征求患者同意后，社会工作者可以与慈善团体、媒体和志愿者等合作，通过募集社会捐赠或义卖，为患者及家属寻找并整合物质资源。从这个角度看，无论是经济援助、各项基金申请与募捐工作，还是解决陪护、同伴互助与院舍救助等，资源无处不在。而社会工作者在寻找、整合资源的过程中，时刻都要从患者需要出发，与机构的目标相符合，不因善小而不为，很多时候一个小小的资源能回应患者及其照顾者的经济困境，并给他们带来自信与快乐。

二、服务过程与主要步骤

（一）个案工作

医务个案工作是指社会工作者运用个案工作的专业知识与技巧，了解服务对象（如患者与家属）与疾病相关的各种社会、经济、家庭、情绪等问题，通过会谈方式、资料收集，予以综合分析，找出问题的症结，建立社会心理诊断，再针对问题实施干预。相应地，医务个案工作则划分为个案的发掘与接触、预估、制订计划与介入、评估与结案四个阶段（如图 1 所示）。

1. 个案的发掘与接触

服务对象是开展医务社会工作的前提。那么，服务对象从哪里来？一是患者与家属认为自己需要社会工作服务而主动求助；二是他人、医务人员与病友转介的对象；三是社会工作者通过临床探访而主动发现的患者与家属。总体上看，因广东医务社会工作处于发展初期，社会知晓度与认同度不是很高，多数服务对象则由试点医院的医务人员在积极宣传中发现并转介。同时，从试点医院开展的医务社会工作看，实施个案服务的基本条件主要有：因家庭经济困难不能继续支付医疗费用，后续治疗受到严重影响的；家属或医生反映患者临床表现抑郁、焦虑、饮食不正常、休息欠规律等，已严重影响服务对象顺利治疗的；患者认为疾病给自己带来了很大的心理压力与经济负担，主动求助社会工作者的。

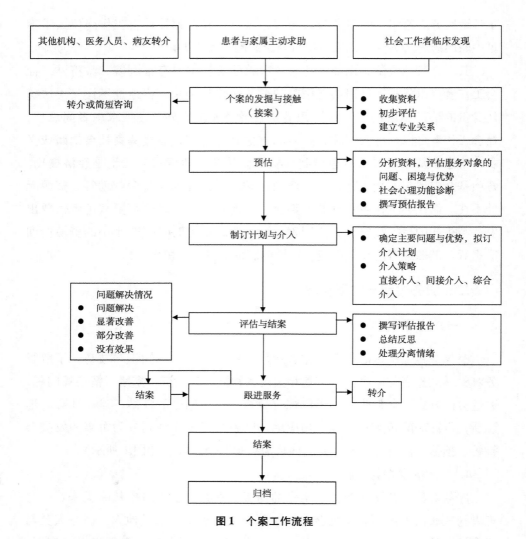

图 1　个案工作流程

在接案阶段，社会工作者的主要任务是初步评估服务对象的问题，决定是否需要介入、建立专业关系等。为此，社会工作者在开案前的准备工作显得十分重要，包括阅读病历以初步了解患者的基本资料；与转介来源会谈及问明转介原因；采用风险评估等方法筛选高危个案；安排面谈的时间与地点，准备面谈中的资料等。不过，一旦确定需要社会工作者介入，就需要经过服务对象的同意，进行临床观察，切忌仅仅以社会工作视角来界定服务对象的需要与问题。

2. 预估

通过收集与服务对象问题有关的资料并建档后，社会工作者可以依据患者、家属、医生、护士的反映与临床观察，预估服务对象的问题、困境与优势。包括与服务对象一起列出问题与优势；双方一起讨论问题并区分轻重缓急；服务对象的社会心理功能诊断，如服务对象的家庭历史与结构、经济状况、家庭动力与问题评估，服务对象改善困境的动机、解决问题的能力、可以运用的资源状况，服务对象的社会角色、角色适应、人际关系、情绪反应以及解决问题的资源等。通常，社会工作者在确定个案问题与预估时会运用两大技巧：一是甄别问题，即社会工作者应深入临床，通过观察与谈话甄别问题；二是解决问题，问题确定后，社会工作者应与患者及家属商谈解决问题的策略与路径，如怎么解决经济困难与调适心理状态等，并撰写预估报告。经过初期性诊断与预估后，社会工作服务随即开始。不属于社会工作服务范畴的，可告知服务对象缘由或立即转介。

3. 制订计划与介入

登记开案后，通过分析服务对象遇到的问题与优势，判断服务对象的心理社会功能，分析服务对象的资源系统等，社会工作者可以综合考虑服务模式、介入目标与介入内容，并与督导一起讨论适当的介入策略，制订介入计划。而制订服务计划后，社会工作者需要落实与跟进，这一阶段的工作又被称为介入。介入手段可以是直接的，如提出建议、提供资源等，也可以是间接的，如呼吁、倡导等。有时案主可能集中了许多问题，如心理、经济与家庭等问题，这些问题在特定情况下是互为因果与相互影响的，对此，在有条件的情况下社会工作者可以实施综合介入。

从介入的频次看，介入初期，社会工作者通常应多接触服务对象，第一周内可以有 2~3 次接触。接触方式应依据服务对象接受治疗的形式灵活选择，如正在接受门诊急诊治疗的服务对象，除了看门诊急诊时约访面谈，还可选择电话、手机短信、网络等方式；对正在接受住院治疗的服务对象则多选择临床探访。第二、三周可减少接触次数，但至少应保持每周 1~2 次，此后接触时间间隔可逐渐延长。上述总结的都是一般个案跟进规律，但接触的密度应视具体的个案差异而决定，尤其应根据服务对象的改变状况而决定。

4. 评估与结案

服务计划实施后，应对介入效果进行评估，可以由医务社会工作部门组织实施，或者由督导与其他人员（如第三方机构人员）实施。评估内容主要有计划执行情况、目标实现程度、服务对象的改变情况、服务投入与产出等。同时，评估者除了运用较为客观的描述与分析，也可以使用相关量表与评估工具等来寻找最好的证据，以提高评估的科学性及证明社会工作干预的有效性。

在服务过程中出现以下情况之一，可以考虑结案：一是服务对象感觉问题已得到缓解或解决问题的能力及与周围环境互动能力得到了恢复；二是服务对象顺利完成治疗，临床表现为心理与生理体征趋于稳定，达到出院标准，经过双方沟通后认为无须跟进；三是部分患者完成治疗出院后仍需跟进，如出院后的康复训练或需要进一步的专业医疗服务，但若 3 个月内无法与之取得联系则可以考虑结案；四是服务对象病亡并在协助家属走出危机后，经评估认为无须跟进的；五是其他原因，如服务对象极度抵制社会工作服务、家属认为不需要服务，也应开展结案工作。

对社会工作者而言，结案阶段的主要任务包括回顾工作过程，巩固服务效果；处理服务对象的消极情绪；指出未来的方向，并给予支持与鼓励。结案时，社会工作者应注意以下事项：一是提前讨论结案时间。结案前社会工作者应对患者情况作出详细评估，并事先与患者及家属讨论结案时间，以促使其有心理准备。二是做好结案记录。包括转介来源、经过与原因；记载患者接受医疗的进度；指明结案时的医疗状况；简述对患者主要问题所提供的个案服务内容；介绍患者情况；结案理由与安排事项；注明结案日期并签名，交由督导审阅。三是情绪处理。个案结束时，服务对象必然有离别的情绪反应，社会工作者务必要恰当处理。四是检讨。包括审视社会工作者介入的实际效果，检查社会工作者在介入中的表现及技巧运用是否适切或娴熟，检视社会工作者在介入中是否秉承了专业价值观等。

此外，深圳的医务社会工作者已实施了全病程个案管理工作流程，涵盖了入院告知、住院评估、诊疗计划、实施计划、效果评估、出院随访六大步骤（如图 2 所示）。

（1）入院告知。对愿意接受全病程个案管理服务的患者，社会工作者应告知服务规定与原则，初步评估服务对象的问题与需求。不属于服务范围的对象，应予以转介，并终止服务提供，填写查询接案记录；属于服务范围的对象，应确定接案，并与患者或照顾者建立专业关系，签订全病程个案管理服务知情同意书，填写个案接案记录。

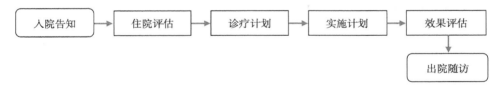

图 2　全病程个案管理工作过程

（2）住院评估。社会工作者联合医疗卫生专业人士，对患者进行"生理－心理－社会"评估，对其问题与需求进行分析与诊断。如向医疗团队了解患者的疾病诊断治疗情况；对患者进行社会心理评估；评估与筛查高风险患者群体及其面临的危机；根据问题解决难易与紧急程度，与患者共同决定解决问题的优先次序；撰写个案管理预估记录等。

（3）诊疗计划。完成预估后，社会工作者应与患者、医疗卫生专业人士一起制订全病程个案管理服务计划。如针对患者需求，社会工作者与医疗卫生专业人士共同制订关于疾病治疗方案、护理方案、心理与社会干预方案，并在各病程管理阶段中确定社会工作者与医疗卫生专业人士的职能与沟通机制；同时，向患者与照顾者说明全病程个案管理方案，征求其意见、修订方案及说明彼此的职责与任务等。

（4）实施计划。确定服务计划后，社会工作者应联合医疗卫生专业人士按照计划，在全病程个案管理不同阶段提供医疗救助、情绪心理支持与辅导、社会支持网络建构、健康管理、政策咨询、安宁疗护与哀伤辅导，制订康复与出院计划等有针对性的服务，以促使患者生理、心理、社会的康复与改善。同时，针对危机个案，如擅自离院或自杀等可能危及生命安全的患者，社会工作者应及时开展危机介入。必要时，社会工作者可以协调其他专业资源等，如对伤害实施者进行身体约束或其他限制行为，以促使患者摆脱危机。

（5）效果评估。介入阶段完成后，社会工作者应对介入及其效果进行分析，开展如下服务：根据服务计划中制订的过程评估与成效评估实施评估；采取问卷或访谈等方式收集分析与服务的相关资料，如客观资料、主观感受与评价等，综合评估患者的改变、目标的实现、患者满意度等，系统分析介入与目标达到情况；撰写管理服务评估报告等。

（6）出院随访。评估阶段完成后，社会工作者应进行工作总结，并协助患者积极面对出院后遇到的问题。一般来说，社会工作者的服务包括基于服务效果与患者的实际情况，予以结案、转介或出院安置；增强患者回归家庭或社区后持续康复的能力与信心；根据患者情况，予以出院后电话随访或家访；撰写个案管理结案报告等。

（二）小组工作

医务小组工作指运用小组工作方法将服务对象（如患者与家属）组成团体，通过社会工作者的引导、组员间经验分享、情绪支持及相互讨论的过程，以协助其改善与解决问题。在医务社会工作领域，小组工作通常划分为计划、组织、实施、评估结束四个阶段（如图3所示）。

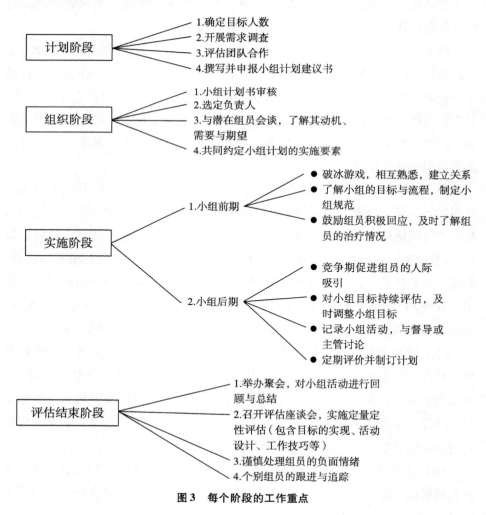

图3 每个阶段的工作重点

1. 计划阶段

计划阶段对小组的成败具有重要影响，是社会工作者基于服务对象的需求调查、组织小组活动的目的等撰写小组计划建议书的时期，其主要内容有：进行服务对象的需求调查；清楚界定小组活动的动机与目的；明确小组活动的对象，如针对什么类型的服务对象开展服务；对服务对象的共同需要与团队合作进行评估；描述该次小组活动的目标与性质；阐明是否需要医务人员协助；说明并申报小组活动的方案、经费、场地、人员安排等。

2. 组织阶段

组织阶段又称为组员动员或招募阶段，主要有三大工作内容：一是将小组计划书提交主管或督导审核，与有关单位进一步接洽协调，并确定负责此次小组工作的工作人员。二是了解潜在组员的需要及参加小组的动机与期望。因招募须充分了解组员的身体、精神状况、问题与需要，对此，负责小组工作的社会工作者必须深入病房、患者家中等开展实地调查，与潜在组员交谈，说明小组活动的意图与宗旨；并深入了解他们的个人需要，询问其参与小组活动的动机与期望，以便及时发现其问题与需要。三是共同约定小组计划的实施要素。社会工作者需要集合所有潜在组员，说明小组开展的目的，并与他们一起讨论小组计划实施的要素。如社会工作者应向潜在组员说明小组活动的目标、活动方式、活动日程、聚会时间与地点、开展期限等，以形成符合其需要的小组计划书及动员他们参与。

3. 实施阶段

实施阶段即小组活动的执行阶段，指社会工作者运用小组活动技巧，引导组员一起完成小组计划，通常分为小组前期与小组后期。在小组前期，组员经由集体活动而相互熟悉，并初步建立了专业关系。同时，通过社会工作者介绍，组员了解了小组的目标、内容、形式及小组规则等。在此阶段，社会工作者除了设计简单有趣的小组游戏与营造轻松愉悦的氛围外，还应随时观察组员在小组中的表现和反应，给予组员鼓励与回应，并及时了解组员的治疗进展，必要时可以请有关的医务人员列席。

在小组后期，组员经过相互竞争与彼此理解后形成了人际吸引，社会工作者也由前期的带领者角色转变为支持者、协调者与关注者。同时，社会工作者在保持对小组活动的关注中应对小组目标进行评估，如采取实地观察法来观察组员的反应与表现，或者通过组员分享与问卷等形式来了解小组目标的实现情况。依据上述评估资料，社会工作者需要针对不同的情况如对不恰当的小组内容进行及时调整，以此提升组员参与的积极性与团体动力，并逐渐回应其需要及解决问题。此外，社会工作者应对每节小组活动与组员进度等内容做清晰的记录，该记录应存于医务社会工作部的档案中；记录除了每次内容摘要外，应包括定期的评价、具体的工作计划及每节小组活动完成后的检讨等，以此保证小组活动的效果与质量。

4. 评估结束阶段

评估是小组工作的重要组成部分，始于小组开始，终于小组结束，涵盖小组目标的完成情况、组员的改变状况、小组过程与组员行为的测量、成本收益分析、社会工作使用的技术方案等，社会工作者应提前做好准备。通常，评估的主要内容包括：一是小组活动结束时要举办聚会，以对整个小组过程与内容进行回顾及总结，由此加深印象、强化经验，并对表现积极的组员给予奖励；二是召开评估座谈会，安排组员填写小组活动满意度调查表，并对组员行为进行观察与测量；三是要谨慎处理组员在结案时的负面情绪，并提醒他们，小组虽然已经结束但他们之间仍可以保持联系、相互支持；四是对组员的个别需要或特殊问题，社会工作者应提供跟进与追踪服务。

（三）社区工作

医务领域的社区工作主要有两大意蕴，一是社会工作者以医院为社区，在医院内对正在住院与接受门诊治疗的患者及家属开展的活动（不是完整意义上的社区工作）。包括邀请医院专家开展系列疾病治疗与康复知识讲座，组织策划慢性病患者与家属的郊游活动以纾解压力，组织病友的文化娱乐活动等，目的是协助患者在医院顺利治疗。二是社会工作者进入社区，以人流量较大的场所，如公园或广场为活动地点，对居民开展专家讲座、义诊及宣传疾病预防与健康知识等。比如，社会工作者为提高居民的健康保健意识与促进良好健康生活习惯的形成，可以实施健康、慢性病防治、传染病防治、心理卫生、戒烟、艾滋病防治等系列教育活动及开展毒品预防等。

在医务社会工作领域，社区活动的一般流程分为需求评估、制订活动方案、寻找合作伙伴、活动开展、活动评估五个阶段，目的是结合医院与社区资源，以卫生与疾病预防观念为主，兼顾全病程个案管理的社区康复，由此提升社区的医疗保健水平。

1. 需求评估

深入医院与社区建立关系并开展服务对象的需求评估，这是医务社区活动流程的第一步。比如，社会工作者深入临床，以实地走访、查阅文献、深入访谈与问卷调查等形式，针对普通居民、正在住院与门诊治疗的患者及家属收集并分析实际需求，再通过本地区上年度卫生系统疾病预防报告，依据病类的不同，社会工作者可以与专业人士讨论服务对象的需求状况，并分析研究本区域多发疾病情况。又如，在策划社区活动时，社会工作者要先到社区工作站、社区居委会及相关部门了解本社区的基本情况。包括社区人口与构成、区位环境、驻地单位分布、社区资源状况，尤其是使用相关卫生资源情况等，再进行社区状况与需求分析，以此寻找服务对象的需求及工作突破口，如老年人较多则可以开展慢性病预防等社区活动。而要开展主题宣传活动，社会工作者可以选择特别日期，如世界卫生日（4月7日）、世界精神卫生日（10月10日）、世界糖尿病日（11月14日）、世界艾滋病日（12月1日）等举办。

2. 制订活动方案

在厘清了普通居民、患者、高危人群或高危社群的健康服务需求后，社会工作者需要确定活动主题与流程，制订并撰写活动介入方案。在制订活动方案时，社会工作者应基于需求评估、卫生资源的可及性与可获得性等撰写活动策划方案，包括活动的背景、意义、主要内容、评估方法、经费预算等。同时，活动方案应是具体的可操作的，活动时间与地点等安排措施是合理的，任务分工是清晰的，资源供给途径是明确的。活动方案初稿写好之后，社会工作者应将其交给督导审核，提出修改意见，完善后提交给用人单位相关部门负责人与社会工作机构主管审批。

3. 寻找合作伙伴

通过驻点医院管辖的社康中心，社会工作者可以联络该社区工作站或社区居委会负责人，介绍活动可能给社区居民带来的益处以吸引合作，并利用上述部门工作人员协调社区人、财、物等资源。同时，对社区活动所涉及的相关医疗机构，社会工作者应提前与之协商、达成共识、分配任务及共同开展活动。此外，医务社会工作者还可以与其他领域的社会工作者如社区社会工作者等合作开展活动。

4. 活动开展

活动方案确定后，社会工作者应着手资源整合工作，如协调活动场地、音响设备与物资，组建活动需要的专业人士、志愿者及问卷设计等，并按照活动方案来协调合作伙伴，逐一落实工作任务。通常，在开展医务社区活动时，社会工作者可以采用义诊、社区保健活动、咨询与协助、在社区中设立庇护点等方式实施，并举办健康讲座、户外体育运动会、社区义诊与体检、健康教育资料发放、组织患者与家属外出等活动。不过，活动开展过程中可能会遇到资源链接不畅、资源准备不充分、居民参与度低等具体问题。事实上，在制订活动方案之时，社会工作者就要预见可能遇到的困难，并做好相应的准备。如组织病友外出活动时路途稍远，社会工作者就需要联系车辆、安排路途中医务人员陪伴与目的地的救护等多种应对方案。从这个角度看，社会工作者应尽量挑选病情较稳定的病友且以宣传教育主题活动为主，以此避免多种风险的发生。此外，活动结束时，社会工作者应在现场派发并回收意见反馈表、回收物品、复原场地等。

5. 活动评估

社区活动结束之后，社会工作者应对活动的效率与效果进行评估。至于采取何种评估方法在制订计划时就应当确定，也可以将评估贯穿活动执行的全过程。比如，运用社会学问卷或心理学量表开展调研，在计划执行前就开始了评估工作。同时，通过不同的资料收集，比如对服务对象的深入访谈，回收活动参加者的满意度调查表，医务人员的感受调查，合作方意见，参加活动的工作人员的检讨，督导意见及社会反响等，可以开展多元化的评估。评估既要肯定成绩又要反思不足，以此为日后开展类似活动提供经验。评估之后社会工作者应撰写并发布新闻稿，宣传活动成果。

三、主要方法与技术

（一）公共卫生领域

1. 小组工作

与临床治疗不同，公共卫生服务主要以一般人群为服务对象，强调"预防为主"的服务理念，致力于提高大众的健康意识与健康水平。如此，小组工作方法特别适合健康教育与培养良好生活习惯的公共卫生领域。包括：其一，在实施大众健康教育促进计划中，可以运用小组工作方法，开展合理膳食、控制体重、适当运动、心理平衡、改善睡眠、限盐、控烟、限酒、控制药物依赖、戒毒等健康生活方式与危险因素干预的健康教育；其二，在慢性疾病的管理、康复与疾病适应中，实施高血压、糖尿病、肾病、艾滋病等控制式小组活动，帮助患者学习新知识新方法或改变不适当的行为方式等，以此协助实现慢性疾病的全病程管理；其三，在社区采用孕妇减压小组与孕期知识教育小组等，实施孕产妇的健康管理，能够帮助孕产妇提高应对压力、处理焦虑及照顾新生儿的能力，由此降低产后抑郁症的发生率等。

2. 社区工作

在公共卫生领域，社会工作者采用社区工作方法，实质是把服务对象与相关的医疗服务资源相链接，实现对医疗卫生资源的开发、利用、协调、整合，以此满足居民的卫生保健、患者与家属顺利治疗的需要，提高其健康水平。相应地，社区工作则成为公共卫生服务最常用的方法。为此，在社区层面，社会工作者可以评估社区健康需求，帮助居民获得公共卫生信息与资源，参与制订社区干预计划，执行和评估健康项目，参与初级预防运动，开展公共卫生问题的调查与研究等。比如，在社区倡导健康理念上，社会工作者可以实施健康教育讲座、预防接种、0～6 岁儿童健康管理、患者健康管理、2 型糖尿病患者健康管理、传染病（如艾滋病与新冠肺炎）知识的社区宣传、突发公共卫生事件报告与处理以及卫生监督协管等社区活动。又如，社会工作者通过摆放宣传易拉宝、发放宣传单或纪念品、游戏摊位、讲座、义诊、体检、组织义工协助等，可以开展高血压、糖尿病、冠心病、哮喘、乳腺癌与宫颈癌、结核病、肝炎、艾滋病、流感、手足口病与狂犬病等重点疾病的健康教育与宣传，以预防上述疾病的发生并降低疾病带来的危害。

（二）医疗机构与疾病治疗领域

1. 个案管理

针对慢性病患者与长期照顾者，社会工作的介入必须由许多不同专业人员、福利机构、卫生保健单位或人力资源来完成时，个案管理即可发挥协调与监督功能。如社会工作者为患者制定和实施全病程（包括出院计划）的个案管理时，通过连接系统、整合资源、监督评估等技术，可以提供"一站式"的整合性服务。这既有助于控制医疗支出成本、实现全生命周期管理，又能延缓健康状况不佳的患者过早进入机构及达到社区康复。此外，因慢性疾病的成功管理取决于患者依从治疗方案及对自己疾病负责的程度，相应地，促使患者依从治疗则成为医方社会工作者的重要服务。对此，社会工作者需要以"认知–行为"等为理论依据，从社会心理评估、压力管理和依从性管理三个方面开展个案管理工作，以此全面回应患者的照顾缺乏、情绪低落、社会支持匮乏及依从性差等多种困境。

2. 生命叙事模式

引导患者尤其是临终期患者通过表达自己的生命故事，如成长中形成的对生活与生命的感受、经验、体验与追求等，可以反思生命的意义并获得价值感。不过，社会工作者运用该模式时需要注意以下事项：其一，从叙事时间看，社会工作者可以依据患者做生命叙事的目的、各自的健康状况与个人的偏好等决定叙事的时间，通常每个重要的人生阶段会用两节时间来讨论。其二，从内容安排看，社会工作者可以制订一套生命叙事或生命历程的回顾方案，来明确应该探查什么领域。如社会工作者可以探查患者的疾病、悲伤、恐惧、读书生活、艰难的事情、工作与他人的关系等。这些内容在生命叙事的人生阶段可能是重点，但不是每个阶段都要探讨这些话题，可以根据患者的情况加以删减并聚焦于某个转折点，以此协助患者探寻其生命的意义与价值。其三，从主题挖掘看，在患者的生命叙事中社会工作者应协助其发现人生历程中的一些主题，促使患者了解这些主题如何影响其过去与现在的生活。特别要发现让患者失去和得到对生活掌控感的某些主题，前者包括焦虑、否定、绝望、无助、孤立、孤独、丧失、死亡等，后者则包括联结、应对、效能、希望、信任等。如社会工作者可以在一个安全的、接纳患者多种感受与氛围中一起谈论死亡，尊重死亡是一种自然现象，由此，在心理疏导与情绪支持中让患者重新整合整个人生，以一种平衡心态评估整个生命过程。同时，推动患者解决过去的矛盾与冲突，接纳自己与当下甚至是死亡，以逐步识别自己拥有的力量及获得生命的某种掌控感、意义感与价值感。

3. 正念冥想与正念运动

社会工作者引导躯体疼痛或感受到焦虑、抑郁、失眠等情绪困扰的患者，可以在正念修习指引下回到正念呼吸、正念步行，放下过去与告别过去，有目的地将注意力集中在当下、真实地回归当下，从而与生命重新接触，不加批判地觉知当下的想法、情绪、病症。同时，社会工作者结合静坐、冥想、身体扫描、轻瑜伽练习等，培养患者的平静、安宁、感恩、善良、快乐等正能量回归。由此，帮助患者在找回真我的疗愈中缓解慢性疼痛、心理压力和失眠症状等，并将创伤、疼痛、愤怒、恐惧等转化为爱心。

4. 疼痛管理

有效的疼痛控制管理有许多方法，如病因治疗、药物止痛治疗和非药物治疗，但社会工作者需要与医务人员一起尽力解决止痛药等可能产生的副作用，并通过改善患者的心理状态或人际心理状态来提高其成功通过康复过程的能力。如此，针对晚期肿瘤患者或其他术后疼痛患者，除了进行一般性的病因治疗与镇痛治疗护理之外，社会工作者可以运用神经、认知、行为改变等治疗方法来缓解慢性疼痛的影响，并采用音乐治疗、艺术治疗、宠物治疗、戏剧治疗、治疗性触摸、按摩、做运动与冥想等补充治疗，以最大限度地缓解并控制患者的疼痛。

5. 舒缓疗护

舒缓疗护不同于临终关怀，它贯穿于患者的整个治疗过程。舒缓疗护是通过早期识别、积极评估、控制疼痛及治疗其他症状（如身体、心理、社会、灵性的困扰），为患者与家属提供医疗、护理、心理、社会、灵性等全方位的关怀照顾，以此预防和缓解身心痛苦，促使其生命受到尊重，症状得到控制，生命质量获得提高。通常，舒缓疗护需要跨专业的团队，包括医生、护士、医务社会工作者、灵性照顾者、志愿者、药剂师、心理学家与精神病学家、物理治疗师及营养师等，共同合作为患者提供身、心、社、灵的全人服务。

6. 死亡与哀伤辅导

国外学者伊丽莎白·库布勒·罗斯认为，人接受自己或他人的死亡时，将经历否认期、愤怒期、讨价还价期、抑郁期、接受期。相应地，在处理突发事故或疾病引发的死亡时，社会工作的主要介入方法包括以下四种。一是提供情感支持。如协助患者和家属处理伴随临近死亡而来的多种复杂情绪，敞开心扉，诉说死亡带来的影响，引导其把恐惧与悲痛等宣泄出来，处理未了的事宜。二是代表患者与家属争取合理权益。如代表患者与家属跟其他专业人士打交道，确保医务人员能敏锐地体察与理解患者和家属的需要。三是提供相关信息。如帮助患者与家属获得有关病情、备选处置方案、预留治疗提示、临终关怀与支持性服务的信息。四是开展丧亲的哀伤辅导。如帮助家属发泄悲伤情绪，鼓励其诉说所作出的努力以减轻自我责怪，回忆与患者共同生活的时光来疏导怀念之情，协助其完成患者生前的愿望与遗嘱，激励其勇敢地面对新生活等。由此，社会工作者可以协助丧亲者减轻精神层面的情绪负荷，帮助其适应失去亲人后的外在环境，并促进其重新建立自我与社会关系。

7. 危机干预

危机干预指社会工作者针对患者的危机状态采取紧急应对方法而开展的调适与治疗工作。如帮助发生突发重大疾病、自杀、家暴、性伤害等危机事件的患者，从心理上解除迫在眉睫的危机，促使其症状得到缓解与持久消失，心理功能恢复到危机前的水平，并获得新的应对技能，以预防更多危机的发生。在进行危机介入时，社会工作者应持守的基本原则主要包括及时处理、限定目标、输入希望、提供支持、恢复自尊、培养自主能力。

（1）"三无"患者的介入。"三无"患者指无法核实身份，因疾病或事故被紧急送入医院治疗的特殊人群，治疗时他们无力承担治疗费、无家人陪护、出院时无处可去。针对"三无"患者，社会工作的危机干预方法有：积极做好接诊工作，提供情绪支持，了解其基本情况；依据"先救命后治病"的原则，开通绿色通道，先行救治；收集患者信息与确认身份，协助医院寻找其家人，保管其物品；根据救治情况妥善安置，如查找相关信息，协助康复，并依据其情况与需求去寻找、联系资源及与相关部门沟通等。

（2）自杀与意图自杀。接触此类服务对象时，社会工作者需要意识到患者自杀的风险因素，并通过直接的、间接的行为上的线索加以评估，以此让自杀未遂的自杀者在可信任的环境下坦白，接受社会工作者辅导。同时，针对有自杀意图的患者，其病情复发倾向明显时，如肿瘤与白血病复发，社会工作者首先要做的是向医生明确患者的病情、住院表现及有无家属陪伴等，特别要关注患者的睡眠状况。一般来说，社会工作者介入自杀患者的方法有：找出患者对事件的态度与感想及自杀的症结，评估发生自杀或再次自杀的风险；设定一个极短时间内可以实现的目标，以帮助其缓解压力；清除危险，开展心理辅导，并同患者做安全约定；动员外部环境资源，如联系家人或照顾者，让他们多加留意，以保护生命、防止悲剧的发生等。

（3）艾滋病介入。艾滋病患者因感染了严重的传染病，往往被社会疏离，已成为医务社会工作的危机干预对象。针对艾滋病患者，社会工作的危机干预方法有五种。其一，先与专业医生沟通，了解艾滋病患者目前的治疗方案，关注其感受与想法，提供心理情绪支持，帮助其舒缓心理压力。其二，在专业医生的指导下，协助患者了解并适应艾滋病的治疗，按时服药，以提高患者的治疗依从性。其三，了解艾滋病患者目前的生活与工作情况，如有生活困难，社会工作者应提供家庭支持及社会资源的援助。其四，帮助艾滋病患者纠正负面行为与心理表现，树立积极心理，挖掘其特长与爱好，倡导健康的生活习惯。其五，出院后协助艾滋病患者做好康复照护，并指导其避免将病毒传给家人与其他人，如性行为时怎样使用安全套等。同时，艾滋病作为一个越来越引起社会关注的公共卫生问题，社会工作者在艾滋病的预防、教育与患者权益倡导方面等也可以发挥更多的作用。

8. 医患纠纷处理

医患关系是人类文化的特有组成部分，是医疗活动的关键及医疗人际关系的核心。但因患者、医疗机构、社会环境等多方面因素所致，近几年医患矛盾突出，医疗纠纷不断，并成为医务社会工作者面临的最棘手问题。医院常常让社会工作者以第三者身份处理医患纠纷，但又未赋予社会工作者应有的职权，社会工作者处理医疗纠纷时则显得较尴尬。对此，社会工作者应调整好自己的角色，采用开案—调查—疏导—沟通（谈判）等方法，尽力在中间起到沟通、协调作用，避免双方矛盾升级，争取创造有利于双方谈判的环境。通常，社会工作者介入医患纠纷的处理策略有五种。其一，从患者与家属看，需要倾听心声，强化信息沟通，注重心理、家庭与社会康复方面的辅导，提供入院出院的安置与追踪康复保健治疗服务，以及协助其利用法律武器合理合法维权。其二，从医护人员与医疗团队看，可以协助医疗团队了解患者的需求及医疗伦理与法律知识，并促进医患之间相互理解、理性解决矛盾等。其三，从医院管理层看，应将医患双方的需求与状况反馈给管理层，并协助医院制定医疗纠纷预警制度、建立医院良好的公共关系及开展医学伦理与职业道德教育，以此探索医院人本管理模式与医德医风建设等。其四，从社会与大众传媒看，通过社会倡导与宣传，开发、利用及整合社会资源，向社会宣传医院的形象与宗旨及树立和谐医患关系的典型等，可以形成健康有序的医疗纠纷预防与解决机制及良好的社会风尚。其五，从政府公共卫生管理部门看，需要推动我国医疗卫生与体制改革，强化社会工作方法在医院管理中的运用，倡导保护困难患者的社会政策，加强相关问题调研及构建和谐医患关系的理论支撑等，以此进一步促进我国和谐医患关系的形成。

（三）精神卫生领域

1. 需求评估

精神卫生社会工作者广泛分布于普通医院、精神病专门医院、社区心理卫生中心、社会服务机构等场所，并扮演着评估者、治疗者、倡导者等多种角色。一般来说，精神卫生社会工作者对服务对象开展需求评估时，主要采用如下方法。其一，生理信息评估。社会工作者可以通过询问患者的营养、运动、睡眠与药物使用情况等，收集患者的生理、发病史、病程变化、发病症状等资料，以此评估服务对象的健康状况。其二，心理信息评估。社会工作者通常采用心理学量表、心理疾病测量量表等协助开展患者的信息评估，如运用汉密尔顿焦虑量表（HAMA）、汉密尔顿抑郁量表（HAMD）、焦虑自评量表（SAS）、抑郁自评量表（ADL）等开展测评。由此，社会工作者可以收集患者的人格、情感反应、意志与行为等方面的障碍或症状及其心理能量，这些蕴含着患者个人的态度或积极的应对机制。其三，社会信息评估。社会工作者可以采用国际上通用的社会功能量表开展初期性诊断与评估，如运用社会和职业功能量表（SOFAS）与功能大体评定量表（GAF），把社会功能设定为100分，每10分为一个阶段，每个阶段会有不同的表现，评估内容涉及患者的家庭状况、社会关系、就业、经济、生活压力与社会支持环境等资料。比如，从家庭看，可以初步预估患者家庭的构成，成员间的人际关系、互动方式及敏感问题；从社会支持看，需要诊断患者获得的情感支持、物质支持及支持所提供的友谊、帮助与具体服务；从社会环境看，涉及评估患者的生活压力环境、个人与社会系统之间的冲突及其在环境改变或角色转变中的压力等。如此，可以促进社会工作者全面了解患者及其生活处境，并制订适当的治疗方案与预后计划。

2. 认知行为疗法

因精神病患者的疾病等因素存在部分认知偏差，致使其情绪与社会适应常常出现问题。对此，采用认知行为疗法则是较有效的改善方法之一。认知行为疗法是将认知疗法原理与行为治疗原理相结合的一种治疗模式，也是行为治疗流派中的一个重要组成部分。近年来，在行为主义流派的古典理论之上，认知技术已同各种行为治疗技术相结合，形成了一种独特的"认知行为疗法"理论与实践体系，如认知重组治疗、应对技巧治疗、问题化解治疗等，其典型的社会工作者介入方法与步骤包括协助患者详细讲述其问题行为；指导患者收集自身行为表现与观察即将发生改变的行为；共同设定改变的目标；制定患者的行为介入方法；布置家庭作业，以帮助患者练习与巩固治疗中学到的技能；强化患者新的行为改变与行为认同；运用强化、社会技能训练与放松训练等行为治疗技能，防止患者的故态复发等。而医务社会工作者通过改变非理性认知、心理教育、启发诱导与行为训练等，努力增进患者的社会功能、培养其良好的生活习惯与挖掘其个人潜能，借此推动患者在社会生活中的成长，建立起自尊与舒适的需要。

3. 小组工作方法

在精神卫生领域，精神卫生社会工作者主要采用教育性、治疗性小组，并将心理教育内容与治疗性技术贯穿于小组过程中。如运用艾利斯的 ABC 治疗方法，社会工作者可以实施精神卫生治疗性小组，其主要的介入方法与技术如下。其一，从理论假设看，认为患者的情绪困扰来自"自我挫败"的非理性信念。如此，在提供组员相互挑战的"自我毁灭性"思考中，社会工作者将驳斥组员的非理性信念如何影响人的思绪与行为，从而让组员接纳现实，并在驳斥生效后再协助其重建自信心。其二，从目标看，总体目标是通过社会工作者的引导及组员的分享、支持与学习，让组员意识到个人的能力与优势，建立自信心，以增强其减压与应对困难的能力；具体目标是分享和缓解组员的不良情绪，辨识非理性信念，了解 ABC 理论，发现组员的优点并巩固其自信心，制订康复计划及监督巩固等。其三，从方法看，随着小组的发展，将展现 A（事件）—B（信念系统）—C（后果）—D（驳斥）—E（生效）的治疗过程。如进入小组中期，社会工作者开始介绍 ABC 理论，并通过游戏让患者思考"认知 B"在真实场景中对情绪与行为的影响，以进一步思考自己的自动思维；接着在角色扮演与驳斥非理性信念中，社会工作者协助患者巩固并树立理性的信念。由此，通过"小组练习"促使患者意识到事件后面的不良情绪与行为反应的原因，并借由组外的家庭作业去体验、观察与调节不良的情绪，让患者建立起理性的认知。进一步，社会工作者可以协助患者重建良好的生活习惯，鼓励其主动参加集体活动，丰富其精神生活，活跃其情绪，以此帮助患者更好地适应社会生活与人际交往。

4. 社区康复

社区康复又称社区精神康复社会工作，指社会工作者联合医疗机构与其他工作人员，采用社区康复模式，如深圳的"五位一体"（即综治、卫生、公安、民政、残联）救助帮扶机制与主动式社区治疗模式（ACT 整合服务模式），在社区内依托相关服务中心、居家康复等平台，共同为服务对象提供身心健康、功能复健、社会融入、人际关系恢复等服务。由此，在打通社区康复的"最后一公里"中联动社区与社会公益资源，提供整合性服务与柔性化管理，以促使患者完全康复。此外，因精神康复者面临着多重困境，如社会歧视与排斥、就业与上学困难、家庭经济负担沉重、精神康复资源与家庭照顾缺乏、社会支持系统薄弱等，对此，社会工作者通常采取复元理论下积极心理治疗理论、认知行为治疗模式及生理心理社会医学模式等展开介入。同时，强调精神障碍是个人生命经历中的一种过程，通过建立希望、自尊、支持性人际关系、赋能、社会融入、功能恢复与重建生命意义，让精神康复者有机会重获新的有意义的人生。

第三节　医务社会工作的行政、成效与反思

一、行政要求

（一）人员配置

医疗机构应根据病床数量与疾病严重程度、医疗机构类型与社区康复者数量等因素，按要求配备医务社会工作者。目前，广东医务社会工作者配备并没有统一的比例标准，较好的一家综合医院通常配置 5 名社会工作者，大部分医院则配置 1~2 名社会工作者。比如，深圳按照以下要求配备医务社会工作者：三级甲等综合性医院，每 100 张病床应配备不少于 1 名医务社会工作者；二级甲等及以下的综合性医院，每 150 张病床应配备不少于 1 名医务社会工作者；专科医院等其他医疗机构每 80 张病床应配备不少于 1 名医务社会工作者。此外，受制于医务社会工作者人数影响，广东省医务社会工作服务大致按照需求、目标与重点科室来配备。

（二）医务社会工作者与督导者的专业要求

从医务社会工作者要求看，应具备以下资质：一是通过国家助理社会工

作师或社会工作师职业水平考试并取得证书，或者具有社会工作专业及与社会工作相关专业本科以上学历；二是社会工作者的基本素质至少包括以服务对象为本，运用专业服务与一定的医学知识成熟地面对服务对象的困境，且具有良好的沟通能力，能与不同专业人士展开合作。

从督导者看，除了满足以上医务社会工作者资质、获得市级督导者资质之外，还应掌握专业督导方法与技术，具有相关工作与管理经验，并能以身作则、坚持信念与克服困难，勇于解决复杂的专业问题及推动专业实务的发展。

（三）医务社会工作者职业防护

医务社会工作服务机构应为医务社会工作者购买意外伤害保险，以保障服务期间的人身安全。同时，医务社会工作者在开展服务时应做好职业防护，确保自身的安全及健康。比如，医务社会工作者应掌握传染性疾病的基础知识、基础急救知识与技术，并做好疾病安全防护、自救与他救。又如，医务社会工作者在开展入户访谈应事先留意安全风险，遭遇风险时，及时报警或拨打急救电话，并立即启动应急措施，避免意外事件的发生。

（四）办公环境与设施设备

从办公室看，要求配备医务社会工作者独立办公室、个案工作室、小组工作室、多功能室（包括社区活动场地）等。通常以 2 名医务社会工作者为基准，办公室面积不低于 15 平方米，且每增加 1 名医务社会工作者应增加 5 平方米面积；个案工作室面积不低于 15 平方米，场地环境要求相对私密、舒适，避免被打扰；小组工作室面积不低于 30 平方米，以安静、独立的房间为宜，内部布置应简洁实用；多功能活动室面积不低于 40 平方米，以安静、独立的房间为宜，室内应卫生整洁。

从办公设备看，应配备办公桌、椅子、档案柜、电脑、电话、空调、打印机、复印机、饮水机、相机、传真机、外部网络、录音笔及上墙制度标语等基本设备。此外，需要配备以下设施，以适合医务社会工作服务的开展，包括服务场所应设置在环境相对安静、出行方便的区域，尽可能方便患者与家属到达；服务场所室内装修应符合环保、卫生、无障碍的要求，布置应温馨舒适，色彩以暖色调为主；服务室要配置图书与康娱等服务设施，办公场所应加强服务的信息化建设与服务档案的信息化管理；场所内的显著位置要设置应急疏散标识与安全通道，洗手间应装有扶手与紧急呼叫设备等。

二、成效评估

（一）产出指标

产出指标作为服务的数量标准，是衡量医务社会工作服务机构（或团队）提供的服务数量，确定一线医务社会工作者工作量和管理服务的工作重点。一般来说，产出指标评估的重点在评估服务中期或末期的产出数量，如服务量、指标量、参与人数或服务人次、出席率、服务时数等，并希望实现"以最小投入获得最大产出"。如此，产出指标评估可以实现对资源提供者、服务对象与公众的多元交代。不过，在制定产出指标时，应充分考虑购买方、服务对象、医务社会工作者环境、社会工作机构专业发展等诸多因素，并参照医务领域指标与用人单位进行充分沟通。

咨询。针对"有需要但经评估无须开案"的服务对象，医务社会工作者应提供个案咨询并建立个人档案。咨询范围涉及政策咨询、心理咨询、健康教育、医院服务、医院环境、社会资源、医患沟通等。通常，咨询个案的具体服务量需要因应服务环境与医务社会工作者人数等而有弹性地设置，或者不限定具体服务数量。

个案。包括辅导个案、治疗个案、个案管理、家属会谈、家庭干预以及其他与个案相关的沟通联络、文案等工作。一般来说，医务领域的个案会谈应在6次及以上。

小组。医务领域的小组人数应按照小组的性质与目标决定，一般人数为4～10人，康娱性、任务性、教育性小组可适当扩充人数。同时，每次小组活动以4～6节、每节40～60分钟较妥当。

社区。医务领域的社区活动较多的是"有特定主题"的开放性活动，如宣传疾病知识类的活动，参与人数大致在20人以上。同时，社区活动形式主要是开办讲座与宣传，内容包括生理与心理健康教育、康复训练、康娱活动、人际关系等，每次社区活动以2个小时为宜。

（二）成效指标

1. 个案成效

个案完成后，根据服务对象或家属填写的个案结束评估量表、意见反馈表、督导评估、机构评估等进行个案成效评价。同时，评估内容主要有实现目标的测量、对案主影响的测量、督导与同事等对工作进展的评估。

2. 小组活动成效

小组活动完成后，医务社会工作者需要收集组员对小组的评价，如组员参加小组过程的感受，测量小组目标的实现程度与效能，并同步开展观察人员与督导的评估等。而评估的主要方法有面谈方式、记录方式、检讨总结、问卷或测量评估表、工作员观察等。

3. 社区活动成效

社区活动的成效评估涉及过程评估、结果评估与效益评估，主要基于活动人员参与度和满意度调查问卷、覆盖人群、社会影响程度以及工作人员的观察、检讨总结、督导评估、机构评估等，以此协助医务社会工作者从不同角度进行总结。

（三）服务成效的评估框架：PLM 逻辑模型

要确保医务社会工作服务方案或项目能够实现预期目标，通常应从"投入—产出—结果—影响"的程序逻辑模型框架去考虑。程序逻辑模型（Program Logic Model，PLM）为医务社会工作服务成效分析提供了指引框架，可以系统检视服务目标、介入流程、结果的实现程度，其评估内容涉及输入、行动、输出、结果及影响力。此外，从 PLM 模式的结果评估看，除了产出指标评估外，还包括标准化测量法与效果评估。其中，标准化测量法指采用标准化测量工具（即各类量表）去评估一些比较复杂的概念。如医务社会工作服务中普遍采用满意度调查法，通过让服务对象、督导者、用人单位、社会工作机构等填写满意度调查表，并进行汇总计算，可以得出服务成效。而效果评估指医务社会工作服务方案或项目能否导致服务对象有所改变，评估重点在于是否促使服务对象"期望的改变"。如医务社会工作者可以从知识增长、技巧提升、态度与信念改变、行为改变、感受及意向改变等进行服务成效评估。

（四）服务质量体系与服务质量监管

1. 服务质量（SQS）体系的建立

在医务社会服务管理与服务提供方面，广东省借鉴了香港社会服务质量标准（SQS），建立了医务社会工作者的质量管理体系，涵盖了服务质量的方针与目标、职责与权限、过程控制、风险管理、成效评估、督导制度、投诉与争议处置等。比如，从服务单位设定 SQS（服务质量标准）的精神看，旨在对服务内容、服务水平作出承诺，以检察医务社会工作服务的质量。从服务单位的服务质量保证看，主要依据四项原则来确定，包括明确界定服务目标与公开运作形式；资源管理方法应灵活变通、创新与持续改善；评估并回应服务对象的特定需要；尊重服务对象的权利等。

2. 服务质量的监管与控制

其一，从服务质量的过程控制看，社会服务机构应严格按照流程与质量手册开展服务，及时、准确、系统地记录服务情况，并预先识别与分析对服务质量有重要影响的关键过程，及时加以控制。其二，从服务成效评估看，包括产出指标、成效指标、效果评估、跟进随访等。比如，在医务社会工作服务效果评估中，既有过程评估与成效评估，也有定性评估与定量评估。其三，从督导制度看，社会服务机构需要明确督导者的资格与督导对象、权责与权利，熟悉督导工作的内容与流程，并开展督导过程记录与工作评估总结，以此发挥督导者的"间接使能过程"，提高服务质量。其四，从风险管理看，社会服务机构应建立健全医务社会工作服务的"识别 - 控制 - 规避"风险的管理制度，制定风险预案，并根据风险类型与影响程度，分别采取"回避风险、减少风险、转移风险、接受风险"等处置策略。其五，从投诉与争议处置看，社会服务机构应建立服务投诉与争议处置制度，确保沟通渠道畅通，并及时回应与反馈各种投诉或建议；同时根据意见与建议，采取有效措施来改进服务及提高质量。

三、挑战与建议

经过十多年的发展，广东省医务社会工作在服务购买模式、服务对象、服务领域、服务内容及成效方面进行了大胆尝试与多元化探索，初步形成了具有本地特色的医务社会工作案例及实务运行模式。比如，从实务运行模式的历史演进看，大致呈现出以下发展形态：从社会自发组织开展社区服务到在医院成立社会工作部，从全省试点优抚医院购买服务的"嵌入式"模式到内设独立的社会工作业务部门；从实施购买服务的"独立岗位社会工作者＋项目化岗位社会工作者"的个别试点，到实行"一院一社会工作者"的"建制"政策模式推动，再到研发医务社会工作服务项目竞标服务经费；从以政府资源为主，到政府资源、医院资源、社会资源、商业资源、个人资源多方协力及"社会化参与模式"的探索，广东省医务社会工作呈现出广阔的发展前景及多元的发展形态。尤其在"健康中国"战略的"全局－全人"健康治理理念指导下，广东医务社会工作已成为健康服务体系与健康治理的重要组成部分，并在尝试推动医务社会工作高质量发展中开始经历健康社会工作服务场域与服务体系的转型发展。如启动立体的多层次的公共健康服务体系的建立；"身心社灵"多因素干预与多手段综合介入的"医院＋社区"健康服务体系试点，以及健康治理理念下"生物医学＋环境＋行为管理"的健康服务体系的初探等。

但是，在广东医务社会工作快速发展之时，日益紧张的医患关系与不断增加的患者需求，全人全生命周期的、有温度的高品质医疗服务，以及迈向健康中国战略下健康治理社会工作的发展等，也给医务社会工作带来了诸多挑战。以下笔者从政策制度、人才队伍、专业服务及协同合作等方面总结了广东省医务社会工作发展的主要挑战，并提出了相应的建议。比如，健全政策法规，推进制度框架建设；完善证照制度，推进人才队伍建设；建立评价制度，推进服务体系建设；促进协同合作，推进跨专业、跨领域、跨条线合作机制及资源整合等。

（一）专业发展可持续动力与社会需求的不平衡

从医务社会工作专业发展的可持续动力看，在十多年时间里，广东省各级政府部门颁布了社会工作者人才队伍建设与社会服务发展等相关政策，形成了"以政府部门的政策推动为核心"的可持续动力。但是，广东省医务社会工作发展的整体规划仍缺乏系统的政策制度保障，致使机构、人才建设及行业可持续发展面临诸多困境与不确定性，也与社会及医疗服务发展的整体需求不适应。对此，需要进一步完善医务社会工作领域的相关政策、制度与服务整体规划。比如，可以联动卫生健康、民政、人力资源和社会保障等部门，在"健康中国"战略下联合制定医务社会工作人才队伍建设、项目服务发展、跨领域合作等方面的相关政策制度，以此推动医务社会工作领域的规范、有序及可持续发展。

（二）医务社会工作机构培育与人才储备不足

广东的高校社会工作专业教育以培养"通才"为目标，已走在全国前列，但因社会工作行业整体的职业发展动力不足等原因，致使医务领域的专项社会工作人才培育准备仍不足，目前医务社会工作者几乎均来自其他专业领域。同时，与不断增长的专业服务需求相比，医务社会工作机构与医务社会工作者的储备未能满足当前需求。如与医院、患者的潜在需求相比，在岗的医务社会工作者的数量远远不足，且医务社会工作者的综合素质与医疗行业、服务对象的期待尚有差距。为此，一方面，需要健全医务社会工作者专业教育培训体系，加强医务社会工作者的在职培训建设。如建立医务社会工作者的在职培训专项经费，支持专项的医务社会工作者的实训基地建设、培训课程及对外交流学习等；并在厘清医务—健康社会工作者边界之上甄别医务社会工作的核心能力，培养既具备社会工作专业知识又懂临床医疗知识、具有岗位胜任力的专业人才。另一方面，应完善医务社会工作人才发展的制度设计。如从制度上肯定医务社会工作者的职业前景，建立医务社会工作者的证照制度、准入制度、职业评价体系、职业晋升与发展制度，制定合理的薪酬待遇标准等。由此，建设一支宏大的、高素质的医务社会工作人才队伍，以回应医务社会工作机构培育与人才储备不足等瓶颈问题。

（三）缺乏资源系统的链接，难以提供高质量的整合服务

在协助服务对象解决问题的过程中，挖掘与链接资源系统是社会工作者最常用的工作方法。从理论上看，将相关资源系统链接起来至少需要三个前提条件：资源系统是客观存在的；资源系统与社会工作机构是有联系的；资源系统有意愿、有能力为服务对象提供支持。然而，现阶段，就上述三个条件看都不甚理想。比如，在医联体建设上，总体上看，医院、康复机构、社区卫生站等医疗机构之间各自为政，缺乏医疗资源的联系与整合，致使社会工作为患者提供的"院前—院中—院后"全链条服务是碎片化的、低效的、不连续的。对此，社会工作可以探索由院内走向院外、联合多方的医联体建设过程，包括队伍联建、人才联育；服务联抓、专业联督；项目联推、品牌

联塑；公益联动、资源联享等。由此，发挥社会工作链接资源的能力，绘制街区健康资源地图，关注"健康中国"战略下的社区建设，并探究医务社会服务中的人文关怀、建设全生命周期的服务链及个性化的群体服务。

又如，因民政、卫健、街道、社康、社区、公共卫生委员会等未形成多部门联动机制，加之医务社会工作者、司法社会工作者、社区社会工作者等之间缺乏联系，未能建立不同领域服务的相互转介与合作的成熟模式，使公共卫生社会工作难以实现"引领公共卫生、响应应急事件、对接资源供需、支持专业服务、深化服务发展"等多种功能，也影响了医务社会工作的服务质量与实际效果。对此，社会工作者应注重发挥政府各职能部门联动效应，立足街区不同领域的社会工作者联动，助推公共卫生服务的高质量发展与高水平赋权，并回应"健康中国"战略医务社会工作高质量发展的挑战。

（四）跨专业团队认同感不强，社会知晓度不高

在政府购买服务推动下，广东省医务社会工作在国内处于领先地位，但从专业培养的师资素养与实践经验看均处于"摸索"阶段，且基础性理论研究薄弱、科学研究方法不强、"技术"研究不精专，未能总结为成形的、专业化的、本土化的服务体系与实务模式。加之医务社会工作者缺乏医疗行业系统的基础知识，如不了解疾病治疗、患者护理与医疗政策等知识，在与医疗行业的跨专业合作中医院不清楚社会工作者能做什么、专业职责是什么等，造成了社会工作者与医疗行业的沟通不畅、社会工作被行政化及角色冲突等，并难以形成较强的专业认同感。此外，因医务社会工作的社会知晓度不高，仅少部分人群了解并体验过医务社会工作者，致使大多数公众与行业相关人士难以体会到医务社会工作者的重要性及专业核心的价值。为此，应立足跨学科医疗服务模式，快速提升医务社会工作者的专业核心能力，发挥"专业不可替代性"角色，如充当"跨专业协同行动"的沟通者等，并基于证据为本的循证研究形成本土经验模式及证明社会工作干预的有效性；同时，应加强社会工作与医疗行业的对话、融合及医务社会工作的广泛宣传，彼此以"专业间合作"与精细化服务实现医务社会工作高质量发展。由此，逐步增加公众与医疗行业相关人士对医务社会工作的认识与认同，并为"健康中国"战略顶层设计的有效落地提供科学证据与专业支持，以此实现人民生活福祉及构建健康和谐医疗环境的人文精神与专业价值。

参考文献

［1］蒲爱德，唐佳其，刘继同．医务社会工作者：他们的工作与专业训练［J］．社会工作下半月（理论），2008（4）：4－9．

［2］刘继同．改革开放30年以来中国医务社会工作的历史回顾、现状与前瞻［J］．社会工作，2012（1）：4－10．

［3］赵怀娟，宋宇宏，杨正霞．医务社会工作［M］．北京：北京大学医学出版社，2015．

［4］马凤芝．新时期中国医务社会工作的发展［C］．2022年全国医务社会工作发展交流会，2022－6．

［5］关冬生．创新与未来：前行中的广东省医务社会工作［M］．广州：中山大学出版社，2016．

［6］全国社会工作者职业水平考试教材编写组．社会工作实务（初级）［M］．北京：中国社会出版社，2019．

［7］深圳市市场监督管理局．医务社会工作服务指南［EB/OL］．（2021－12－22）［2022－09－20］．http://amr. sz. gov. cn/attachment/0/933/933128/9473676. pdf.

［8］香港·社会服务发展研究中心．医务社会工作实务手册［M］．广州：中山大学出版社，2013．

［9］VAGHY A. Report identifies heath care issues affecting social work education［J］．Social Work Education Reporter，1998，46（3）：8－36．

上篇：

医务社会工作
基本领域

第一章　门诊服务与医务社会工作

第一节　急诊的危机介入

急诊科，是负责急重症患者的入院救治工作，节奏紧张，涉及病种广，易发生医疗纠纷和投诉的科室，也是医务社会工作者开展危机介入服务最多的医疗场景。急诊医务社会工作除了涵盖急诊就诊秩序维护、协助提供患者基础信息、"三无"患者介入等基础服务之外，还有很多自杀、意外事件或车祸伤患者的危机介入，本章节结合实务案例重点介绍急诊科的危机介入服务。

一、服务背景

（一）急诊科

我国的急诊医学发展起步于 20 世纪 80 年代，1980 年卫生部颁布《关于加强城市急救工作的意见》，1981 年卫生部医政司召开以"综合性医院成立急诊科的措施与步骤"为主题的讨论会，目的在于在综合医院组建急诊科，标志着中国急诊医学从国家层面得到重视。1983 年第一个正规医院内急诊科在北京协和医院诞生。2009 年《急诊科建设与管理指南（试行）》颁布后，中国急诊医学自此确立发展方向，得到快速发展。

以东莞市人民医院为例，急诊科是集"院前急救—院内急诊急救—危重症监护治疗和综合病房"于一体的临床医疗、教学、科研并举的临床医疗体系。东莞市人民医院急诊科的设置包括候诊区、服务区、诊疗区、留观区和综合病房，并设重症监护室（EICU）。其中院内急诊急救工作包括对各种重大创伤、高热抽搐、心衰、呼衰、恶性心律失常、休克、中毒、心脑血管意外等急危重病人进行紧急抢救，并迅速组织专科会诊，施行紧急手术和住院治疗。危重病监护治疗和综合病房则为急危重病人提供进一步生命高级支持，为各类中毒、蛇虫咬伤、一时病因不明的疑难杂症等提供及时住院治疗，满足急危重症患者的急诊急救和随时住院的要求，尽可能抢救患者的生命。另外设有 10 张备用病床，可随时为突发公共卫生事件提供医疗保障。东莞市人民医院年急诊量超过 15 万人次，践行"以病人为中心，确保医疗质量和安全"的服务理念和宗旨，保障"生命绿色通道"畅通。

（二）急诊医务社会工作服务

1. 急诊医务社会工作服务的起源与发展

20 世纪 70 年代，美国医务社会工作者开始加强急诊室的社会工作，以满足急诊室医护人员因为专注于治疗工作的急迫要求而无暇顾及病人的社会心理需要。目前我国台湾地区的急诊社会工作服务发展相对大陆地区已成熟很多，从早期重点关注街头流浪乞讨患者和协助无家属患者申请医疗救助，逐渐发展到以服务独居老年人、家暴受害者、儿童及老年人虐待保护、自杀、酒药成瘾、紧急意外事故等个案为主，提供社会心理评估、情绪辅导与支持、受虐患者通报与转介、出入院适应、资源链接、健康教育等服务。

我国大陆地区的医务社会工作发展伴随社会工作行业的发展趋势，从2000 年起上海东方医院等 10 家医疗机构建立社会工作服务站，由临床医护人员和管理部门担当。2007 年后，深圳、北京、上海、广州、吉林、长沙、济南多家医院陆续开始设立医务社会工作者部，提供医务社会工作服务。其间在医院内提供服务的医务社会工作者开始涉及急诊科的服务。

2013 年 7 月，东莞市人民医院新增 2 名乐雅医务社会工作者负责急诊科医务社会工作服务，开始接触"三无"患者、自杀未遂患者、意外创伤事件伤员等服务对象，提供"三无"患者援助和危机介入服务。

2. 急诊医务社会工作者的角色与任务

急诊医务社会工作者的角色与负责其他科室的医务社会工作者无太大区别，在急诊科同样是参与跨专业团队，结合急诊科患者量大、患者病情严重、救治时间紧迫等特点，扮演着诊断者、支持者、协调者、资源提供者、转介者等专业角色，协助医护人员处理治疗之外的事情，包括收集患者基本资料并进行社会心理评估、舒缓急诊患者或家属的情绪、协助患者及家属解决就诊过程中遇到的社会心理问题，联动派出所等多个相关部门，整合社会资源，协助患者住院或出院服务，帮助患者顺利就医。

3. 急重症患者服务项目简介

2021 年 1 月，东莞市人民医院出资购买医务社会工作服务项目，急诊科社会工作服务正式被纳入"暖心行动"急重症患者服务项目。项目以急诊科和重症医学科患者及家属为受益群体，以个案为主要方法重点提供危机介入服务，协助急重症患者或家属舒缓因危机（自杀未遂、车祸伤等意外事故、病危、丧亲、高医疗风险等）导致的负面情绪，提升危机应对能力，顺利度过危机，以积极的心态配合治疗，从而促进医患沟通、提升治疗效果。

（三）危机介入理论

1. 创伤事件及心理危机

创伤事件是指个体经历、目睹或面临对自己或他人具有死亡威胁、严重伤害的事件。突发性的创伤事件除了给人带来躯体的应激及创口之外，还会令人产生巨大的压力，致使人们的应对机能完全失效。

2. 危机介入理论

危机是指一个人的正常生活受到意外危险事件的破坏而产生的身心混乱状态。危机介入模式就是针对服务对象的危急状态而开展的调适和治疗的工作方法。危机通常可以分为两类：一是成长危机，即每个人在成长过程中需要面对不同的任务而产生的危机；二是情境危机，即因生活情境的突然改变而引发的危机。

危机介入是短期的介入程序，重点是针对服务对象的心理反应，而非危机事件本身，是为了让心理危机反应趋向稳定化和正常化的紧急干预。

危机事件发生后，个人出现心理危机反应，包括心理自我平衡机制的破坏、正常应对心理机制的失衡，并表现出明显受到巨大压力的征兆，以至日常生活功能的损伤和失常。在急诊科，经历创伤性事件、突发重病、院前死亡等，患者及家属都存在一定的心理危机风险。个人危机介入，通过积极聆听、心理调适及危机干预，协助个人稳定情绪、减轻压力并恢复自然适应的功能，提升自然抗逆力。

二、服务领域特点

急诊的患者及家属是急诊医务社会工作者最主要的服务群体。其中危机介入服务的服务对象特指经历创伤性事件的患者及其家属。

（一）服务对象特性

1. 危重症发生率高，存在不同程度的心理应激反应

在急诊科，病人病情评估结果分为四级：一级是濒危病人，二级是危重病人，三级是急症病人，四级是非急症病人。而交通事故、高处坠落、自杀自残等创伤事件往往会增加危重症的发生率。医护人员忙于危重症患者的急救治疗，而医务社会工作者在不得影响治疗过程的前提下，关注患者及家属的情绪状况和心理反应，评估其社会支持系统。很多患者在经历创伤后意识陷入昏迷状态，或者对创伤事件的记忆出现空白，或者出现高警觉症状、焦虑、睡眠障碍、PTSD 创伤反应等，这些都是常见的心理危机反应。

2. 患者家属极易出现紧张焦虑和充满不确定的恐惧感

一方面，患者刚被送入急诊室需要做相应的检查，患者家属需要配合并焦急等待检查报告及疾病诊断；另一方面，除了疾病的不确定性，还有治疗方案和治疗费用的不确定性，都会加重患者家属的焦虑情绪。在配合医生问诊和等待过程中，极有可能会因为医护人员没能顾及患者或家属的情绪问题而产生医患沟通障碍，相对其他科室，急诊科存在的医疗风险相对较高。

（二）服务对象需求

1. 负面情绪舒缓的需求

由于疾病来得突然，急重症患者及家属没有足够的思想准备，导致心理紧张，因而产生焦虑恐惧和急躁的负面情绪。负面情绪得不到及时舒缓则会导致严重医患冲突，给患者及医院带来更大的危机。

2. 病情咨询与解答的需求

急诊患者发病急、疾病谱较广，病情严重复杂，患者及家属因缺乏对疾病及治疗方案的不确定性，急切希望能够得到医生及时的咨询解答。

3. 缓解医疗费用负担的需求

急重症患者进入急诊后需要尽快进行急救治疗，家庭经济困难的危重症

患者虽然能通过绿色通道进行救治及安排住院，后续还是需要尽快筹集医药费，且急重症治疗费用相对一般疾病高很多，很多困难家庭负担不起。

4. 提升危机应对能力的需求

在经历创伤性事件之后，很多患者及家属出现不良的心理应激反应，导致心理自我平衡的破坏、正常应对心理机制失衡，无法发挥日常生活功能，需要及时进行危机介入和心理干预，恢复自然适应的能力。

三、服务设计与内容

（一）服务目标

急重症患者危机介入目标，是促进急重症患者及家属获得情绪上的稳定，减轻不良压力症状的反应，协助服务对象运用有效的应对机制解决就医过程中遇到的心理社会问题，以保障其能够顺利就医、提升就医体验感，从而降低医疗风险，营造有温度的人文关怀医疗服务环境。

（二）服务的内容

急诊的危机干预心理疏导服务以个案工作为主，为自杀未遂、意外危机事件创伤后遗症和有医患冲突的患者或家属提供紧急危机干预服务，进行心理安抚、联系家属、促进医患沟通，整合医疗救助资源，帮助其舒缓压力，安心配合治疗。其中根据不同的危机事件进行分类，包括自杀危机介入、交通事故创伤后的心理干预、医患冲突协调干预、丧亲家属危机介入、其他灾害性的意外事件（例如中毒、斗殴等）。自 2013 年跟进急诊服务以来，每年危机介入个案不少于 10 个。

（三）核心服务策略

危机介入是经过无数前辈的实务经验总结，北京师范大学－香港浸会大学联合国际学院黄匡忠教授在《跨境灾难：社会工作案例分析》中详细介绍了 Albert Roberts 的危机介入七步理论[①]。Albert Roberts 7 个阶段危机处理介入具

[①]　Albert Roberts 的危机介入七步理论介绍资料整合来自黄匡忠：《跨境灾难：社会工作案例分析》，无国界社工出版。

体为：制定并进行危机评估（包括伤亡程度评估）；迅速建立融洽关系；寻找出主要问题（导火线，或者突发性危机）；感觉和情绪的处理（包括积极聆听和资讯确认）；寻找发现其他可行的方法；制订并形成行动计划；跟进服务和协议。

国际重大事件压力基金会（ICISF）组织的国际危机管理认证课程教材中，ICISF 联合创始人乔治·艾弗里教授提出 SAFER 模型①：SAFER 模式是个人危机介入按部就班的适应方法，可以理解为心理急救（PFA）的一种方式，是国际重大事件压力基金会（ICISF）开发，被联合国及相关机构认可采用的危机介入方法。其介入策略包括：稳定，通过自我介绍、建立关系，满足其基本需求，促使其情绪稳定；承认，基于服务对象对事件和个人心理反应的描述，帮助服务对象承认危机事件及其反应；增进理解，促进理解反应的正常化，使服务对象了解其反应是正常的，并在适当的时候予以强调；鼓励有效的应对（行动机制），包括宣泄性倾诉、压力管理、认知重构、社会支持、问题解决等；复原或转介，促进继续照顾的渠道。

因为危机介入是一个短期干预过程，介入的原则包括快速建立关系、帮助服务对象建立安全感、聚焦在问题上设定目标、提供支持以协助服务对象将有效的应对付诸行动。危机介入最主要的工具是危机沟通，其中危机沟通技巧跟平常个案会谈的技巧和方法大同小异，都是运用非语言沟通、提问、共情、同理作为基础的沟通技巧，在此基础上危机沟通与一般会谈的区别在行动指令上。危机介入需要社会工作者为服务对象应该采用的行动提供明确的指引。不同的危机事件类型可能会有资源及介入方法上的区别，但最核心的部分是提供陪伴，在接案的过程中真诚地告诉服务对象："接下来我们会陪伴你一起面对困难，一起想办法渡过眼前的难关。"

（四）危机介入前的准备

危机介入，关注的是危机事件发生后的心理反应，而不是针对事件本身。在开展危机介入之前，做好以下准备。

---

① SAFER 模型及危机介入理论资料整合来自国际重大事件压力基金会（International Critical Incident Stress Foundation，ICISF）2016 年第五修订版 *Assisting Individuals in Crisis*，协助个人处理危机译文由无国界社工翻译。

1. 危机介入相关知识的储备

运用到危机介入的个案，相对普通个案而言难度大，一方面是因为服务对象在经历危机事件之后产生心理应激反应，情绪处于不稳定的状态，自我应对机制失衡，没办法发挥日常生活功能；另一方面，对提供危机介入服务的社会工作者而言，所需要运用到的知识和技能要求也相对高一些，如果毫无章法地进行干预，就可能会导致服务对象面临的危机升级，违背危机介入禁止伤害的基本守则。这就要求在开展危机介入干预前，需要社会工作者掌握一定的危机介入知识，工作之余可多留意危机介入相关主题的培训，不断提升专业能力，为提供优质的专业服务奠定基础。

2. 掌握危机沟通技巧

沟通技巧，也就是个案会谈技巧。危机沟通技巧强调有效的聆听、非语言沟通、提问、总结排比句、镜像技术和同理心的基本技巧，在沟通过程中鼓励宣泄、传递共情、反射信息与情绪，以便更好地表达同理心。在危机介入过程中尽量避免使用面质、争论，协助服务对象减少愤怒情绪，让服务对象遵从行动指令。

微技巧的运用：

允许沉默。

允许伤患在没有自我伤害的前提下有加剧的情绪表达，例如大声叫喊、身体的剧烈运动。

运用触摸：表达关怀和对其关注；镇静效果；根据伤患的性别等明白其身体哪部分可以接触，例如，女社会工作者对男伤患——拍拍他的肩膀（反之亦然）；女社会工作者对女伤患——如果需要可以拥抱。

积极聆听：例如点头、眼神交流、面部表情的表达。

陈述/释义对方的话，例如，"听您的意思是……你是不是觉得……"尽量用积极性语言表述。

总结：表明你能够听懂她/他说的内容，用词客观。

反映案主的情绪：例如，"您看起来非常难过、生气……"帮助伤患疏导自己的情绪。

封闭式问题。

开放式问题。

3. 进行危机介入需求评估

在评估和甄别患者及家属的压力反应时，可以从认知、情绪、行为、生理和信仰五个层面进行观察与资料收集，并甄别和评估其心理应激反应的三个不同程度，简称"心理十五格"甄别评估。创伤性事件发生后，良性压力反应属于推动性压力，不良压力反应是让人产生困扰的过多压力，但多数人会对这一阶段的困扰表现出抗逆力，最严重的压力反应是功能失调，即人们的日常生活行为失效，无法正常履行职责。需要注意的是，每个人的心理反应跟承压力都不尽相同，在甄别和评估的时候需要遵循个别化的原则：不是每个人经历了创伤性事件后都需要进行危机干预，大多数人能够在应对的过程中产生自然抗逆力，只有少部分人因个人特质或对个体产生的冲击性大而导致不良的心理应激反应或功能失调。在介入服务之前，要进行全面、严格的需求评估，通过有效的聆听和观察收集准确的信息。除了五个方面三个程度的"心理十五格"甄别评估之外，还可以参考一下 SEA–3 精神状况检查（见表 1–1）。

表 1–1　SEA–3 精神状况检查表

SPEECH 说话	振幅、质量、流畅度、组织能力
EMOTION 情绪	主导心情、适当度、心不在焉、兴奋、抑郁、生气、敌意、恐惧、焦虑、忧患
APPEARANCE 外表	蓬乱的、不干净的、衣冠不整、脏、不寻常、怪异、不常见的外在特征
ALERTNESS 警觉度	朝着某人、某地方、某时间、洞察力、判断、记忆、智力、思想内容
ACTIVITY 活动	面部表情、姿势、动作、互动情况

4. 做好社会工作者个人心理建设和自我觉察

在开展危机介入服务之前，社会工作者进行自我剖析，了解自己的心理承受能力底线在哪里，问问自己能否接受急诊科常见的一些创伤画面、应对患者死亡及家属情绪崩溃的状况，提前把可能会遇到的状况作一个预测。当然，可能实际面对的情况会跟预测有出入，但要是没有提前做好心理建设，可能面对突发状况时社会工作者自己都无法应对。另外，社会工作者也要及时地自我觉察，避免陷入服务对象的情绪旋涡，服务时社会工作者需要共情，但要有目的地共情，且反射出来的情绪程度要比服务对象低一个层次，当服务对象对当下的危机状况产生恐惧、不知所措时，切忌受服务对象影响，以至不知所措，要保持理性，协助服务对象分析问题处理方法，尽量给服务对象希望。

四、实务案例

危机类型中，自杀是一种特殊的情况。以下是三个急诊危机介入案例。

（一）燃爆液化石油罐自杀案例

张先生，36 岁，送液化石油罐工人，已婚并育有一子。根据 120 出车医生的转述，张先生独自在出租房点燃液化石油罐自爆，听到液化石油罐爆炸后由房东打 120 送入急诊，全身烧伤近 90%，意识清醒，情绪激动，不配合救治。接到医生转介后医务社会工作者进行危机介入。

1. 同理案主内心感受，稳定案主情绪并快速建立关系

医务社会工作者接案时，案主一直用力摇头，想扯掉埋好的滞留针。接案后医务社会工作者首先进行了正式的自我介绍，告诉案主医务社会工作者会陪伴他一同面对困难、解决问题，且他现在所处的位置是安全的，协助案主调整呼吸慢慢冷静下来。社会工作者通过开放式提问，引导案主说出他现阶段正在经历的遭遇：张先生因欠高额贷款无法偿还，也一直瞒着妻子，最近被催债的人催得太紧，他只好跟妻子坦白，当下妻子一时之间难以接受，提议 2 人先分开冷静一段时间。这让他一时难以接受，既不想连累妻子，也不想离婚，于是就有了"自己死了一切都一了百了"的想法。社会工作者同理其感受，表示能够想象到在作出自杀这个决定前他在承受着巨大的压力，处于一种非常绝望、孤立无援的境地。案主点了点头，然后眼泪默默从眼角流了下来。

2. 再次自杀风险评估，进入自杀干预程序

社会工作者进一步进行澄清，引导张先生回想点燃液化石油罐时内心的真实想法。张先生表示他是抱着必死的心态点燃液化石油罐的，他是一名液化石油罐送货工人，心里清楚液化石油罐爆炸的威力有多大，没想到还活着，且他非常不理解医生为何要救他，表示救下来之后自己也会跳楼自杀。社会工作者安抚张先生的情绪，并了解到他以为自己处在孤立无援的绝望境地，没能力还债、认为妻子要跟他离婚，想死的念头非常强烈，再自杀的风险非常高。了解到张先生存在"死了就能一了百了"的非理性信念后，社会工作者先是跟张先生分析了他目前的处境和一些可行性的解决办法，并告诉他死后债务就会转移到他妻子那里，孩子也还小，他妻子一人抚养孩子可能会遇到的困难等，让张先生意识到并不是他死了所有的问题和困难就迎刃而解，反而会

给他妻子带来更多的麻烦。张先生答应医务社会工作者等找到妻子过来医院见过一面再说。

3. 紧急联系家属，协助夫妻沟通

医务社会工作者担心案主当下还会冲动采取其他方式自杀，通过拖延让张先生先等他妻子过来医院见一面，争取跟妻子理性沟通。随后，医务社会工作者通过房东提供的信息协助医生联系到张先生的妻子。通过夫妻间坦诚的交流让张先生了解到妻子并没有离婚的想法，只是一时不知如何接受，得到妻子谅解后张先生答应转到烧伤科并会配合医生治疗。

4. 协助申请医疗救助

之后社会工作者协助张先生申请医疗救助，并为其妻子提供心理疏导和情绪支持。妻子及其家人的支持给了张先生很大的信心，他表示为了妻子和儿子会积极配合治疗。

案例分析：急诊科，是自杀行为发生之后，第一个被紧急送到医院救治的场所。服用老鼠药、安眠药、跳楼等是在急诊比较常见的自杀方式，而案主采取的方式是燃爆液化石油罐自杀。通过自杀的方式，可以看出案主的自杀念头非常强烈，是真的想死。在介入自杀未遂患者过程中，可以在运用SAFER模型的基础上增加自杀干预的程序：澄清—反驳—推迟—转介。澄清即通过提问了解案主是否真的想死，还是因为无法改变现在的生活才有了自杀念头，了解其产生自杀念头的原因。确定服务对象是真的想死，还是想达到什么目的或改变目前的处境状况之后，通过反驳让服务对象了解到自杀并非解决问题的唯一途径，通过自杀想达到的目的并不会实现或者反驳其行为背后的非理性信念等，积极寻找解决问题的有效办法并提供支持，从而让服务对象放弃自杀的念头。如果不成功，则需要采用推迟的办法，拖延服务对象自杀计划的实施时间，争取时间采取其他例如强制性的干预或转介服务。

（二）交通事故创伤心理干预

童童（化名），8 岁，就读小学二年级，平时很喜欢画画。童童跟妹妹敏儿（化名）在一场车祸中受伤，被送到急诊科抢救治疗。当天下午两姐妹和弟弟坐在妈妈开的电车上被一辆大货车撞飞，妈妈当场死亡，两姐妹骨盆破裂，7 岁的妹妹右腿骨折，弟弟则出现轻微的皮外伤。入院时两姐妹都陷入昏迷状态，紧急抢救后恢复意识并转入监护病房。医护人员察觉到二人的情绪都不对劲，转介医务社会工作者跟进。

1. 第一时间跟医生沟通病情，掌握足够的资料做好前期准备

医生跟医务社会工作者反馈了大致的病情及接下来的治疗方案后，告知医务社会工作者姐姐情绪焦躁，不肯好好配合治疗，妹妹骨盆修复后右腿高位截肢，出现记忆空白、情感麻木的状态，两眼虽然睁开但是一直盯着天花板看，爸爸叫也不给予任何回应。弟弟则看到汽车玩具就很恐惧，说就是车车把妈妈撞到的。姐姐清醒后也很担心弟弟妹妹的情况。

2. 协助服务对象承认并接纳事实，甄别和评估三姐弟的应激反应并进行情绪安抚

医务社会工作者跟进后进行危机介入与心理干预，甄别和评估三姐弟的应激反应。通过安抚和同理感受，有效稳定服务对象的情绪，在征得其父亲同意后通过提问的方式，引导童童倾诉，童童默默流泪许久之后告诉医务社会工作者，她清楚记得车祸发生的现场细节，并跟医务社会工作者描述现场的画面、妈妈被撞飞起来的弧度，觉得自己也快要随着妈妈离去了，不能接受已经发生的事情，嘴里不时说着："来不及了，都来不及了。"社会工作者进一步询问后她说她想救妈妈，但是来不及了，妈妈已经走了，而且认为自己也很快就会死掉了。社会工作者用力握住她的手，告诉她这个想法是错的，告诉她虽然妈妈很不幸离开了，但是她和妹妹还有弟弟都活了下来，医生会尽力帮助他们治疗让身体获得康复，并鼓励她要勇敢一点，帮妈妈照顾好弟弟和妹妹。最后在社会工作者的协助下，姐姐以口述的形式表达了自己要跟妈妈说的话。

对于敏儿，她虽然眼睛是睁着的，但是很空洞，眼神也很麻木，前两天社会工作者都会带一些绘本过来给她读，也鼓励爸爸多跟她说话。社会工作者一直关注着她的眼睛，轻轻地说了很多鼓励她的话，告诉她还有姐姐跟爸爸在，看到她现在的情况他们都很担心。社会工作者自说自话将近半小时后发现她的眼角慢慢流下了眼泪，社会工作者适时加重了握住她的手的力度，轻声询问她是不是心里难过，心里很痛的话就要说出来，说出来心里就不会那么痛了，并一直鼓励她说"敏儿很勇敢对不对？社会工作者姐姐会一直陪着你，把现在内心的感受说出来，大家都会帮助你的"之类的话，然后医务社会工作者就看到她很努力地咽了咽口水，尝试开口"阿……阿"地发声。这时医务社会工作者让旁边的护士赶紧去叫了她的爸爸进来。敏儿看到爸爸

后眼泪就止不住了，开始哇哇地哭出声来，嘴里还不时叫着爸爸。医务社会工作者适时给她释放情绪的空间，静静站在敏儿父亲身后陪伴着。敏儿的爸爸引导她表达了诉求，比如喝水、移动身体等。在爸爸的陪伴下，敏儿也开始接受车祸已经发生的事实，虽然对于妈妈的离开还是很难过，但能够以积极的态度配合治疗。

3. 为弟弟进行个案转介

因为弟弟只是轻微伤不需要住院，爷爷和姑姑在家照顾他，医务社会工作者将其转介给社区社会工作者跟进，安排心理咨询师上门服务。镇服务中心心理咨询师后续也到医院对两姐妹进行创伤后遗症的心理评估，判定为有轻度创伤后遗症。因为医务社会工作者在心理咨询方面并非专业人士，后续也为两姐妹进行了服务转介，帮助她们接受稳定并且专业的心理咨询服务。同时，医务社会工作者也积极跟进服务对象父亲，提供哀伤辅导服务，一直陪伴着一家人直到转院做康复治疗。

案例分析：这场车祸，对服务对象一家来说是致命的打击，三姐弟都经历并目睹了母亲在车祸中死亡，3个孩子都有着不同的创伤应激反应。从危机介入的角度理解，前期协助服务对象承认并接纳车祸及母亲离世的事实，了解到自己的心理感受和行为反应，后期积极配合临床治疗和心理咨询，得到持续有效的关怀和照顾。社会工作者在跟进这个个案的时候压力也很大，好在及时自查调整、寻求督导支持。

（三）案例三：失独老年人危机介入

案主：杨婆婆，77岁，丧偶，与48岁未婚的儿子租住在社区。事件：杨婆婆的儿子长期酗酒、有高血压，2020年12月21日突发脑干出血晕倒陷入昏迷，在路人的帮助下送医治疗。在急诊科医生转介医务社会工作者跟进，告知社会工作者患者母亲即杨婆婆有认知障碍无法进行沟通，患者还能够进行抢救但是预后希望不大，最理想的状态下也是植物人，杨婆婆想放弃治疗，要带儿子回家。但因为杨婆婆有些神志不清，医生无法以她的话语作为治疗方案选择的依据，不建议出院，希望通过医务社会工作者来协助沟通或者寻找其他能够正常沟通的亲属，或者与所在社区的居委会人员进行沟通。

1. 建立关系阶段：倾听、回应、心理干预、提供支持

医务社会工作者向服务对象表明身份并告诉服务对象社会工作者是来帮

助她的，让服务对象能够放下戒备。陪伴的过程中医务社会工作者一直紧紧握着杨婆婆的手，告诉她医务社会工作者会一直陪着她，并通过开放式提问让杨婆婆叙述事情发生的过程和自己的感受。面对儿子突如其来的危重病情，服务对象短时间内无法接受，况且服务对象已经高龄，生活自理能力令人担忧。随后社会工作者询问服务对象家庭地址，希望收集到更多的信息，但是服务对象无法记起自己居住的详细地址，社会工作者继续询问是否有其他亲戚，服务对象表示自己有一个姨甥，但姨甥的名字、地址、电话全都不知道。之后医务社会工作者联系到陪同送医的患者朋友了解了其所居住的社区，并及时对接沟通反馈杨婆婆的情绪以及需要的协助。

2. 哀伤辅导，并协助服务对象顺利回家

当天 17 点 15 分，儿子抢救无效死亡，服务对象情绪崩溃，儿子遗体送到太平间后她回到急诊室，神情恍惚，无法自行离院回家。医务社会工作者安抚其情绪，并提供安静的空间让她宣泄丧子的悲痛情绪，并进行心理干预。在心理干预过程中，服务对象站不稳，医务社会工作者及时揽住她的肩膀，让她靠在怀里安慰她，并不时轻轻拍她的肩膀，同时适时地沉默、静静地陪伴，在服务对象不时激动哭喊着"我儿子死了，我没有儿子了"时适时的眼神对视并同步反应对方的情绪，帮助服务对象及时地进行了情绪的宣泄。在确认服务对象情绪得到平复后，医务社会工作者联系了社区在派出所的出车护送，并联系了居住地社区社会工作者，因为杨婆婆的户籍是隔壁社区，只是在本社区居住，加上平时较少跟人打交道，很多街坊都不认识杨婆婆。医务社会工作者通过将近一个小时的街坊询问，最终将服务对象送回了家，但她和儿子所租住的旧房子里四处都是回收的垃圾，又脏又乱，纸片、水瓶罐满地都是，连落脚的地方都没有。

3. 解决服务对象后续生活安置

看到服务对象的居住环境，评估了她当下的情绪状态后，医务社会工作者对接社区居委会工作人员和社区社会工作者，给其安排了干净安全的居所，并讨论其后续生活安置问题的解决。社区社会工作者表示可以协助居委会为她申请养老院生活安置，由居委会作为监护人支付养老院的费用。

4. 协助服务对象处理儿子遗体

后续跟进服务对象在养老院生活适应情况。接案第二天早上（即服务对象儿子去世后的第二天早上），医务社会工作者与社区社会工作者带着服务对象一同来到医院处理服务对象儿子的后事，从医院门口到住院部医生办公室再到太平间，服务对象曾多次说过"处理好了"和"可不可以近一点，近一点好，有人探望"的话，社会工作者不明白服务对象是表达将自己儿子的骨灰埋葬离自己居住地方近一点，还是想表达以后自己居住的地方距离原始地方近一点，社会工作者询问服务对象两者意思是哪一种，她却不语，沉默之后重重地叹了口气，医务社会工作者只好继续握着她的手安静陪伴。到太平间时，因火化要提前预约，所以火化的时间最快也要到下午 5 点左右，因距离下午时间太长，由社区社会工作者先带服务对象回家，直到下午才能前往火葬场。处理好遗体火化事务后，社区社会工作者申请加急住养老院的文件，又帮服务对象把出租屋作了简单的清理，让服务对象去养老院前继续在出租屋生活的环境能够得到一点改善，事后社区社会工作者也将服务对象儿子的骨灰放在离服务对象社区较近的安葬场。

案例分析：在急诊科，有很多院外死亡或送到急诊后抢救无效过世的患者。服务对象的情况相对特殊，儿子突发疾病过世后她自己的居住环境和生活能力都令人担忧，没有办法一个人应对儿子离世的危机。除了针对服务对象本人的心理干预之外，在介入的过程中也需要积极整合资源，协助其解决丧子之后面临的生活问题及儿子后事的处理。

五、成效与反思

（一）服务成效

1. 有效舒缓急诊患者及家属的负面情绪

因为经历创伤性事件或突发疾病来到急诊科抢救的患者，患者及家属的情绪都处于相对混乱、复杂的状态，医务社会工作者及时地介入能够协助服务对象获得情绪的稳定，进而顺利度过危机发生后混乱的阶段，并建立积极正向的应对机制，恢复到正常适应状态的功能。东莞市人民医院自 2013 年 7 月开展急诊科医务社会工作服务以来，跟进急诊个案服务 260 多个，其中涉及危机介入的个案近 80 多个，占急诊个案数量的 3 成。通过个案成效评估表的分析，92% 的危机个案在社会工作者介入后其负面情绪得到了不同程度的舒缓，其中涉及自杀介入的个案，情绪都得到及时的纾解和宣泄，鼓励其采取有效的应对方式，获得有效的干预效果。

2. 提升了患者及家属应对危机的能力

通过信任关系的建立，健全有效的应对机制，医务社会工作者协助服务对象承认并接纳创伤性事件及自己的心理应激反应，使其情绪获得稳定，同时积极整合患者个人、家庭及社会的资源和支持，急诊患者及家属恢复自然适应的能力，有效提升其应对危机的能力，获得复元。印象深刻的毒蘑菇中毒患者、7个月大的婴儿意外窒息死亡的愧疚妈妈、4岁儿童意外坠楼、抑郁症自杀的青少年等个案，在经历危机事件后及时获得心理干预和陪伴，同时社会工作者也见证了一个个经历着磨难的人一步步走向阳光与希望。

3. 补充急诊跨专业团队合作机制

医务社会工作者在急诊跨专业团队中提供危机介入服务，协助解决急救工作之外的心理社会问题，让医护人员能够更加专注于急救治疗工作。医务社会工作者的加入，有效补充了急诊跨专业团队合作的机制，发挥着医患关系润滑剂的作用，缓和医患矛盾，并有效提升医学效率。

4. 提高患者就医满意度，营造有温度的人文医疗环境

"暖心行动"急重症患者服务项目在急诊科的实施，解决患者就医过程中的心理社会问题，保障其顺利就医，让患者及家属提升就医体验感和满意度，促进医患和谐，提升医院人文关怀氛围。

（二）服务反思

1. 急诊保护性个案较少涉及

相对我国台湾地区的急诊社会工作发展，我国大陆地区的服务模式还未成形，仍然处于不断摸索的阶段。在急诊重点跟进的个案类型中，保护性个案类型涉及较少，医务社会工作者在政策和法律层面也不具备强制性保护角色，多数还是由公安系统和妇联组织担任这个角色。在急诊中也会遇到被遗弃或疑似拐卖的儿童患者，医务社会工作者发挥的作用多是报备相关部门，等患者出院后再跟进较难。

2. 急诊医疗团队对医务社会工作者期望过高

急诊科是24小时轮轴工作，急诊病人在下午5点半之后的就诊量不低于白天，素来常被市民称为"夜间门诊"。急诊医疗团队对社会工作者的期望一方面在服务时间上，急诊医护人员希望社会工作者也能在急诊轮夜班；另一方面在工作内容上，期望社会工作者能够处理急救治疗之外的所有事情，包

括未核实身份信息患者的身份核实、联系家属、解决无家属患者的护工问题、医药费欠费问题、预防医患纠纷，等等。目前，医院医务社会工作办公室归属医务科管理，上班时间是按行政岗的要求，目前能够做到的只是 24 小时电话值班，遇到紧急个案电话通知社会工作者第一时间回到医院进行跟进。比如 7 个月大的婴儿意外窒息的个案，联系社会工作者的时间是晚上 10 点半，婴儿送到医院时已死亡，虽然急诊抢救室医护人员进行了心肺复苏急救，但家属仍不肯让医生停下来，情绪激动、无法接纳孩子的死亡，跟医护人员产生了冲突。社会工作者到现场后共情家属的感受，进行即时哀伤辅导，协助家属面对着孩子的遗体进行最后的道别，并陪同家属护送孩子遗体到太平间办理相关的后事，回到家的时候已经凌晨 1 点多。类似这种特别紧急的个案，联系到社会工作者就需要进行紧急的介入。

很多时候社会工作者的能力和资源都比较有限，除了基本的心理干预和危机介入，类似核实身份信息、联系家属或解决欠费等这些问题都需要社会工作者联动相关部门的资源，比如派出所、寻亲志愿者、医疗救济基金会、媒体等，多部门联动整合社会资源，为急诊患者解决燃眉之急，协助患者及家属提升复元力，顺利度过危机。

3. 急诊医务社会工作者要表现出更多的亲和力

急诊科的医护人员集中精力救治病人，很多时候都无法顾及患者或家属的情绪问题。医务社会工作者在面对急诊病人及家属的过程中，要表现出更多的亲和力，耐心倾听、同理共情，获得服务对象的信任，使服务对象能够更快稳定情绪，顺利度过危机。

第二节　特困患者救助与安置

一、服务背景

（一）特困患者界定

近年来，我国社会经济取得了长足发展，人民生活有了很大改善，特别是各项社会保障制度的日益完善，使得社会出现了老有所养、病有所医的良好局面，却总有一些人由于各种原因徘徊在医疗救助机制之外。特困人员即无生活来源，无固定住所，无法定赡养，抚养、扶养义务人的公民，他们既享受不到城市最低生活保障，也无农村五保供养，多靠流浪乞讨度日。特困人员多为孤寡老年人、精神疾病患者、离家儿童，这类人员一旦身患疾病即为特困患者。

目前对特困患者的概念界定尚无统一的标准，对该群体的界定主要围绕个人的身份信息是否明确、生活来源是否有保障、是否有固定住所、是否有能力支付医疗费用、是否有家属提供支持等方面，本书的特困患者主要是指由外院转院、前来就医、120送入院等身份信息不明或意识障碍、来院时无家属（亲属、朋友）的陪伴、无法支付任何医疗费用的患者，这类患者包括患病的特困人员，也包括无家属（亲属、朋友）、无工作能力、无能力支付医疗费用的即将进入流浪乞讨状态的患者。

（二）特困患者医疗救助现状

为进一步做好东莞市生活无着的流浪乞讨人员救助管理工作，根据国务院《城市生活无着的流浪乞讨人员救助管理办法》、民政部《城市生活无着的流浪乞讨人员救助管理办法实施细则》、《生活无着的流浪乞讨人员救助管理机构工作规程》以及《广东省城市生活无着的流浪乞讨人员救助管理规定》等政策文件精神，东莞市先后制定了《东莞市人民政府关于进一步加强生活无着的流浪乞讨人员救助管理工作的实施意见》《东莞市人民政府关于进一步加强生活无着的流浪乞讨人员救助管理工作的实施意见》《关于进一步做好严重精神障碍患者行为预防处置工作的通知》，政策不断完善，对流浪乞讨危重患者的送治、身份确认、出院等方面也进行了详细规定。

在送治方面，由各镇（街道、园区）社会事务局牵头，会同辖区派出所通知市医疗救护120指挥中心派出附近急救机构进行救治。在身份确认方面，将流浪乞讨病人送往医疗机构进行救治的同时，镇（街道、园区）社会事务局应当牵头会同辖区派出所对其身份信息进行初步核查，并在24小时内告知市救助管理站对其是否符合救助管理条件进行身份甄别；市救助管理站在接到通知后，应在48小时内安排工作人员对入院治疗的流浪乞讨人员进行身份甄别，经确认属于流浪乞讨病人的，市救助管理站应及时办理入站登记手续，作为医疗救治及费用结算的依据。在出院方面，流浪乞讨病人无法查明身份或无法联系到其亲属的，应在其病情稳定后（以医院出具病情稳定证明为准），符合救助管理条件的应在24小时内由镇（街道、园区）社会事务局会同辖区公安部门护送其到市救助管理站。无法查明身份或不具备偿付能力的，按照属地管理的原则，市属医院的救治经费由市财政全额负担，镇（街道、园区）医院的救治经费由镇（街道、园区）财政负担。

《城市生活无着的流浪乞讨人员救助管理办法》中规定的"城市生活无着的流浪乞讨人员"是指因自身无力解决食宿，无亲友投靠，又不享受城市最低生活保障或者农村五保供养，正在城市流浪乞讨度日的人员。东莞市人民医院的特困患者主要是由镇街医院转院、120救护车接入院、精神卫生服务中心转院、慢性病医院转院、救助站送来救治等。东莞市人民医院根据特困患者基本生活的需要设置了医院特困餐、特困生活用品等救助资源，在一定程度上可以保障特困患者住院期间的基本生活，但是，由于医护人员、特困患者对相关政策资源不了解，特困患者的相应需求得不到支持，给科室造成很大的医疗和照顾压力。

项目社会工作者在接到医生转介后，第一时间会寻求科室医护人员为项目对象申请特困餐和住院生活用品，保障项目对象住院期间最基本的生活保障，同时运用倾听、同理感受等技巧与项目对象建立专业关系，结合多方面的资料了解其个人及身份信息，协助寻亲，并将了解到的情况及住院情况反馈救助站工作人员，救助站工作人员会及时前来医院进行流浪乞讨人员身份识别，为符合救助条件的患者提供医疗费用报销。在社会工作者介入中主要以情绪疏导、寻亲和出院安置为主，对稳定出院的项目对象在征得项目对象的意见后寻求救助站救助、返乡支持。

（三）驻点机构及其服务

东莞市乐雅社会工作服务中心（以下简称乐雅）驻东莞市人民医院服务站点于2013年7月8日入驻2名医务社会工作者，2名医务社会工作者主要负责急诊科、急诊综合病区、急诊ICU、重症医学科（ICU），以及负责住院部四座个案转介跟进，同时兼顾医院志愿服务统筹。其中急诊科、急诊综合病区和急诊ICU服务重点关注特困患者特殊服务群体，以及涉及医药费负担重、不能很好适应住院生活的患者、缺乏出院安置资源支持的压床病人，提供特困患者援助、经济援助、住院适应以及情绪压力辅导、出院安置计划等以个案服务为主的专业社会工作服务。而重症医学科以科室重症患者及家属为主要服务群体，重点关注家庭经济困难的欠费患者及其家属、情绪不稳定不能配合治疗的患者，以及科室接收的特困患者，以家庭为单位进行服务介入，提供以个案服务为主的专业社会工作服务。住院部四座主要以医护人员转介个案跟进为主。

2014 年驻点社会工作者通过前期服务摸索，了解到科室特殊群体——特困患者最基本的衣食住行等需求都得不到保障，为此，驻点社会工作者针对这类特殊群体策划并实施了"为生命赢得尊严"特困患者援助计划项目，项目的推进一方面保障特困患者的最基本需求得到保障，另一方面通过政策倡导、爱心呼吁影响其外部环境，保障其获得及时、有效的救助支持。"为生命赢得尊严"特困患者援助项目发展逐渐成熟，积累了一定的服务研究成果，2015 年底获得广东省社会工作联合会项目创新大赛一等奖，2016 年 6月项目于中山大学出版社出版的《创新与未来——前行中的广东省医务社会工作》一书中收有该项目的实务研究论文，项目获得 2018 年东莞市社会组织专项扶持项目支持 9.84 万元。

二、服务领域特点

（一）特困患者特点

1. 个人卫生状况差、重度营养不良

特困患者大多数是流浪乞讨人员，这部分特困患者由于居无定所，大多居住于桥道之下，其衣衫不整、身上散发着很重的气味。前来医院就诊、外院转院、派出所送来、120 救护车接入院的特困患者，医生诊断大多重度营养不良。

2. 个人及病史资料缺乏且部分沟通障碍、病情复杂难以诊治

大部分特困患者因长期露宿街头，饮食不规律且缺少营养，原发疾病延误并伴有多种并发症，并且流浪乞讨人员中传染病相互传染。其入院时往往情况紧急，因无家属陪同入院，语言表述不清甚至丧失语言功能，医护人员就无法明确得知患者发病时间、病情进展及以往治疗情况，导致医护人员诊治特困患者的难度加大。

3. 长期缺乏支持与关怀

大部分特困患者长期流浪在外，缺乏关怀和支持，因此都或多或少有心理障碍，有的不配合治疗、护理，有的有过激行为，有的被动依赖。

4. 经济负担沉重

特困患者大多数长期流浪在外，这一特殊群体生活条件窘迫，每天的基本生活都不能得到保障，昂贵的医药费对其而言就更是天文数字。作为缺少社会支持的困难群体，在面对重大疾病时，高昂的医疗费用无疑成为"不能承受之重"。

5. 病情稳定或需院外康复的特困患者安置问题突出

此类特困患者或因病而暂时联系不到家人（如脑部受伤记忆暂失）；或是长期流浪人员，无法提供家人相关信息；或因故不愿提供家人联系方式（如失联多年，家庭关系淡薄，家庭纠纷，无钱缴纳医疗费用等）；再者也出现过一些患者家属不愿意接收的情况，这类患者大多滞留在医院，引发压床现象，造成医疗资源的浪费，同时由于大部分特困患者情况的复杂性，医院很多时候也没有权力和精力去核实其身份，而需要公安部门、民政部门等的支持，但是也往往会面临无人来牵头负责或部门间互相推诿的问题。

6. 社会工作者介入服务跟进困难

特困患者大多数为流浪乞讨人员，没有身份证明、没有家属陪护、没有医疗费用。部分特困患者精神异常、意识不清，这给医务社会工作者协助解决出院安置问题带来更多难题，因此医务社会工作者跟进服务比较困难。

（二）特困患者需求分析

医院接诊的特困患者主要是由镇街医院转院、120 救护车接入院、精神卫生服务中心转院、救助站送来救治等，医院在以"救治为主"的原则下先行救治。此类特困患者通常会存在以下问题：一是身份核实或联系家属困难；二是住院治疗期间基本生活保障及护理问题；三是病情稳定、达到出院标准后滞留问题和出院安置问题。

医院特困患者面临多种问题（衣、食、住、行、医疗、经济、卫生、身份证明等方面），此类特困患者所面临的问题多元且十分复杂，其需求可以概括为生理、心理和社会层面的需求。

1. 特困患者生理层面的需求

首先，特困患者个人卫生状况普遍很差，需要进行身体的清洁、头发的清洁和修整。其次，医院接诊的特困患者大多重度营养不良且住院期间基本生活没有保障，针对此类特困患者，一方面需要满足其住院期间饮食和生活、护理用品等基本需求；另一方面针对重度营养不良的特困患者身体康复的需求，为其提供高蛋白营养物质。最后，特困患者病情复杂，原发疾病延误并伴有多种并发症，需要治疗。

2. 特困患者心理层面的需求

在以往的跟进了解中，特困患者大多由于其自身的缺陷、家人的抛弃或家属的离世而流浪乞讨，这些患者大多内心封闭、精神障碍、缺乏安全感和对他人的基本信任。特困患者入院后情绪比较烦躁，对医护人员的询问没有任何回应，甚至有辱骂或攻击等精神异常行为，同时特困患者被"标签化"，难以获得他人的尊重和接纳，所以特困患者的心理层面更需要关注，需要得到尊重、接纳、同理和关爱，协助疏导负面情绪。

3. 特困患者社会层面的需求

特困患者在入院时其个人的社会支持系统基本空白，特困患者境遇的改变有其身体、心理方面的原因，但同时与其在微观、中观和宏观方面联动的资源不足及缺失也有密切关系。

一些特困患者背井离乡、妻离子散，往往存在家庭功能缺失、家庭支持系统薄弱等问题。除此之外，现实中也存在无法提供法定赡养、抚养、扶养义务人信息及法定赡养、抚养、扶养义务人不愿接纳患者的情况。这类患者得到医治后，特别是仍需继续进行疗养康复的特困患者，依然面临着"谁来管"或"该去什么地方"的问题。个人力量往往难以发挥，因此，需要启动中观甚至宏观环境的支持系统。针对家庭支持薄弱或缺失的患者，医务社会工作者需要作为中间人协调家庭关系，促使其修复家庭关系，帮助患者重新认识家庭的重要性，回归家庭生活，争取家庭的支持、照顾，从而获得安全与归属感。

除家庭支持需求外，特困患者往往还面临人际资源、信息资源极度缺乏的困境，需要得到来自社会的各类支持网络，如公安部门、民政部门、医院、救助站、爱心市民、社会工作机构等组织及个人的帮助，以形成救护"安全保障"网，助力患者渡过难关。同时，实现"跨地域"救助支持服务，实现与患者户籍所在地的村委会、派出所、民政部门、救助站、敬老院等相关部门的联动，以形成两地"联动"的机制，帮助特困患者顺利获得出院后的生活安置。

三、服务设计与内容

（一）项目简介

"为生命赢得尊严"特困患者援助计划项目是由乐雅驻东莞市人民医院社会工作者主导，以东莞市人民医院、东莞市松山湖中心医院、东莞市滨海湾中心医院为项目实施示范点，以医院特困患者（其中包括流浪乞讨病患、弃婴、类特困患者）及潜在亲属为主要服务对象，运用个案管理的方式向特困患者提供救助、援助和安置协助服务，筹集特困患者生活救助物资，并搭建寻亲网络，致力于协助特困患者获得住院期间的基本生活保障及出院安置，恢复正常生活，同时缓解医院医疗和照顾压力。项目同时针对涉及特困患者救治、救助的医护人员、相关部门工作人员及志愿者提供特困患者救治流程规范指引，完善对接沟通机制，补充、完善民政系统、卫生系统特困患者救助、救治体系和风险应对机制，项目相关合作主体相互协助，做好特困患者救助服务，推动东莞救助政策落实。

（二）项目目标

1. 项目总体目标

三家三甲医院接收救治的特困患者能够获得生活物资救助，保障其住院基本生活，获得情绪疏导和情感支持，并搭建特困患者支持网络及寻亲平台，完善多部门对接沟通机制，妥善解决特困患者病情稳定后的出院安置问题。

2. 项目具体目标

（1）三家三甲医院接收救治的特困患者中有90%能够获得生活物资救助，解决住院期间基本生活问题。

（2）获得社会工作者协助的80%以上的特困患者负面情绪（不安、焦虑、紧张等）获得及时疏导和缓解。

（3）跟2个及以上的寻亲组织或平台合作，完成特困患者寻亲网络的搭建，争取特困患者寻亲成功率较2019年提升10个百分点。

（4）符合东莞市流浪乞讨危重病人医药费报销的特困患者有 80% 以上能够对接多部门收集报销材料，顺利递交申请。

（5）90% 参与培训学习的志愿者及医护人员通过培训及政策宣传，增进了对特困救助政策、救助知识的了解，推广救助援助服务。

（6）呼吁市民在路边等公共场所如果发现身体不适的特困患者及时拨打 110 和 120 电话送医。

（三）项目服务

1. 特困患者个案管理服务

项目主要以个案管理的形式，为特困患者提供入院后基本生活救助和情感支持，协助核实特困患者户籍身份信息，并通过寻亲资源协助联系家属；对接东莞市流浪乞讨人员管理相关部门工作人员，多方联动，为符合条件的特困患者申请东莞市流浪乞讨危重病人医药费报销，以及为病情稳定达到出院指标的特困患者提供出院安置协助服务。

2. 特困患者临时救助及救治流程规范咨询服务

一方面为入院时间短暂、不符合开案标准的特困患者提供即时协助、一次性救助支持，解决其入院过程中遇到的问题；另一方面为卫健、民政及派出所等涉及特困患者救治、救助过程中涉及救治流程规范的问题进行咨询解答，完善多部门对接沟通机制。

3. 特困患者即流浪乞讨人员支援倡导行动

特困患者多数由于其自身的缺陷、被家人抛弃或家人离世，得不到政策及社会的支持，使其陷入一种孤立无援的绝境。他们急需生活服务、寻亲服务、医疗服务、照顾服务、安置服务。

东莞市镇街团委志愿者也会对这类群体救助给予支持，但由于在协助特困患者救治过程中，不了解救助政策流程，不了解隐藏的风险，不能及时、有效地为这类群体提供协助和支持，因此项目组与镇街团委合作开展"点滴行动、温暖相伴"特困患者即流浪乞讨人员支援倡导行动，倡导更多的爱心人士参与特困患者即流浪乞讨人员支援行动。

4. 医院接收特困患者救治流程规范培训

医务社会工作者整理了申请东莞市危重流浪乞讨病人医药费报销的程序及所需材料，并结合社会工作者服务内容整理成特困患者跟进的一个流程规范，协助科室对接派出所及救助站解决特困患者的医药费欠费问题。

医院医务科根据社会工作者所提供的特困患者服务，将社会工作者整理的流程规范进行完善，将社会工作者纳入特困患者风险应对机制，制定了医院接收特困患者救治流程规范并通过医院 OA 发布。

虽然如此，社会工作者在实际跟进过程中发现还是有很多涉及特困患者的科室医护人员不是很了解流程，不知道要准备哪些材料来申报特困患者的医药费，导致社会工作者在跟进特困患者服务过程中需要花很多的时间跟不同的医护人员解释、讲解。所以应针对医护人员开展医院接收特困患者救治流程规范系列培训。

5. 特困患者爱心倡导活动

在三甲医院门诊大厅或社区开展主题为"爱心呼吁，关注特困患者"宣传活动，一方面宣传流浪乞讨病患救助政策，另一方面以爱心签名的形式倡导社会群体关注流浪乞讨病患（特困患者），呼吁市民在路边发现疑似流浪病患人员及时拨打 110 和 120 电话送医，让有治疗需求的流浪乞讨人员能够获得及时的救治。

（四）服务流程

1. 个案发掘与转介

特困患者的发现主要由临床科室医生和护士转介而来，根据初步预估进行接案与转介。

2. 需求和问题预估

预估指对问题和需求的评定过程，全面评估患者身体、心理和社会状况，向医护人员了解清楚患者来医院的途径，是外院转院、患者自行前来医院，还是 120 救护车送来医院，可以更有效地进行下一步对接，同时医务社会工作者也会结合患者的资料以及向医护人员了解是否有报警、患者的身份信息是否已经核实。接下来协助核实患者身份及寻求支援网络的对接、后续的医疗费用申请报销对接，以及病情稳定（达到出院标准）出院安置事宜的对接。个案管理预估的目的在于确定是否进行个案管理。

3. 个案管理

结合需求和问题的评估，建立整合性服务体系。个案管理的主要任务之一是为患者设计一个包裹式的服务，包裹式服务通常涉及许多相关人士和机

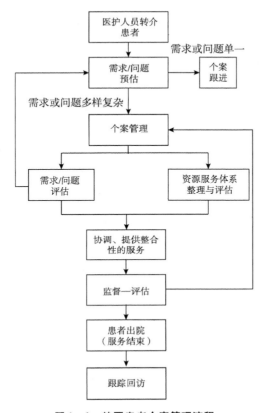

图 1-1 特困患者个案管理流程

构的配合，结合需求和问题预估，协助患者建立整合性服务体系。

4. 协调、提供整合性服务支持

协调、提供整合性服务支持是满足患者需求的服务输送过程，也可以说是一种干预过程，具体的干预步骤如下。

（1）协助申请医院特困餐，保障患者住院期间基本的饮食和生活需求。特困患者大多是流浪乞讨人员，大多居无定所、食不果腹，所以医务社会工作者介入时首先需要向医护人员了解患者是否能够进食以及饮食的注意事项，协助患者申请医院特困餐和生活用品。针对那些有特殊饮食需要的患者，医务社会工作者需要联系资源，提供患者特殊营养供给的食品，例如高蛋白食物。

（2）进行患者的身份甄别。医务社会工作者结合整合性服务体系中相关人员的反馈、患者病历资料、与患者会谈中了解的信息，进行初步的身份甄别，同时将了解的患者个人信息反馈派出所，进行进一步的身份核实，并将了解到的患者信息反馈救助站，寻求救助站前来医院进行身份甄别，为接下来协助患者申请医疗费用报销做准备。

（3）提供关怀和支持，与患者建立信任关系。建立关系是医务社会工作者与案主专业服务的第一步，也是最重要的一步，建立关系的前提是取得患者的信任。医务社会工作者需要以真诚、同理、接纳、不批判等专业态度面对患者，同时通过实际的助人行动使患者感受到关怀和支持，与患者逐步建立相互信任的专业关系，使患者能够并愿意真诚地与医务社会工作者互动和沟通。

由于患者的经历和性格影响，有些患者往往对外界不信任，医务社会工作者需要给予其足够的耐心、持续的关心和情感上的支持。通过帮助患者解决在院期间的一些实际困难，进而取得其信任，愿意将自己的经历和故事告诉医务社会工作者，从而促使医务社会工作者与服务对象建立良好的专业关系。

（4）搭建寻亲支援网络，协助联系家属。医务社会工作者一方面寻求患者户籍地派出所的协助，联系家属；另一方面也会将了解到的患者个人信息反馈"让爱回家"志愿者，让志愿者提供寻亲服务，针对那些身份无法核实的患者寻求"今日头条"支持，协助联系家属。

（5）对接资源网络，协助社会工作者医疗费用报销。根据2017年国家卫计委办公厅印发的《国家卫生计生委办公厅关于开展流浪乞讨人员医疗卫生服务和医养结合机构医疗卫生管理专项检查的通知》要求，结合东莞市民政、公安、财政、劳动、社保、城管、卫生7个政府部门联合印发的《东莞市城市流浪乞讨人员中危重病人、精神病人救治工作实施意见》具体工作指引，医务社会工作者协助患者对接支援网络，协助准备及提交医疗费用报销资料。

（6）关注并跟进患者身体、心理情况。特困患者住院期间，医务社会工作者需要持续与医护人员沟通，跟进了解患者的治疗情况，尤其是病情的恢复情况，同时评估患者的情绪状态，提供及时的疏导和支持。

（7）对接出院支援网络，协助患者出院或返乡。医务社会工作者及时向医生了解患者的病情恢复情况，并向患者了解出院的打算，根据患者病情恢复情况及个人出院后的需求，提前协助患者对接支援网络。出院的支援网络一般包括已经联系到的家属、精神卫生服务中心进一步的治疗、镇街医院的进一步治疗、救助站救助返乡、自主返乡的车费、辅助行走物资的提供，通过前期的对接沟通，使患者在符合出院标准时可以顺利出院。

5. 监督评估

个案管理在服务过程中，不断的监督和评估是为了及时修正服务，保障服务的适当性。对特困患者而言，其问题解决所需资源的链接情况、资源的有效性、跨专业合作的协调性等都要进行监督和评估，这样才能保证特困患者获得与其需求相匹配的服务，使其获得及时有效的救助、援助和安置服务。

6. 结案

患者的问题已经得到解决，或患者已经具备自主获得和运用资源的能力时，可考虑结案或将个案管理转成一般个案工作的状态。对特困患者，一般在其获得安置、转介到其他服务机构、返回户籍所在地时结束服务。

四、实务案例

接下来会结合项目实际跟进的两个特困患者援助案例进行分析。

（一）案例一："感受关怀，重拾温暖"——特困患者介入

无名氏，女，其他信息不详，小娟（化名）是民警发现后拨打 120 救护车送来医院的，来时随身带着一个黑色的背包，浑身颤抖，身上的气味很重，在外流浪已经很久了，生活基本上不能自理、智力障碍。

1. 第一阶段：倾听、陪伴、关怀，建立相互信任专业关系

医务社会工作者通过喂患者吃饭、关怀和支持，与患者建立初步的信任关系，通过与患者沟通，了解到患者名叫小娟（化名），来自广西玉林市陆川县，小娟所表述的话大多听不清楚。在征求小娟同意的情况下打开其身边黑色的背包，寻找有关小娟家庭住址、联系方式等相关信息，但是翻遍了背包的每一个角落，都没有找到任何有关身份的线索资料。在接下来与小娟的交谈中了解到她在家经常遭受父母的打骂，她父亲是开车的，小娟是被父亲开车送来东莞，以买食物为由离开后再也没有回来。了解到此，医务社会工作者为小娟的遭遇感到心酸，同时为其家人的狠心感到气愤。

2. 第二阶段：主要以情绪疏导、住院期间基本生活保障为主

社会工作者持续关注小娟的情绪状态，关心、问候、陪伴小娟，小娟感受到情感支持后开始信任社会工作者。小娟向社会工作者宣泄内心深处多年的委屈，以谩骂的方式表达其内心愤怒之情，她在社会工作者的倾听、感受

回应、支持下感受到了温暖。

3. 第三阶段：搭建寻亲网络，致力于协助服务对象联系家属

在接下来的跟进中，医务社会工作者耐心地、慢慢地与小娟交谈，与小娟交谈过程中发现其表述很不清楚。医务社会工作者只能将自己事先根据小娟提供的户籍地址大致信息在网上搜索到陆川县的 11 个镇和 4 个村，并写在纸条上让小娟指出其家所在的镇街，但是小娟看不清楚纸上所写的字，于是医务社会工作者慢慢地读，同时告诉小娟要是其家那边就点一下头，当医务社会工作者读完时，小娟没有任何反应，一丝的希望破灭。

在某一天下午的会谈中，医务社会工作者留意到服务对象精神状态较好，所以再次尝试以读的方式让她确认家庭信息，终于得到小娟肯定的答复，并寻求派出所查到小娟的户籍信息，但无法联系到小娟的家属。

接下来，医务社会工作者只能寻求小娟户籍所在地的公安局、派出所、居委会协助，多次打电话都被对方以各种理由拒绝，在医务社会工作者的坚持下，终于从小娟户籍所在地派出所了解到其家人的联系电话。但是联系小娟家属的进展并不顺利，电话中听到的是："我不认识这个人，你打错了。"之后多次尝试，电话一直无人接听。

在接下来的几天中，由派出所对接联系家属，但不幸的是还未联系到其家属时，小娟的病情加重、恶化，最终抢救无效去世。

医务社会工作者在与服务对象接触过程中，发现她是一个活泼、开朗、任性的小姑娘，她虽然已经离开人世，但是在这段时间里，开心过、任性过，并在医务社会工作者的关心和支持下使案主感受到了很久都没感受到的温暖。

（二）案例二：多方助力——协助特困患者返乡

小秦（化名），男，47 岁，其他资料不详。小秦是昏倒在路边，由群众拨打 110，警察拨打 120 送来医院的，医生诊断为额骨质缺损、术后改变，目前一直处于间断性抽搐状态。医务社会工作者随医生查房时，小秦衣衫褴褛、污手垢面、眼神呆滞，对医生、医务社会工作者的关心和问候没有一丝反应。

1. 第一阶段：情感支持和关怀，解决住院饮食问题

医务社会工作者来到病房，小秦的气色好了一些，对社会工作者的关心和问候也能进行简单的回应。在协助小秦申请了医院特困餐后，小秦向社会

工作者讲述其叫×××，是××××××的人，他自己一个人流浪在外，联系不到家人。小秦记不起自己的身份证号，对家人也印象不清，其表示想回家，社会工作者同理其感受，疏导其担心、着急情绪，提供情感支持。

2. 第二阶段：跨专业合作，促使援助支持网络发挥功能

医务社会工作者按照小秦所提供的信息，以及通过百度核对小秦的户籍地址（考虑小秦提供的户籍地址信息模棱两可，所以通过网络进行核对和筛选），将小秦的个人信息反馈派出所进行核对和查询，经过核对后，没有医务社会工作者所需要的信息。社会工作者向小秦反馈了核查情况，在社会工作者的支持和鼓励下，小秦向社会工作者提供了其身份证号码的前14位。社会工作者按照小秦提供的前14位身份证号码通过网络查询到小秦户籍所在的省、市、县后，向小秦户籍所在地的派出所反馈了所了解到的小秦的情况，以及需要的协助。之后小秦户籍所在地派出所打来电话，向社会工作者反馈已经查到社会工作者所要寻找的人，虽然其名字有一个字是错误的，但是基本上可以确认是社会工作者所要找的人，并告诉社会工作者会想办法通知其所在村的书记，反馈小秦的情况，协助一起寻找小秦的家人。

3. 第三阶段：多方助力，协助小秦顺利返乡

小秦的精神状态不稳定，有时话比较多，有时话比较少。两天后的一个晚上，社会工作者接到小秦姐夫的电话，向其反馈了小秦目前的情况，小秦姐夫告诉社会工作者会及时联系小秦哥哥。第二天，社会工作者接到小秦哥哥的电话，小秦哥哥向社会工作者反馈其弟弟已经走失两年了，两年内小秦家人一直在寻找，但是一直都没有什么音讯，他们都很着急。社会工作者与小秦家属进一步沟通后了解到小秦之前发生过车祸，手术后意识不是很清楚，小秦哥哥在佛山上班，小秦是在前去佛山的路途中走失的，之后两年内一点音讯也没有，其母亲一年前病重，很想见小秦一面，但是最终也没有见到而遗憾离去。

一天后，小秦的哥哥来到医院看望小秦，在医院上演了亲人团聚的感人画面。小秦在家人的助力下顺利返乡，社会工作者真诚的服务，也得到了服务对象的认可，小秦哥哥以感谢信的方式表达了对社会工作者服务的肯定和感谢。

五、成效与反思

(一) 项目成效

1. 特困患者获得直接的救助和援助支持，基本生存需求得到保障

依据马斯洛需求层次理论，特困患者基本生存需求（衣、食、住、行、医疗等）没有得到满足。项目针对特困患者基本生存需求涉及生活救助、身份核实、寻求服务、协助申请医疗费用报销、出院后车费支持、出院安置协助等服务，满足其最基本的生存需求。

2. 项目介入模式及特困患者救助网络形成并发挥作用

个案管理适用于多重问题的解决，医院特困患者面临多种问题（衣、食、住、行、医疗、经济、卫生、身份证明等），其所面临的问题多元且十分复杂。特困患者个案管理工作是一个系统工程，项目推进中政府、医疗、公安、民政等各个部门的通力合作，通过跨专业合作领域共同为特困患者提供多元化的服务。同时，个案管理以其综合性服务的方式在特困患者救助方面发挥优势，建立了特困患者的救助支持网络，特困患者获得更及时、有效的救助服务。

3. 补充、完善特困患者沟通对接机制

特困患者救助沟通、对接微信群（涉及市民政、社会事务办、卫健局、市镇街级医院、市镇街级派出所、社会工作者及志愿者）形成并发挥作用，特困患者获得及时、有效救助。各部门、系统及时了解特困患者所需要的协助，及时提供帮助，针对特困患者救助中存在的问题能够尽快地得到解决，使特困患者获得及时、有效的救助。同时，对接微信群也发挥相互的监督、督促作用。

4. 完善特困患者救治流程规范，提升特困患者救治及救助工作效率

社会工作者跟进中发现救助流程的漏洞，及时反馈，通过社会事务办、派出所沟通、协调，完善救助流程中的漏洞；社会工作者在跟进中发现救助表格问题，及时与卫健局、救助站沟通，完善救助表格；作为一线社会工作者，直接接触特困患者，及时反馈救助政策的不足，救助政策不断完善。

5. 多部门联合对接沟通，有效促进东莞市流浪乞讨救助管理的政策落实

项目在推进中结合自下而上和自上而下进行政策倡导，通过倡导推进政策实施细则不断完善；各部门职责更加细化、明确；完善了救助流程中的漏洞；特困患者医院救治流程更加规范，特困患者获得更加及时、有效的救助。

6. 搭建寻亲网络，减少滞留现象，缓解医院医疗照顾压力

医务社会工作者搭建包括服务对象户籍地派出所、"让爱回家"志愿者、今日头条、救助站等寻亲网络，助力协助特困患者联系家属，提升寻求的成功率，在一定程度上减少特困患者滞留现象，缓解医院医疗照顾压力。

7. 项目具有可持续性、可复制性

项目介入模式已经形成，项目服务对象救助网络已经搭建，救助政策朝着更加完善的方向推进，医院接收特困患者救助流程已经形成，特困患者救助对接机制已经存在，所以涉及特困患者救助的医院都可参考、运用，项目具有可持续性和可复制性。

(二) 项目反思

1. 寻亲资源网络的搭建，需要进一步强化合作机制

项目在推进中，项目寻求资源网络已经搭建，寻求资源网络涉及公安系统、"让爱回家"志愿者、今日头条平台，在协助患者寻亲中发挥了作用，但是在整个过程中主要依赖志愿者，需要强化合作机制。

2. 特困患者救治流程规范需要在镇街医院进一步普及

项目实施的医院，医护人员对特困患者救治流程规范相对了解，但是在社会工作者跟进的特困患者中，大多患者是由外院转院而来，由于对救治、救助流程不了解，需要花更多时间在前期的资料整理上，同时由于对特困患者的介入流程不了解，也给之后的身份核实、寻亲带来一定困难，因此针对此种情况需要对接卫健部门进行镇街医院特困患者救治流程规范培训。

参考文献

[1] 万振玲，武玉芳. 急诊危重患者的心理特点分析及临床护理观察 [J]. 心理月刊，2021，16 (6)：148－149.

[2] 李力卓，郭伟，胡悦，等. 助力健康——中国急诊医学发展历程及前景 [J]. 医学研究杂志，2020，49 (12)：1－4.

[3] 高永莉，唐时元，胡海，等. 早期干预对缓解急诊危重患者心理危机 [J]. 华西医学，2011，26 (7)：1103－1104.

[4] 莫黎黎. 医务社会工作：理论与技术 [M]. 上海：华东理工大学出版社，2018.

[5] 吴宗友，卓美容．医务社会工作实务教程［M］．合肥：安徽大学出版社，2017.

[6] 朱祥磊，李慧．社会工作介入"三无"病人救助的个案管理模式探索——以东莞市人民医院为例［J］．中国社会工作，2021（18）：20－24.

[7] 李海洋．"三无"患者的院前急救法律问题探讨［J］．医学与法学，2014，6（4）：10－14.

[8] 许淑华，陈瑞．城市"三无人员"医疗救助的社会工作介入浅析［J］．社会工作实务研究，2011（3）：72－74.

[9] 赵环，孙国权．刍议个案管理模式在禁毒社会工作中的运用［J］．社会工作，2008（16）：3－4.

[10] 黎小群，卓美容，尹杰英，等．医务社会工作者在介入急诊"三无"病人服务中的作用［J］．现代临床护理，2011，10（7）：67－69.

[11] 安相彬．浅谈"三无"病人的合理处置［J］．甘肃医药，2011，30（6）：374－375.

[12] 张菁源．个案管理应用于"三无"病人的实务研究——以Z市X医院为例［D］．长春：吉林大学，2013.

[13] 史柏年．社会工作实务［M］．北京：中国社会出版社，2007.

[14] 寇俊卿．个案管理：致力于社区居家养老的专业社会工作模式［D］．济南：山东大学，2012.

[15] 靳元英，张长英，李培越．神经内科"三无"病人护理管理中存在的问题及对策［J］．护理研究，2005（1）：78.

[16] 梁玉琴，刘金红，李文颖，等．"三无"患者的临床救治及护理安全［J］．河北医药，2013，35（4）：617－618.

[17] 景彩娥，郑燕．让"三无"病人走进生命的绿色通道［J］．新疆中医药，2002（6）：71.

第二章　住院服务与医务社会工作

第一节　综合医院的医务社会工作服务

一、服务背景

医务社会工作作为社会工作的一个分支，最早起源于美国，其医务社会工作者经过百余年发展，职业化、专业化的程度相当高。早在1918年，美国成立了医务社会工作人员协会，揭开了医务社会工作专业化和职业化的序幕。医务社会工作是指综合运用医务社会工作专业知识和方法，为有需要的个人、家庭和社区提供专业医务社会工作服务，帮助其舒缓、解决和预防医务社会问题，恢复和发展社会功能的职业活动。医务社会工作者（简称"医务社工"）是指在医院和医疗卫生机构中为患者提供心理关怀、社会服务的专业社会工作者，他们是医护人员的伙伴，患者与家属的朋友，家庭的保护人，医院与社区的联结者，其他专业技术人员的合作者。医务社会工作者协助患者及其家属解决与疾病相关的社会、经济、家庭、心理等问题，是促进医患有效沟通和医疗信息传递的桥梁，使患者更好适应和重新生活。

医务社会工作的服务范围与内容有狭义及广义之分。狭义上的医务社会工作指的是在医疗机构中围绕疾病的诊断、治疗与康复所展开的社会工作专业服务。广义上的医务社会工作除了狭义医务社会工作之外，还强调利用社区与社会资源，推进医疗保健与社会福利整合，促进对疾病的预防，保护公众健康等公共卫生活动，一般称之为健康社会工作。与母体社会工作一样，健康社会工作也是舶来品，并经历了从医院社会工作到医务社会工作，再到健康社会工作三个阶段的发展。健康社会工作指通过生理－心理－社会这一全人视角在卫生保健体系为有需要的人群提供专业化帮助，其特点具有教育性、预防性和人文关怀，服务对象既包括健康人群，也包括已经患病的人群。

我国国内最早的医务社会工作者发展追溯至1921年美籍华人蒲爱德女士在北京协和医院建立的社会服务部，并分派1～2名社会工作者到每个科室和部门。此后，齐鲁大学医学院附属医院、南京鼓楼医院、上海红十字医院、上海仁济医院、重庆仁济医院以及南京中央医院都设立了"医疗社会服务部"。至今，上海、广东、北京、四川、重庆、山东等地的医院相继开展医务社会工作服务，我国医务社会工作者的发展速度、力度相对其他国家而言是空前的，医务社会工作在全国的推广与发展已成为必然趋势。

在医院发展背景上，我国实行三级医疗体制，按医疗服务职能的不同可划分为综合医院、各类专科医院、针对特殊人群的专门医院（如妇幼保健院、儿童医院、疗养院、传染病院、肿瘤医院等）以及医学研究机构、卫生防疫机构、生物制品研究和检验机构、医学院校等。综合性医院是设有一定病床，分内、外、妇产、儿、眼、耳鼻咽喉、皮肤、中医等各专科及药剂、检验、影像等医技部门和相应人员、设备的医院。对患者具有综合整体治疗、护理能力，通过医护人员的协作，解决急、难、危、重患者的健康问题。综合而言，现代医院必须具备以提供医疗服务为主，兼顾预防、保健和康复服务功能，并承担相应的医疗、教学、科研三项基本任务。依据级别不同，医院功能和任务的具体内涵也不尽相同。

由于历史、文化、经济等不同背景，虽然西方已有相对成熟的医务社会工作模式，但不能直接运用于我国本土，探索发展本土化的综合医院医务社会工作既是本阶段的重要任务，也具有十分重要的意义。

二、服务需要分析

（一）宏观层面需要

关注患者身心健康，强化医疗服务中的人文关怀是时代要求，也是健康中国新时代发展的需要。

世界卫生组织认为，"健康不仅是没有疾病，而且是一种生理的、心理的、社会的和精神层面的完好状态"。这种健康观，改变了大众对"病"的理解。对病人的关照和守护过程，也不仅仅局限在医院阶段，更不是一个简单的物质性治疗过程，还要求关注精神、心理和社会的健康，从而使医务社会工作全过程、全领域的参与和介入成为可能。近年来，国家层面医疗卫生领域的重要政策相继发布：2008 年卫生部启动了"健康中国 2020"战略研究；2015 年政府工作报告首次提出"健康中国"概念；2016 年 10 月 25 日，国务院印发《"健康中国 2030"规划纲要》，规划从普及健康生活、优化健康服务等五大任务出发对未来 15 年的健康工作进行了部署；2017 年 10 月，党的十九大报告指出："健康中国"成为中国国家战略，要完善国民健康政策，为人民群众提供全方位的健康服务；在全面深化医药卫生体制改革关键时期，需要将医务社会工作引入医疗服务体系，建立全面优质高效的医疗卫生服务体系，提高保障和改善民生水平，进一步提升患者就医满意度；2018 年发布了《进一步改善医疗服务行动计划（2018—2020 年）》；2019 年发布了《中华人民共和国国务院关于实施健康中国行动的意见》；2020 年《基本医疗卫生与健康促进法》发布。"大健康"概念正逐步走实，医疗卫生服务从一开始的"以疾病为中心"向"以人民健康为中心"转变，过去医务人员由于工作角色的界定很少顾及患者社会方面的需求，但随着社会的进步，人们越来越多地开始关注医护业务工作的后续服务问题。当今在经济社会发展、社会体系的建设、医疗改革等大背景下，社会的需要在不断发展变化，医患间的专业信任度也出现了很大的危机，需要重新连接构建；结合人们对医疗的期待、医疗需求与医疗自身发展之间存在差异等情况，医务社会工作的出现有效弥补了这一医疗服务的短板。医务社会工作在医疗健康服务领域中的地位越显重要，工作范围和内容也不断地调整，概念更宽泛、服务场域更多元、服务范畴更宽广、服务周期更全面。"关怀伦理"开始进入健康领域，人们开始关注人文关怀、关注叙事医学。

在不断提升医疗技术、医疗质量的同时，重视通过医务社会工作服务加强医患沟通、人文关怀也是新时代的要求，更是新医学发展的必然趋势，也定能更好关注和满足现代人的美好生活需求。

（二）中观层面需要

医务社会工作专业的介入符合医院的运营发展建设需要，能助推医院优质服务的发展。

随着现代医学的发展，医疗模式已由传统的生物医学模式向现代的生物、心理、社会医学模式发生转变，要求对病人的诊疗与护理要考虑生理、心理、社会多方面因素，以更好地满足社会大众对医疗水平日益提升的要求。满足人民群众多层次、多样化的医疗服务需求，医院必须实现技术创新、管理革新、服务更新才能满足新需求。国家政策文件对医院在运营发展上提出了医务社会工作方面的要求和考核设置，2015 年，国家卫生计生委办公厅和国家中医药局办公室发布的《进一步改善医疗服务行动计划（2015—2017 年）》提出"加强医院社会工作者和志愿者队伍专业化建设，逐步完善社会工作者和志愿者服务。三级医院应积极开展社会工作者和志愿者服务，优先为老幼残孕患者提供引路导诊、维持秩序、心理疏导、健康指导、康复陪伴等服务。充分发挥社会工作者在医患沟通中的桥梁和纽带作用"，对医院开展医务社会工作服务提出了具体指引和要求。同时，医务社会工作者作为二级指标纳入考核范围，分值占总分的 1%，其考核的具体要求是要求有医务社会工作者。2016 年，医务社会工作正式被纳入公立医院职业目录。2018 年，国家卫生计生委和国家中医药局制订并发布了《进一步改善医疗服务行动计划（2018—2020 年）》，要求医务机构"要建立医务社工与志愿者制度"，"医疗机构设立医务社工岗位，负责协助开展医患沟通，提供诊疗、生活、法务、援助等患者支持等服务。有条件的三级医院可以设立医务社工部门，配备专职医务社工，开通患者服务呼叫中心，统筹协调解决患者相关需求。医疗机构大力推行志愿者服务，鼓励医务人员、医学生、有爱心的社会人士等，经过培训后为患者提供志愿者服务"。同时，医务社会工作制度首次在考核中被单独列为一级指标，其分值占总分的 6%，其考核的具体要求是要设立医务社会工作者岗位。2021 年，国家卫生健康委和国家中医药管理局联合印发《公立医院高质量发展促进行动（2021—2025 年）》，明确了"十四五"时期公立医院高质量发展的 8 项具体行动。在实施患者体验提升行动中明确提出需"建立健全预约诊疗、远程医疗、临床路径管理、检查检验结果互认、医务社工和志愿者、多学科诊疗、日间医疗服务、合理用药管理、优质护理服务、满意度管理等医疗服务领域十项制度"，这进一步明确了社会工作者和志愿者在医疗机构的角色位置。除此之外，医务社会工作在三甲评审标准、老年友善医院建设评审中均占有一定的分值比例。

医务社会工作能满足医院的多重服务需要，为患者提供心理情感疏导、社会适应指导、健康科普知识传授、患者及其家属的社会心理调适等服务，以提高患者面临问题的适应能力，调动患者内在的自愈力，促进患者全面康复；除此之外，医务社会工作还可为患者及其家属提供相关的医疗资讯，协助患者选择最佳的医疗资源；同时，医务社会工作通过全面掌握患者需求，建立与医疗技术协同的社会服务途径，为患者提供全面综合的优质服务，实现医疗服务的人文关怀照顾，真正达到医疗的"全人健康"服务目标，促进医疗机构各项服务功能的拓展与实现，有效缓解医患冲突，提升患者及其家属的满意度，树立医疗机构和医护人员的良好形象，对提高医院社会声誉和综合竞争力具有广泛的影响。

（三）微观层面需要

我国民众健康形势严峻，服务对象全人健康服务需求巨大。

《中国居民营养与慢性病状况报告（2020年）》显示，随着我国经济社会发展和卫生健康服务水平的不断提高，居民人均预期寿命不断增长，慢性病患者生存期的不断延长，加之人口老龄化、城镇化、工业化进程加快和行为危险因素流行对慢性病发病的影响，我国慢性病患者基数仍将不断扩大。同时因慢性病死亡的比例也会持续增加，2019年我国因慢性病导致的死亡占总死亡人数的88.5%，其中心脑血管病、癌症、慢性呼吸系统疾病死亡比例为80.7%，防控工作仍面临巨大的挑战。又如，《健康中国行动（2019—2030年）》强调的，癌症患者承受着沉重的疾病负担，存在着巨大的未满足需求。在中国，每10分钟就有55人死于癌症；全球约有50%的胃癌、肝癌和食道癌病例来自中国。另外，诊断时间过晚也加重了患者的疾病负担。2020年全球新发癌症病例1929万例，其中中国新发癌症457万人，占全球的23.7%，由于中国是世界第一人口大国，癌症新发人数远超世界其他国家。癌症等慢性疾病已经成为危害人们健康和生命的首要疾病，慢性疾病从情感、认知和行为上都会影响到整个家庭，普遍面临经济压力负担重、疾病致残性高、康复周期长、家庭照顾压力大、出院后缺乏延续护理及社区资源支持等问题，从相关文献研究及与医务人员、患者家属访谈中均了解到，大部分患者及家属因为对疾病认识、治疗恐惧、未来生活走向等的担忧，极容易引发诸多心理问题，如焦虑和抑郁、睡眠障碍以及悲观、绝望、自杀等。患者的问题出现除疾病因素、生理因素、经济因素等外，家庭因素、社会支持也是影响患者心理状态的重要因素，研究表明，患者的焦虑和抑郁的发生率与家庭支持呈负相关，患者抑郁、危险性与社会支持具有显著相关性。患者需求是医院发展的导向，现代化的医疗服务理念是要满足患者的需求和期望并努力超越其期望。

三、服务设计与内容

医务社会工作自开展以来一直承担着医学人文关怀的重要职能，激活社会资源，为病患搭建起内外连通的桥梁，解决病患因疾病救治引起的心理、社会问题。目前，大中城市的三甲医疗机构大部分都已设立医务社会服务部，医务社会工作已经是医疗卫生服务体系不可或缺的组成部分。一般来说，医务社会工作有如下四大工作目标：为有情绪或日常生活困难的患者及其家人提供协助；帮助患者有效地使用医疗及康复服务；针对患者生理、精神、社会全方位康复进行帮助；致力提升患者家庭、社区的健康意识。

医务社会工作者的服务对象是非常广泛的，包含但不局限于患者、家属、医生、护士、志愿者、社区及医疗机构等，其服务内涵可涉及医疗过程中绝大部分"非医学手段和非临床治疗"领域。如针对不同的服务对象，医务社会工作者在入院前、急诊、门诊、住院、出院与安宁疗护六个场景中可承担不同的职责和开展不同的工作；如根据社会工作三大工作方法在医院内开展个案、小组、活动；如根据不同科室的需要开展儿科、急诊、门诊、烧伤、肿瘤、神经内科、产科等主题性服务工作。故此，本节综合医务社会工作的功能和角色，结合服务对象的需要，综合医院的医务社会工作服务设置常规可开展如下方向内容。

（一）关爱资源对接服务方向

吸引及撬动社会资源（如基金会、慈善救助资源、政府救助政策等）进入医院，整合运用院内外资源，为患者及家属提供图书租借、康复辅具租借、医疗救助政策信息提供、经济救助申请支持、主题资源关爱包等资源服务，丰富医院人文服务内涵，营造友爱和谐的医院服务氛围，让患者及家属能更便捷获得资源支持，提升依从性，提高患者服务满意度。

（二）健康促进支持服务方向

关注患者因疾病衍生的心理、家庭或社会问题，为有需要的患者及家属提供"一对一"的个案支持服务，通过定期查房、个案服务、家居探访等形式关注患者因疾病衍生的心理、家庭或社会问题，为患者提供"确诊期—治疗期—康复期"的一站式康复支持服务，提升患者依从性。在院内开展多元化主题活动，结合科室需要，在科室恒常开展如家属教育、健康宣教、减压治疗等活动，提升病友及其家属应对疾病及其所衍生问题的能力。

（三）患者互助团体孵化培育服务方向

培育及发展病友互助团体，促进患者及家属间的自助互助，促进患者进行自我管理。孵化及培育病友互助团体，如发展肿瘤康复患者、中风康复患者等患者互助团体，定期组织患者聚会活动，促进病友间的交流互助，抱团抗病；同时通过病友团体成员的参与，通过生命故事集制作、同路人义工队的组建等展现病友新形象新风采；提供康复辅具资源免费租借、康复资讯，为病患及家属提供更全面支持。

（四）社会回归联动支持服务方向

帮助困难患者联动大病救助资源、整合社区出院安置资源、相关政府政策、基金会救助申请，从拓宽资源层面提供支持；同时注意调动社区载体力量，发展合作伙伴联盟，搭建长期病患社区支持网络，实现医院—社区的无缝对接，促进患者顺利出院回归社区，提升医院的病床周转率，降低住院重返率，缓解科室治疗压力，减轻家庭照顾压力，提升患者满意度。

（五）医患减压疗愈服务方向

为医护人员和患者及家属提供休闲、放松、减压等系列配套支持和专业服务，从而舒缓医患的心理压力，改善医患关系，提升医护人员的归属感和工作幸福感，也有利于增强医院员工的凝聚力，留住更多人才，增强患者和家属的疗愈信心，推动医患双满意的医院文化。

（六）志愿服务发展支持服务方向

建立及完善医院志愿服务规章制度、激励机制等志愿服务发展管理制度，为志愿服务发展奠定坚实基础。一方面，结合医院服务特色及发展需要，链接和吸引企业、高校、社会志愿者资源进入医院开展门诊导诊、病房关怀、义剪等促进医疗服务质量发展的医院志愿服务品牌，营造友爱关怀服务氛围；另一方面，协助优质医疗资源下沉社区，通过与社区需要结合，开展义诊、健康宣教普及等服务活动，在扩大医院的社会影响力的同时共同推动健康社区的建设。

（七）关爱文化传播服务方向

结合中国传统节日开展节令性全院关爱活动、契合医院开放日等开展以丰富多元的人文关怀服务提升医院的服务形象；同时，以关爱服务为抓手，通过服务案例撰写、经典模式提炼、服务探讨会举办、大众媒体报道等的呈现，进一步提升社会大众的关注，切实打造和传播医院关爱形象，提升医院社会影响力。

四、综合医院的医务社会工作成效评估方式

根据评估主体的不同，可以将成效评估方式划分为医务社会工作者自我评估、医务社会工作者主管部门（管理者）评估、聘请第三方专业评估机构评估。

（一）医务社会工作者自我评估

医务社会工作者自我评估简称自评，主要指在服务计划执行过程中或结束阶段以医务社会工作者人员作为评估主体，运用不同的调查研究方法及评估工具，自行对服务的执行情况进行监测，并衡量服务效果的好坏。在服务计划执行结束阶段，医务社会工作者就服务计划执行后所产生的各种预期的正向变化，与服务计划中所设定的目标进行对比，衡量正向变化达到目标设定的程度。需要注意，自评的主要基础是服务计划的目标设定，若目标设定模糊不清，就难以客观、准确地给出评价。

（二）医务社会工作者主管部门（管理者）评估

由医院内管理医务社会工作者的部门对医务社会工作者的服务效果进行监督、评价。评估小组一般会邀请医务社会工作服务的分管领导、服务对接管理人员、科室服务使用代表等人员参与评价。此种评估方式较适合于医疗机构自设医务社会工作者部门或自主出资购买医务社会工作服务的发展模式。

（三）聘请第三方专业评估机构评估

由医务社会工作者所在的医院或政府相关部门聘请医院或医务社会工作者所在单位（医院向社会服务机构购买服务时，医务社会工作者所在单位非医院）以外的第三方专业社会服务评估机构组织医务社会工作相关领域的专家对本单位或本系统的医务社会工作服务进行检查、评价，考察其服务规范性和服务质量，衡量服务效果的达到程度。

由于不同主体角色与处境的差异，相应评估所发挥的作用与功能也显著不同，亦各自存在优势与不足。医务社会工作者通过规范的评估系统的自我监测工具，能够全面地评估当前服务的状态，及时地发现服务存在的问题，并加以调整或纠正，为患者及其家属、志愿者等服务对象提供适切的服务，评估的便利性最高，成本最低。但由于医务社会工作者也是服务的提供者，评估时容易产生"视角盲区"，也难以避免"运动员"和"裁判员"双重身份的角色冲突，因此一般不适合单独使用。医务社会工作者主管部门（管理者）评估，能够站在医院整体的视角，乃至卫生健康系统整体的需要来观察、评价医务社会工作服务的价值，给出更为贴合政策趋势的建议，促进医务社会工作者更好地响应党和国家的号召。但医务社会工作作为特殊职业，医院内部的评估、评价机制对医务社会工作部门的适用性较低，管理者在社会工作领域的专业知识亦相对有限，要自行搭建一套客观、有效的医务社会工作者评估机制难度大、成本高。聘请第三方专业评估机构中具备医务社会工作者经验的专家团队执行评估，能够站在相对客观、公正的角度考察医务社会工作者提供服务的情况与产出的效果，并能一定程度上糅合前述两者的优势，提供有质量的评估意见与建议。其不足之处在于，由于成本限制，第三方专业评估机构的评估往往只能安排在短短的一两天时间，仅通过查阅指定的服务资料和访谈有限的服务对象来判断、评价服务效果，评估结果可能与执行的实际情况存在偏差。加之，该形式的评估方法对评估专家专业水平和职业操守的依赖性很高，评估机构及聘请评估机构的单位在甄选专家时需要谨慎考虑。

五、专业反思

据不完全统计，目前我国大部分省份已开展医务社会工作服务，各地医院在服务开展模式、内容等方面也是因应地区发展情况而有所不同。综合而言，在医院开展医务社会工作的模式主要有三种：一是以广东为代表的，第三方团队派驻或政府购买服务模式；二是以上海为代表的自上而下院内岗位编制自聘模式；三是"购买服务＋内设自聘"相结合的混合型发展模式。至此，我国逐渐形成本土化医务社会工作多元发展模式，医务社会工作与医院医疗服务管理的发展越发紧密结合。医务社会工作在蓬勃发展的同时，也有以下发展情况值得关注。

（一）医务社会工作的人才教育链条体系完整性有待提升

当下越来越多的大专及本科院校开设社会工作专业，但设置医务社会工作专业课程的高校较少，开设医务社会工作专业的高校则更少。此外，高校教师大多缺乏医务社会工作经验，学生普遍缺乏实务锻炼和成长，而医务社会工作专业要求相对较高，一定程度上影响了实务人才的培养和学生参与医务社会工作的信心，故此，具有社会工作和基础医学知识或背景的专业人员严重短缺。综合考虑，编者建议可以加强学校与医务社会工作者及医院开展阵地的合作，以联合培养或者是实务实践基地合作等形式推进落实。

（二）医务社会工作服务内容的设置与医院医疗服务流程的深入契合度普遍不高

虽然常见的病房康娱性服务活动与常规性个案服务开展也是医疗服务体系所需要，但在整体发展上医务社会工作距离成为医疗领域里不可或缺的一部分还有一段"路程"。在与医疗体系的服务流程契合深入发展中，医务社会工作可以从患者服务满意度、医院优质服务发展需求、医疗服务流程优化等维度进入，相信会有更多的服务空间。

（三）医务社会工作的成效难以量化呈现

与医疗体系的成熟成效评价体系对比，医务社会工作的成效难以量化呈现，因而在进入医疗体系时的阻力因素会更大。一是注重服务的基线调查，注意做好服务前后测工作，注意服务数据的收集和分析使用，如关注服务对象接受服务后在疾病接纳、心理情绪状态、依从性等前后对比，并形成研究案例或文章；二是在服务开展中更多实现跨专业团队协作的形式，从服务流程上嵌入，也可以把对医务社会工作服务的评价纳入医院常规的满意度评价体系，使医务社会工作者的工作成效有更好的量与质的呈现。

（四）医务社会工作者在医疗机构工作中的分工和职责范围需进一步明确

医务社会工作者在医疗机构工作中的分工和职责范围需进一步明确，以更好增强医务社会工作者的服务工作自主性。具体可从以下内容进行规范：一方面是规范医务社会工作者的工作内容，清晰地界定医务社会工作者和其他专业或部门人员的工作范围和工作职责，减少医务社会工作者在日常工作中因从事大量非专业性的工作而降低能效感的情况。另一方面，要加强对医务社会工作者的宣传，加深政府、医院、社会等对医务社会工作者的认识和理解，明确医务社会工作者的工作内容和职责范围；同时医务社会工作者也应注意行业的凝聚建设，以进一步呈现发挥医务社会工作的服务专业性和优势，从而精准定位。

（五）医务社会工作者的认同感较低

在医疗体系中医务社会工作者的职业认同感和社会认知度明显不如医生护士，缺乏广泛的社会认同，一定程度上影响医务社会工作人才的进入和服务工作能效感。对此，可以从以下三个方面进行提升。一是加强医务社会工作者的继续学习与提升。医务社会工作者的专业知识技能是医务社会工作服务开展的基础，强化医务社会工作者特有的知识技能，如医学相关的知识技能可以提升医务社会工作者在服务对象及合作伙伴眼中的专业度，从而在根本上提高患者、医疗机构乃至整个社会对医务社会工作者职业的认可、接纳与重视。二是相关部门和机构可通过编写专业教材，规范并强化针对医务社会工作者的继续教育和专业督导，保证医务社会工作者能够在医疗情境中协助医务人员运用专业的工作方法满足患者与家属的需求。三是建议卫健委、民政等有关政府部门可以加强对医务社会工作者工作的宣传报道，制定相应的人才政策激励支持，以更好地推动医务社会工作者的发展，让医务社会工作者感受到被重视，从而减轻医务社会工作者的情感压力，提高医务社会工作者的工作认同感和工作成就感，提升人才稳定。

六、实务案例

（一）医社合力介入住院患者防跌倒管理的探索与实践

1. 服务背景

随着社会经济和医疗水平的提高，人口老龄化的浪潮汹涌而来，无论政府、家庭还是个人，都将面临一系列严峻的挑战，其中健康问题尤其严重。在我国，因为人口基数大，老龄化趋势十分明显，使人们越来越关注老年人的健康和生命质量，寿命的期待值越来越高，但跌倒成为老年人生命健康的一大杀手。

2012 年全国疾病监测系统死因监测结果显示，跌倒死亡是 65 岁及以上人群因伤害致死的第一死因。除导致死亡外，跌倒造成更多的是残疾、功能受限、活动受限等非致死性后果，严重影响老年人的身心健康。

广东省佛山市南海区 G 医院是一家公立综合医院，拥有专业技术人员近400 人，其中中高级专业技术人员 180 人。医院开放病床 200 张，开设内、外、产、妇、儿、中医、康复等多个专科。项目实施科室内科是一个集老年性疾病的预防、治疗及老年人保健于一体的综合性科室，长期收治慢性支气管炎、慢性阻塞性肺疾病、高血压、冠心病、脑卒中、糖尿病、老年性骨关节炎等慢性疾病病人。G 医院住院患者 85% 以上都是 65 岁及以上的老年人，平均年龄 70 岁，大部分为慢性病患者，有长期服药史，或需要借助辅具行动，患者及家属对跌倒的危害不重视，对科室防跌措施不配合，存在较高的跌倒风险，大大增加了科室护理的压力。如何有效降低老年人跌倒发生概率，促进老年人健康，是我国面临的亟待解决的重要公共卫生问题。据卫生部发布的《老年人跌倒干预技术指南》指出：老年人跌倒的发生并不是一种意外，而是存在潜在的危险因素，老年人跌倒是可以预防和控制的。因此，干预老年人防跌问题是进行老年防跌倒计划的有效介入点。本计划旨在探索一条医院特色的住院长者防跌计划模式，以降低住院患者的跌倒发生率。

2. 需求与分析

G 医院内科共开放床位 64 张，但日均住院人数达 80 人左右，高峰期更达到 120 人，床位长期处于供不应求的状态。现有医护人员 35 人，超员状态下的住院患者导致医护人员工作超出负荷，无法很好兼顾住院患者的非医疗行为。2019 年，医务社会工作团队对 58 名内科住院患者进行需求调研及分析，据调研资料分析可知，内科住院老年患者类型包括：需要反复住院且来自南海区桂城片区的患者；来自各大医院转诊或需要长期卧床的患者；疾病晚期，需要在医院走完人生最后一个阶段的患者；把医院当成养老院，在院内终老的患者。同时得出服务对象的四个特性：患者年龄偏大，身体机能下降是影响患者跌倒的主要因素；老年患者文化素养低，欠缺正确的防跌知识；老年患者有一定的基础性疾病，受药物影响，间接增加跌倒的风险系数；老年患者依从性较低，不具备防跌的意识，一旦发生跌倒将大大降低患者的生活质量。另据科室 2017—2019 年数据统计：年度内共发生跌倒的不良事件共 17件，且 90% 的跌倒事件都在院内发生，对患者和科室造成较大影响。服务科室在开展防跌工作时存在的问题：病房内未能针对老年患者进行人性化设置，环境存在一定的盲点，住院环境会直接影响患者的跌倒风险系数；医护人员的防跌工作形式单一，直接影响患者对防跌知识的接受程度；医护人员欠缺与老年患者沟通技巧，低效的沟通影响患者的住院质量。

3. 介入目标

（1）总目标。协同专业医护力量，通过硬件改善和软件服务加强住院患者防跌倒工作，提高老年患者和家属的防跌意识和能力，降低住院患者跌倒发生率，提升患者的生活质量。

（2）具体目标。为入院老年患者提供全面的跌倒风险评估，并根据跌倒风险评估情况为老年患者制订个性化住院照顾计划；根据科室环境情况，因地制宜进行防跌空间改造，为住院老年患者提供更舒适、安全的住院环境；建立防跌辅具资源库，为有需要的住院老年患者提供防跌辅具资源支持；结合科室需求，开展防跌主题宣传日活动，让老年患者及家属了解防跌的重要性，从而增强其防跌意识和能力。

4. 实施过程

（1）协同专业的医护力量，嵌入医疗流程开展防跌工作。

①个体层面：联合医社力量，制定防跌风险评估表。

基于科室人手分配不足的现存情况，项目组联合医护人员制作防跌风险评估表，通过老年患者的基本情况、老年患者及其家属跌倒认知的情况、居住环境情况等多维度地对老年患者进行全方位的评估，能更有效地通过专业的知识和不同维度对老年患者进行全面的防跌剖析。项目在某种程度上通过

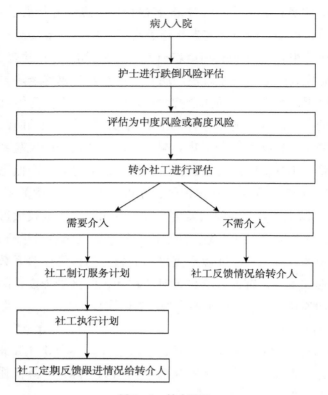

图 2 - 1　转介流程

评估表能更好地补充科室在防跌工作中人手分配不足的资源情况。

②群体层面：适老化环境改造，营造安全舒适的住院环境。

院内的住院环境不符合社会对老龄化的居住要求，经访谈医护人员后，项目组决定在病房内加装小夜灯、洗手间内安装扶手等，针对环境盲点进行改造，让老年患者住得更舒心、安心。

③医院层面：嵌入医疗流程，建立医社合作跌倒风险评估机制。

针对医护人员的防跌工作形式单一的情况，项目将防跌风险评估嵌入医疗流程，基于医社合作机制进行流程化的管理，能使防跌工作具有简单化和高效化的特点。同时基于老年患者评估状态的情况，再针对性地选择防跌工作形式，为老年患者提供个性化的防跌知识学习。

（2）多元形式回应防跌需求，让防跌工作切实落地执行。

①个体层面：开展多元化防跌主题宣传活动，增强老年患者的防跌意识。

项目针对老年患者特性开展一系列的防跌主题宣传活动，如防跌基础知识主题、健康饮食主题、跌倒后的应对策略主题等。利用"医护社义""四位一体"的服务模式，在社会工作者主导，医护协助，义工补充状态下，打造具有本土化特色的防跌主题宣教模式。通过情景小剧场、游戏互动、个案跟进、小组参与等有趣形式，在观察学习中认识预防跌倒的相关知识，让老年患者了解防跌的重要性，从而提高防跌意识。

②群体层面：建立防跌辅具资源库，提供适宜的防跌辅具资源支持。

建立防跌辅具资源库，购置一批可租借的辅具，如四脚拐杖、助行器、轮椅等，同时设置一批可赠送的辅具物资，如海绵球、分指器、弹力带、防撞角、小夜灯、扶手等。辅具库开设一年来，共计服务 110 人次，免费租借防跌辅具，让老年患者正确使用辅具，能有效降低老年患者的跌倒风险指数，减少患者的跌倒概率。

③医院层面：宣传形式多样化，多渠道展示防跌主题内容。

项目组通过制作防跌宣传单张和宣传视频等形式，从平面到立体多方面向患者展示防跌重要知识。线上，社会工作者部联合内科医护人员拍摄《做个精明不倒翁　防跌意识在心中》的防跌宣教视频，内容涵盖了防跌知识、生活中的高危时刻、辅具的选择和使用等内容，多方面呈现预防跌倒的信息；线下，社会工作者部联合内科医护人员制作防跌宣传册，用图文并茂的方式展现防跌小知识，通俗易懂且实用。

多种宣传形式在日常宣教、个案、小组活动中广泛传播，深受老年患者喜欢。在出资方的支持下，从线上到线下覆盖院内老年患者和社区居民，提高大众对跌倒危害的认识。

5. 成效评估

（1）科室层面。通过防跌工作的流程化管理，在嵌入医疗流程的基础上，人力资源对老年患者防跌管理工作进行人员补充，能更好地对老年患者进行高效管理。在防跌管理工作上，从当初的"一对一"防跌宣教到活动宣教、志愿者宣教等多形式宣教，提高老年患者对防跌知识的理解，大大降低了科室的跌倒率。

（2）服务对象层面。在免费提供防跌辅具资源、防跌小册子等惠民措施上，老年患者在接受多方面的防跌知识宣教后，了解防跌重要性的同时掌握防跌技巧，有效地提高了自身的防跌知识。

6. 服务反思

（1）医社合作介入住院老年患者的防跌倒管理，发挥专业所长，创新服务形式，服务成效良好。项目通过医社合作，契合服务目标，在医疗和非医疗双方的配合下有效地干预科室和服务对象存在的主要问题，并从专业角度进行介入，多维度全面降低住院患者的防跌风险系数。医护人员从医疗护理的角度对患者进行分析，找出影响其跌倒最大的原因，对个人进行防跌管理；社会工作者介入后通过知识科普、意识层面、资源链接、解决实际困难等方面对患者进行个性化的跌倒管理服务模式。据统计，对比同时期内科室的不良事件发生次数有明显的降幅，可见防跌工作的形式和内容，收效甚好。

（2）老年患者的防跌宣教工作宜多样化推进，以便服务对象更好吸收运用。Morse 跌倒风险评估量表（Morse Fall Scale）是内科医护人员为病友评估跌倒风险系数的量表，当评估为中高跌倒风险系数后，医护人员将进行防跌宣教，但这仅限于单一的口头阐述方式。社会工作者介入后，配合医护人员的护理知识，将防跌内容生活化，用浅显的内容向老年患者传达防跌知识，同时通过个案跟进、小组活动、宣传册子、防跌视频、情景小剧场、防跌开放日等方式渗透防跌的重要知识，提高其防跌意识。

（3）防跌倒管理工作的全程化，联动社区基层力量下沉跟踪管理。住院患者的防跌倒风险不只发生在住院期间，居家生活期间也是一大影响。项目因人力有限，探索主体集中于院内对住院老年患者进行防跌管理工作，但作为补充，项目也在院外做了社区主题宣教及部分老年患者上门家居探访指导的工作，收获反馈与效果良好。但从长远角度来看，还是需要驻扎社区的基层力量关注并参与老年人特别是老年患者的防跌倒工作。项目下阶段将联动更多的基层力量对防跌管理工作全程化，更好地跟踪管理居家防跌情况，将院内外服务进行有机整合，通过全程跟踪式服务，切实做好老年人防跌管理工作。

（二）乳腺癌患者的"确诊期—治疗期—康复期"一站式支持服务介入

1. 案例背景

本案例以广东省佛山市南海区某三甲综合医院个案服务为例，该医院的医务社会工作服务项目从癌症及慢性病两个方向出发，以"健康促进中心"

模式为载体，从"身、心、社、灵"的全人健康理念出发，联结患者个人、家庭、社区的网络，开展癌症病人"一站式"支持服务和长期病患社区网络支持服务。乳腺癌是女性肿瘤中排名第一的常见恶性肿瘤，是威胁女性健康的最主要疾病之一。在中国城市妇女中，目前约 30 人中就有 1 人患乳腺癌，且以每年 3% ~ 4% 的增长率上升。在南海区某三甲综合医院，每年接收癌症患者约 2500 人次，其中乳腺癌患者约 600 人次/年。乳房作为女性的重要性征，对女性气质的建构起着重要的作用，患了乳腺癌对大部分女性来说意味着乳房的切除，意味着身为女性的一个重要身体部位的缺失。加之，由于长期对癌症缺乏认识，很多人"谈癌色变"，认为癌症不可治，让患者陷入极度的悲痛和心理挣扎当中。个案服务的开展，通过资讯提供、资源链接、情绪辅导、同路人支持等形式能够为癌症患者提供适切、及时的支持。运用社会政策及资源从基础上减轻患者的经济压力；同时通过专业辅导服务的开展，疏导患者的负面消极情绪，引导建立积极理性信念，重燃生活信心；促进患者与同路人交流，建立互助力量，抱团抗癌，向社会公众展示不一样的癌后生活。

2. 案例介绍

（1）基本资料。

姓名：美姐（化名）。

性别：女。

年龄：45 岁。

社会工作者：吴姑娘。

接案原因：服务对象被确诊为乳腺癌，从被告知怀疑为乳腺癌，到最终确诊并选择实施乳房全切除手术只经历了 10 天的时间。社会工作者在查房过程中接触到服务对象，在明确社会工作者角色身份后，服务对象期望社会工作者能提供帮助与支持。社会工作者同服务对象面谈后，评估服务对象问题是社会工作者的服务范围与能力范畴内，遂接案跟进辅导支持。

家庭情况：服务对象现年 45 岁，日常与婆婆、丈夫及 2 子女共 5 人同住 60 平方米的平房。服务对象的公公于四年前患癌病逝，家里花费约 10 万元；患有帕金森慢性疾病的婆婆主要协助简单家务料理，一子一女分别读大学与高中。

经济状况：丈夫与服务对象为普通企业职工，人均月收入约 3500 元，日常家庭开支全靠两人工资；婆婆虽有退休金 1500 元，但仅足以支持其慢病药物治疗之用；家里除了在住的小平房，还有一套刚付首付的 90 平方米商品房，首付的一半为服务对象母亲无偿支持，余下的首付负债刚刚还清。服务对象为后续治疗费用而发愁无助。

健康状况：此前服务对象到社区做妇女关爱检查，体检医生建议她到医院进一步复查；经不起丈夫催促，服务对象自认为无痛感无大碍，在拖延了一个月后的某天才到医院做进一步检查，当天医生建议留院做抽样化验检查。

情绪状况：服务对象在确诊期阶段主要表现为对手术及疾病确诊结果的担忧和恐惧，情绪比较低落，终日以泪洗面，断绝与外界朋友同事的联系；想到公公肝癌治疗无效半年多离世的情况，想到性命的未知和昂贵的医药费，多次表示有想轻生的念头；同时服务对象暂时难以接收或拒绝接收更多的疾病信息。

支持网络：服务对象有丈夫、子女、婆婆、母亲作为支持系统，在此阶段家人轮流照料服务对象；同时自服务对象住院后其朋友一直在微信上关心服务对象的情况，服务对象朋辈关怀支持尚可。

（2）理论架构。以生理－心理－社会模式作为介入模式，使社会工作者对个案的需求有整体的了解，按阶段协助服务对象面对患病所带来的各种问题。同时，社会工作者要以马斯洛的需要层次理论为依据，首先协助其应对基础层面问题，协助解决治疗费用的难题。

1969 年，美国心理学家伊丽莎白·库伯勒－罗丝出版的《论死亡与临终》（*On Death and Dying*）一书中提出了"哀伤的五个阶段"（Five Stages of Grief）。该理论认为，人们在面对重大疾病时心理状态可分为五个阶段，即否认期、愤怒期、协议期、抑郁期、接受期。社会工作者参照此理论与服务对象沟通，并表达对他们感受的接纳与理解，愿意协助服务对象及其家人适应疾病，使服务对象更正确认知疾病与接受面对患病事实。

增能理论认为，个人需求不足和问题的出现是由于环境对人的排挤和压迫造成的，为服务对象所提供的帮助应该着重于增进他们的能力，以对抗环境的压力。服务对象是有能力、有价值的，社会工作者的作用在于通过共同的活动帮助服务对象去除环境的压力和他们的无力感，使他们获得能力，确认他们是积极的主体并能正常发挥他们的社会功能。

理性情绪治疗理论认为，良好的认知理解会产生良好的情绪和行为，不良的理解会导致不良的情绪与行为。心理症状的源头是人的思想认知存在问题，所以针对服务对象的情绪问题，社会工作者要协助服务对象对患病事实具有正确合理的认知，调整极端的想法。

3. 服务计划

（1）服务目标。协助服务对象了解及申请各类医疗救助基金，如慈善会、媒体等组织；协助服务对象及家人进行家庭资源重整以面对疾病带来的家庭经济危机；为服务对象提供乳腺癌疾病资讯，如乳癌图书、视频等资源，供服务对象了解学习，引导其正确认识疾病及影响，协助进行疾病适应；引导服务对象进行负面情绪释放，建立正确理性认知情绪；提供平台，促进服务对象与乳癌同路人及旧病友的认识和交流，引导建立面对疾病的信心。

（2）服务策略与程序。通过主动关怀与接触，了解服务对象的病情并且收集其详细背景资料，与服务对象建立专业的信任关系，了解其需求、困难，初步确定服务目标，制订服务计划。

资源链接与整合，根据服务对象家庭情况协助了解及申请社会救助政策资源，如联系慈善会、相关基金等，筹集治疗费用。同时，协助服务对象家庭联系社区、民政部门，为服务对象提供支持。

运用知识册子，提高服务对象对疾病的正确认知，帮助其适应疾病；个案辅导引导服务对象负面情绪释放及回归理性思考，建立与疾病抗争的信心；提供"粉红之家"病友互助团体交流平台，促进服务对象与乳腺癌同路人及病友的认识和交流，引导其建立康复信心，重燃生活希望。

4. 服务计划实施过程

（1）第一阶段：主动接触，评估需要。45 岁的服务对象美姐就是众多癌症病友中的一个，社会工作者与她的交集始于病房走廊尽头的那排空椅子。有一天社会工作者循例到普外三科（乳腺专科）进行查房，当社会工作者查房至走廊尽头那端的病房时，发现门外的椅子上坐着一位身戴乳腺压力绷带的中年妇女在默默地擦眼泪。凭着服务敏感度，社会工作者判断她应该是乳腺癌患者。结合日常服务经验，社会工作者部早就准备了一系列的乳腺疾病资讯单张及小册子，这些都是社会工作者查房中接触病友、与病友打开话题匣子的法宝，也是深受病友们欢迎的"宝典"。通过自我介绍、病情了解、基础反馈、资讯提供"四部曲"，社会工作者与美姐的话题慢慢打开了。其实很多时候，社会工作者与病友关系建立的第一步就是始于这些基本的入院信息，始于社会工作者对他们的病症基础知识的了解，始于对他们细微动作的解读。

美姐边掉眼泪边告诉社会工作者，自己曾被告知怀疑为乳腺癌，最终确诊并选择实施了乳房全切除手术。

"这10天的经历好像做梦一样，孩子才刚上大学，新房子的首期债款也才还清，家里有3个老人需要我们照顾，面对突如其来的噩耗，未来路不知该如何走，真的不知道。谁能告知我能活多久？别人都说癌症是一个无底洞，如果最后人去楼空怎么办？我要不要治疗啊？谁能够帮到我？"

其实，美姐的担忧及表现并不特殊，每个癌症患者在面对疾病时都具有相似的阶段性心路历程。癌症患者在确诊期阶段的情绪主要表现为对手术及疾病确诊结果的担忧和恐惧，此时患者大多情绪比较低落，暂时难以接收或拒绝接收更多的疾病信息。总结所得，大部分确诊期患者的忧虑源于对疾病信息的不了解，以致出现各种联想、猜想。为此，社会工作者在日常会制作相关资讯单张，以及链接医护资源至社区进行健康宣教活动，提升居民对疾病的认识及健康关注意识。

（2）第二阶段：陪伴支持，引导面对。在与美姐此次长达90分钟的对话中，以及之后两天的接触中，社会工作者初步评估美姐的需求如下：乳腺癌疾病的正确认识与相关资讯了解；焦虑情绪的辅导与舒缓；社会政策资源救助信息提供。为此，社会工作者向美姐提供个案服务支持，在美姐首次住院的两周里，社会工作者每天去病房与服务对象美姐进行沟通交流，并在此期间主要为其提供了以下服务：提供乳腺癌疾病资讯，如院内健康促进中心乳腺癌图书、视频等资源，供服务对象了解学习，引导其正确认识疾病及影响，协助其进行疾病适应；提供平台，促进美姐与乳腺癌同路人及旧病友的认识和交流，引导建立面对疾病的信心；引导进行负面情绪释放，建立与疾病抗争的信心。因美姐家庭经济情况均不符合现有政策的救助支持范围，故协助美姐及家人进行家庭资源重整，以面对疾病带来的家庭经济危机。

在社会工作者服务的介入下，美姐顺利度过了癌症的第一阶段，并和家人一起选择了积极面对第二阶段的治疗期。此后的半年治疗期，每隔21天，美姐便会回归医院进行化学治疗，这个时间也是社会工作者对服务对象进行进一步辅导的关键时间。在治疗中期，患者的精神和心理集中在化疗、放疗的痛苦及处理上，因大部分患者在化疗、放疗期间都有明显的副作用，比如呕吐、胸闷、精神不佳、虚弱无力等。为此，社会工作者在此阶段仍是以陪伴支持的个案服务为主，提供各种资源方法支持，以引导服务对象更好度过化疗阶段。因服务对象接受第一次化学治疗前，社会工作者已与服务对象进行了深入的沟通辅导，服务对象对治疗有了正确的认识及良好的心态，故在前五次的化学治疗中，服务对象都能很好地适应与应对，治疗过程良好。尽管治疗过程让美姐的一头乌黑秀发掉尽，让她的身体变得更容易疲累，但她从未放弃与疾病斗争，她知道如何戴好假发、帽子，让自己仍是美丽的；懂得如何护理化疗的 PICC 管①，让自己更好地完成化疗的过程等。

（3）第三阶段：重建自信，活出精彩。大多数癌症患者在治疗后期及康复期阶段在思想上相对会慢慢减少对疾病痛苦的聚焦，开始向其他病友倾诉或了解其他人治疗的做法，并开始乐意参与一些活动，以期待获得同路人的同理支持。为此，社会工作者会因应不同疾病阶段的病友开展不同类型的服务，服务类型如个案辅导、疾病健康讲座、同路人支持、病友聚会活动等，引导癌症病友积极、理性面对生理上的转变，重建自信与支持网络。在治疗后期的美姐也像很多康复期病友一样，加入了"医路同行"项目的乳癌病友互助团体——粉红之家②，开始参加社会工作者部举行的各种病友聚会或主题活动，尝试参与同路人义工服务。

在 2015 年 9 月于某三甲综合医院成功举办的《佛山市南海区医务社会工作服务标准》发布会中，也有美姐做义工的身影。在中秋节前关怀探访活动中美姐为留院病友派送月饼福袋和送上节日祝福，分享自身与疾病抗争的经历，向留院病友传递康复的信念和康复后的快乐，用行动诠释着生命影响生命的内涵。在分享环节，美姐说的一段话让社会工作者印象十分深刻："参加这样的活动很有意义，与病友相聚的同时也能贡献出力量，拥有满满的正能量！这是我患病这几个月来最开心的一天，期望日后有机会参与更多同路人义工服务。"

5. 案例评估

（1）服务对象的改变。通过上述服务，美姐有了明显的改变：服务对象

---

①　PICC 管是一种经外周静脉插至上腔静脉的导管，利用 PICC 管可以将药物输注在血流量大、流速快的中心静脉中，避免患者因长期输液或输注高渗性、有刺激性的药物对血管造成的损害，减轻因反复穿刺给患者带来的痛苦，常应用于需化疗的患者。

②　粉红之家乳癌病友互助团体在某三甲综合医院医务社会工作者项目支持培育下成立于2011 年 12 月，团体致力于为广大乳癌病友及家属提供互助平台，促进各方资源整合，共同协力实现乳癌病友身、心、社、灵全人康复。目前团队有 220 名成员，建立有骨干成员与团体管理制度，恒常有聚会交流活动。

对乳腺癌疾病有了正确的认识，能正确看待疾病带来的影响，积极进行疾病适应；尽管服务对象条件不符合各类医疗救助申请，但服务对象没有消极放弃，积极与家人进行家庭资源重整以面对疾病带来的家庭经济危机；在情绪方面，经过多次面谈辅导，服务对象的负面情绪得到释放，开始建立有理性的认知情绪，积极进行治疗康复；在为其提供粉红之家病友互助团体平台后，服务对象能与更多乳腺癌同路人认识与交流，服务对象面对未来漫长康复路的信心大大增强；结束治疗后的服务对象积极参与社会工作者部开展的活动与义工服务，个人能力感在不断提升，用自我的方式发挥生命影响生命的作用。

（2）跟踪回访。在与服务对象结束个案关系后的三个月，社会工作者与美姐通过电话、网络等进行沟通，了解到美姐目前主要在家休养，对未来康复之路有了更多的信心；而且美姐也欣喜告诉社会工作者其在与公司沟通情况后，公司体谅她的身体情况，将其调岗至较为轻松的岗位且待遇不变，再过两个月她就正式回归工作岗位，回归正常生活轨道。

6. 服务反思

（1）社会工作者的角色。医务社会工作者于医院的第二环境中开展服务，社会工作者是医护人员重要的合作伙伴。作为一名医务社会工作者，尽管不能从医学手段上减轻病人的疾病苦楚，但社会工作者服务的介入能带来生命影响生命的效果。生与死、苦与笑，一念之间，癌症其实只是慢性病的一种，每个人在生病后仍然是可以有能力、高质量地生活着。在医务社会工作服务中，社会工作者要注意发挥资源链接、教育者、情感支持、心理辅导等角色功能，让服务对象更勇敢走下去。

（2）医务社会工作服务与医院服务流程的契合。在医务社会工作的个案辅导工作中，个案工作开展最多的地方不是个案室，而是在病人的病房或病床前。经过多年的癌症个案服务经验，社会工作者对比发现，癌症患者若能在术前得到社会工作者的介入服务支持，后期的疾病适应与应对能力明显强于无社会工作者介入的同类同期病友。在过去五年多的服务时间里，项目团队联合合作科室开展"社会工作者＋医护"恒常查房制度，定期查房机制的建立，既能及时发掘个案、转介对象，也为患者或其家属提供了有针对性的健康指导，提升了预防、康复意识。同时，更能促进社会工作者与医护人员的有效沟通，进一步实现跨界合作，更好帮助患者康复。

（3）服务资源的有效整合与运用。在开展服务的过程中，住院患者及其家属往往对疾病预防、康复、护理知识缺乏认识，而且很多时候问题的起源就是患者对疾病的不正确认识，故此项目团队联合医护人员专业力量，针对不同疾病阶段的特点，制作一系列通俗易懂的疾病介绍资讯单张，协助患者更好认识疾病，提升疾病应对能力。

（4）病友互助团体的朋辈支持作用发挥。确诊期及治疗期间，病友较难接受患癌事实及化疗、放疗副作用的影响，心理压力大，非常需要家庭及社会的情感支持，同路人的出现恰好能发挥这个作用功能。通过朋辈经验分享活动、季度聚会、生日会、病房关怀探视、家居探访等促成病友间经验分享交流支持，促进病患良性恢复。

（5）服务对象个人的增能。社会工作者在服务中一方面要注意引导服务对象剖析自己，让服务对象有勇气面对逆境与挫折；另一方面要注意创设平台，让服务对象发挥所长，提升服务对象的能力感，从而增加对未来的信心。

第二节　儿科医院的医务社会工作服务

一、服务背景

（一）深圳市儿童医院

深圳市儿童医院（以下简称"深儿医"）创建于 1997 年，位于深圳市中心区，总占地面积约 17 万平方米，开放床位 1300 张，设有 54 个临床医技科室，涵盖了大型综合儿童医院全部业务科室。2021 年，深儿医门诊、急诊量 260 万人次，年出院 7.4 万人次，年手术量 4.3 万例，现有职工 2230 人，是一家集医疗、保健、科研、教学、康复于一体的综合性儿童医院，也是广东省唯一一家三级甲等儿童专科医院。

深儿医自建院以来，医疗技术水平发展迅猛。在 2019 年度全国三级公立医院绩效考核中，深儿医位列全国儿童专科医院第 8 名，并于 2021 年入选"广东省第二批高水平医院重点建设医院"名单。深儿医是广东省中医儿科重点建设单位及深圳市中医重点专科建设单位，儿科为广东省高水平临床重点专科，中医儿科为广东省"十三五"中医重点专科，设立有"国家呼吸系统疾病临床医学研究中心"分中心,拥有儿童血液肿瘤科、儿童神经科、小儿外科、儿童心外科、儿童呼吸科等市级重点专科。深儿医血液肿瘤科获"年度中国医院血液科科技影响力排行榜"全国儿童医院第四、广东省儿科第一,连续四年位列全国百强。小儿外科位列"中国医院排行榜"华南地区第二,小儿内科位列第三。

深儿医重视人文建设,广泛开展医务社会工作者和慈善公益服务。2008年10月,深圳市大力发展社会工作,深儿医成为全市首批以政府购买服务的方式进驻医务社会工作者的市属公立医院,为有需要的儿童及其家庭提供医疗救助等服务。2013年4月,深儿医成立社会工作者部,全面统筹相关领域的工作。多年来,深儿医在贫困儿童医疗救助、住院儿童及家长压力舒缓、重症儿童及家长支援、医患和谐促进、医护人员减压、志愿服务等领域进行"政府+医院+社会"的医务社会工作者实务模式探索。通过积极链接和整合社会资源,深儿医为有需要的儿童及其家庭、医护人员提供专业的医务社会工作服务及支持,致力于打造一所"有温度的"儿童医院。

（二）服务模式

深儿医当前采用"政府+医院+社会"的混合模式,即政府统一购买服务、医院自行购买服务、社会捐赠服务三者并行的运作模式。医务社会工作服务范围为全院的所有临床医技科室,医务人员关爱服务还覆盖职能科室,力求打造普惠性服务全面覆盖、特殊人群重点纵深的医务社会工作服务体系。

1. 角色定位

此模式中政府的角色定位为:提供项目/岗位的专项资助。为响应《中共中央关于构建社会主义和谐社会若干重大问题的决定》,2007年,深圳市出台的"1+7"政策文件提出"一院一社会工作者"的发展目标,并于2008年以政府购买岗位的形式,通过第三方社会服务组织派驻社会工作者提供服务。2020年10月,深圳市出台《深圳市关于提升社会工作服务水平的若干措施》,提出"谁使用、谁购买"的原则。自2021年6月起,深圳市卫生健康委员会通过统一购买医务社会工作服务项目的形式,派驻第三方两名社会工作者到深儿医提供服务。自此,政府的角色从提供岗位专项资助转变为提供项目专项资助,在深儿医开展医务社会工作服务。

此模式中医院的角色定位为:社会工作者部作为医院的一个职能科室,

成为医疗卫生体系与社会福利体系之间的纽带，将专业的社会工作方法引入医学场域，保障社会工作服务项目在医疗系统中落地，将社会资源链接给有需要的家庭，并促进专业的持续发展。

此模式中社会的角色定位为：一是提供资金支持，如 Vcare 关爱空间项目社会工作者的人员薪资、活动物料费用、儿童医疗救助资金等；二是提供物资支持，如捐赠适合儿童及家长休闲放松的活动空间、捐赠关爱物资等；三是提供人力支持，如企业志愿者参与日常的活动，让住院儿童感受到来自社会各界的关爱。

2. 资金来源

此模式主要按照资金来源进行划分，截至 2021 年 8 月，深儿医共有 18 名人员从事医务社会工作者相关服务。其中，人员薪资来源的构成比例为：由政府统一采购的社会工作者有 2 名，占人员总数的 11%；社会捐赠的人员有10 名，占人员总数的 56%；医院承担费用的人员有 6 名，占人员总数的 33%。

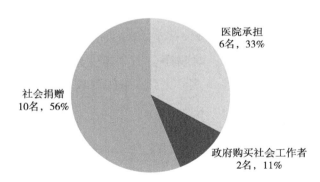

图 2 - 2　深儿医社会工作者来源及占比

3. 工作内容

按照工作内容来划分，截至 2021 年 8 月，深儿医有专科社会工作者 3 名，占人员总数的 17%，负责各临床科室的特殊重点儿童及家庭支持服务、医疗救助服务、项目专项执行等。

Vcare 关爱空间项目人员有 10 名，占人员总数的 55%，负责为儿童及家长提供活动类的普适化服务，如医疗游戏、床前陪伴、健康讲座、绘本朗读、亲子游戏、艺术课堂、医患生日会等，从而舒缓儿童住院期间的压力、和谐医患关系、减轻医疗环境和治疗带来的负面影响。

社工部人员有 5 名，占人员总数的 28%，负责以下三个方面的工作：顶层设计，如链接资源、策划项目、制订项目实施方案等，并统筹协调院内外系统，从而打破障碍，确保服务顺利开展；质量控制，如制定服务规范和服务流程、项目管理、临床督导、成效评估等；专业发展，如实习教学培养和科研成果提炼等。

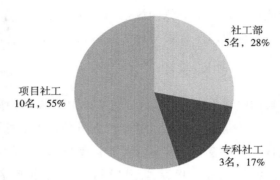

图 2-3　深儿医社会工作者工作内容及占比

4. 社会工作者资质划分

按照社会工作者资质来划分，截至 2021 年 8 月，共有社会工作师（中级）6 名，占总人数的 33%；助理社会工作师（初级）7 名，占总人数的 39%；社会工作者（无持证）5 名，占总人数的 28%。

二、服务领域特点

（一）儿童的特点及需求

医务社会工作者的服务主要面向住院儿童，其特点和需求从生理、心理和社会三个层面来分析。

生理层面。儿童需要获得医学上的治疗和护理、减轻病痛或治疗带来的疼痛等。

心理层面。儿童年龄尚小，对疾病及治疗的理解和接受能力较弱，容易对治疗产生抵触心理，恐惧诊疗过程。面对每日枯燥的住院生活易感到烦躁不安。因此，儿童有适应住院生活，缓解因疾病或治疗带来的心理压力或恐惧，有尊严地接受治疗以及玩耍的需要等。

社会层面。儿童每日接触最多的人除了照护者，便是医护人员。因此，儿童与医护沟通顺畅、互动愉悦，将会有利于提升儿童的治疗依从性。对青少年来说，他们对身处境况有自己的判断和思考，他们需要知晓自己所患疾病、治疗方案和进展，才会防止其灾难化自己的病情或激发抑郁情绪。部分重大疾病儿童在学龄期长期住院治疗，不可避免学业受到影响。出院后的儿童渴望回到学校、恢复正常生活，需要在住院期间为出院后的学习和生活做好准备，从而更快速地适应等。

（二）儿童家长的特点及需求

生理层面。儿童的家长希望能够配合医护的治疗和护理，好好地照顾儿童尽快康复，有学习照护技能的需求。住院陪护往往是一名家长担任，面临长期照护任务，家长有兼顾照护及适当的休息放松的需求。

心理层面。儿童治疗方案的选择、日常的照料饮食、疾病治疗的预后等均给儿童的家长带来巨大的决策压力和挑战。因此，儿童家长有缓解压力和焦虑的需求以及情感支持的需求。

社会层面。治疗期间，由于医疗信息不对称，儿童家长需要与医护充分沟通，知晓治疗方案和进展，才能作出医疗决策，并对治疗具备信心。经济困难的家庭需要经济支援，以面对超出家庭承受能力的治疗费。为了获得足够的经济支持，儿童家庭往往选择母亲在院陪护，父亲继续工作赚钱，若有其他子女则请爷爷奶奶帮忙照顾。对这个家庭来说，面临着协调生活、工作、照护等社会角色的任务。儿童住院期间，儿童与陪护家长从原社区剥离出来，进入医院这个陌生的场景，与其他家人相处时间缩减，特定的活动范围和时间使得社会交往受限。因此，他们需要获得社会网络的支持、协助他们解决问题的资源。

（三）医务人员的特点及需求

医务人员群体的工作压力在整个社会层面来说属于较高水平。而儿科医生流失尤其严重，面临着"三高一低"的就业困境：高难度、高风险、高压力、低收入。

生理层面。医务人员需要有可保证的休息时间、需要保障人身安全。

心理层面。医务人员需要有适度的工作压力、需要对工作的成就感、需要保留对工作的热情。

社会层面。医务人员需要来自患者的肯定、需要融洽的医患关系、需要获得社会的尊重，以及需要体面、与付出相匹配的收入。

三、服务设计与内容

（一）服务目标

舒缓儿童及家长的心理压力，适应住院生活；为患重大疾病的儿童及家长提供心理及社会支持；舒缓医务人员的工作压力，营造医患共融的氛围。

（二）主要服务内容

1. 普适化服务

打造 Vcare 关爱空间体系，在每一层住院病区设立一个关爱空间，目前已建成 9 个、在建 1 个，投入使用后可覆盖 80% 的住院儿童。关爱空间由一名专职社会工作者管理空间和开展服务，根据病区患儿需求，定期组织亲子游戏、医疗游戏、健康课堂、绘本阅读等服务，吸纳社会人士开展志愿公益活动，协助儿童及家长适应住院生活、缓解他们的心理压力、促进医患和谐和社会共融。

2. 特殊儿童及家庭服务

为重症患儿，例如血液肿瘤病儿童及家长提供重点服务，培育同路人志愿者服务队伍，为新确诊家庭提供"一对一"的支持服务，提升儿童及家长面对疾病的能力，增强治疗的信心，通过举办音乐会等社会共融活动，增强公众对儿童癌症的认识和接纳。

3. 医务人员服务

在 Vcare 关爱空间的体系内，建造一个关爱医务人员的实体空间——爱医吧，提供三个层面的服务。预防层面的服务包括自助休闲、桌游、插花、手工 DIY、咖啡头脑风暴、真人图书馆、心轮按摩、亲子运动会等，为所有医务人员开展常态化服务；治疗层面的服务包括园艺治疗、香熏治疗、团体心理辅导及个体心理咨询，为有特殊需求的医务人员个人及群体提供定制化的服务；发展性层面的服务包括人文课堂、职业规划、尤克里里音乐会等，发挥医务人员的潜能和优势。

（三）核心服务策略

通过将普适化服务内容标准化，把控服务质量，将成功的服务模式进行迅速复制，在全院全面推开。例如 Vcare 关爱空间日常开放提供的普适化服务，可按照服务规划，使服务覆盖院内每位儿童和家庭，具备覆盖面广、参与人数多、服务频次高等特点。此外，Vcare 关爱空间的服务会根据各个病区的特点，设计符合本病区特色的服务内容。在普适化服务提供的过程中，可以进行筛选，发现有特殊需求的个案进行重点跟进。

对有特殊需求的儿童及家庭，提供定制化个案及跟进服务。例如社会工作者对患血液肿瘤的重症儿童及家庭进行需求分析后，发现他们的家长在确诊初期容易感到迷茫、无助，急切需要知道关于疾病治疗的知识，并获得康复的希望。鉴于此，社会工作者组织康复者成立同路人志愿者团队，定期到病房进行新症探访，针对需求进行"一对一"的回应。筛查出有特殊问题的家庭，社会工作者开展个案服务。

引进外部人才队伍为医务人员提供治疗层面的专业服务。引入外部团队的考虑有三点：第一，若医务人员遇到心理问题，如无法接纳患儿死亡、工作压力、家庭矛盾纠纷等，社会工作者的人生阅历尚浅，恐无法有效为医务人员提供专业支持；第二，医务人员的烦扰或许与医院本身的人员或环境相关，从利益相关的伦理角度来说，外部团队可作为第三方提供中立的服务，并打消医务人员求助时关于保密的疑虑；第三，引入外部团队可以用不同的方法为医务人员提供服务，例如园艺治疗、叙事治疗等。

四、实务案例

（一）案例一：Vcare 关爱空间服务·舒缓住院儿童与家长的压力

鉴于住院儿童及家长的特点和服务需求，2014 年，深儿医携手深圳市关爱行动组委会办公室（以下简称"关爱办"），建立起关爱患儿的关爱空间，为住院儿童及家长提供普适化的服务。Vcare 关爱空间通过搭建童趣的物理空间，减轻儿童对医院的恐惧；开展医疗游戏、亲子活动等服务，满足儿童玩耍的需要；提供健康课堂服务及医患共融服务，缓解家长的心理压力，促进医患和谐及社会共融。

1. "1 + 1 + N" 的运营模式

关爱空间面积约 30～60 平方米，每周开放六天，每天都有社会工作者带领活动，采用"1 + 1 + N"的模式，涵盖五大主题，采用医院、政府部门、媒体、社会组织、企业等社会各界力量"多元共治"的新型公益服务项目模式。其中,"1"是指每个空间由1家爱心企业冠名,资助该空间的运营经费;另一个"1"是指由1名社会工作者专职负责该空间的日常服务和管理;"N"是指吸纳社会团体和个人等多方力量共同参与,激发社会活力,扩大项目的影响力。

2. 服务领域涵盖五大主题

(1)入院适应。核心理念是将医院、住院、治疗正常化、去标签化,从而降低因住院治疗带来的紧张、恐惧和焦虑,提起医院也能浮现出快乐的场景记忆。首先,关爱空间在设计上秉持舒缓压力、放松情绪的理念,采用明亮的颜色、柔和的灯光、童趣的装饰图案、儿童友好的环境设计,使每个进入空间的儿童立刻感受到与以往不同的体验,将医院不再与恐惧、害怕联系在一起。另外,链接外部团队和企业志愿者资源,开设艺术成长课堂,进行绘本阅读、开展亲子乐园和佳节同庆活动,让医院变身愉快的乐园。

(2)情绪舒缓。为了让治疗过程中的负面情绪得到疏导,社会工作者用医疗工具开发手工游戏,根据医疗程序设计医疗游戏,例如用手术铺巾设计制作漂亮的裙子、用压舌板制作秋千、用闯关打卡的形式熟悉手术治疗过程、用游戏卡牌来认知情绪等,从而减轻患儿就医恐惧,提高依从性。此外,采用同辈互相鼓励的方式来为其他儿童输送能量。对无法下地走动的儿童,社会工作者提供床前陪伴服务。7年来,社会工作者陪伴了2262个家庭。

(3)家长支持。通过情绪支持、实际支持、信息支持和归属支持,让家长感受到关爱,并提供服务,切实减轻他们的压力。例如,开展放松瑜伽和快乐手工活动,让家长得到片刻的喘息;为经济困难的家庭提供经济救助服务;开展健康小课堂,让家长可以得到医生关于疾病的系统讲解和答疑解惑,迄今已开展895节;开设家长能量馆,让患有同种疾病的患儿家长互相给予力量,对未来赋予希望。

(4)医患和谐。通过医患生日会、医患座谈会、感恩主题活动,创造机会让医患之间互相了解、近距离接触、深度互动,从而提升医患信任度。关爱空间每个季度开展一场医患生日会,迄今已开展250余场。社会工作者营造和谐的氛围,每当护士节、医师节、感恩节,家长与社会工作者一起,主动发起、主导和深度参与各主题活动,向医务人员表达谢意。

(5)社会共融。关爱空间搭建公益服务平台,引导社会关注困境儿童群体，给社会爱心力量提供参与机会，让正能量相互传递。爱心人士和爱心企业的志愿者与社会工作者共同策划，为儿童制作手工礼物、书写能量加油卡、举办音乐会等艺术表演、完成儿童的小心愿等，让儿童感受到社会的温暖，也让爱心人士和爱心企业的善意得到妥善传递，实现社会共融。

3．"多元共治"监管模式

关爱办负责企业和社会组织等机构监管、深儿医负责场地安全及院感防控、深圳市创意谷公益文化发展中心（以下简称"创意谷"）负责服务监督和培训辅导。关爱空间运营管理中，一是实现标准化运营服务，包括编制空间运营手册、培训手册等；二是形成制度化的管理体系，包括评估考核制度、社会工作者季度考核制度、企业品牌展示办法、消毒管理手册等；三是注重能力建设，聘请专业督导，开展社会工作者个别督导、团体督导和项目督导，并提供学习培训和考察机会，提升社会工作者专业能力。

（二）案例二：小光头·大力量血液肿瘤患儿及家长支持服务

在特殊儿童及家庭服务方面，深儿医设立了深圳生命小战士会，并开展小光头·大力量项目，为重症患儿例如血液肿瘤儿童及家长提供心理及社会支持。

权威医学杂志《柳叶刀》发布首份儿童和青少年癌症的全球疾病负担报告，儿童癌症成为全球第六大癌症负担。儿童癌症多采用化疗、放疗或手术的形式进行治疗，可能会给儿童带来呕吐、无力、食欲下降、脱发等生理挑战。然而，儿童面临这样的治疗经历，可能会产生巨大的心理压力甚至创伤；父母面临照顾儿童的挑战，可能会经历迷茫、焦虑和无助，甚至失去康复和应对的信心。当前，社会不少公益组织为血液疾病及癌症儿童家庭提供科普及教育资源等，刚刚陷入疾病打击的家庭正疲于应对各种检查，甚至难以接受孩子生病的事实，此时的家庭无法在海量的信息资源中有效筛选和学习，亟须来自专业人士及康复者提供的面对面的心理及社会支持，提升战胜疾病的信心。

鉴于此，2017 年 4 月，深儿医在香港生命小战士会指导下，成立深圳生命小战士会——由血液肿瘤科的医护人员、康复者与家长志愿者、医务社会工作者以及社会爱心力量共同组成以儿童为中心的互助组织，并于同年发起小光头·大力量项目，目的是：第一，提升血液肿瘤儿童及其家长应对疾病的能力；第二，增强战胜疾病的信心；第三，促进社会关爱血液疾病及癌症儿童群体。

小光头·大力量项目的资金来源主要依赖于捐赠、公益创投、政府资助等，主要的服务内容包括以下几个方面。

1. 新症探访

每月一次新症探访，由康复儿童家长志愿者到病房"一对一"探访新确诊的儿童家庭，组建互助支持网络，帮助适应住院治疗生活，解答疑惑、给予情感支持。

2. 病友分享会

医务社会工作者组织开展分享会，分享者包括医务人员、康复儿童家长志愿者、医务社会工作者，按照治疗周期设定16个主题，涵盖整个治疗周期最关注的问题。治疗初期分享内容包括药物和检查的基础知识、日常护理、营养支持、家长心理调适等；治疗中期分享内容包括亲子沟通、经济支持、日常饮食等；维持或康复期分享内容为社会融入等。通过医护人员讲解，让家长迅速掌握治疗的知识要点，获得掌控感；通过已经康复的同路人分享和关怀，赋予家长面对治疗的信心；通过社会工作者的信息传递和辅导，协助家长预防和解决儿童情绪问题及经济困境等实际问题。

3. 生命合唱团

医务社会工作者组织康复的癌症儿童组成合唱团，定期开展训练，通过歌声鼓舞其他治疗中的儿童和家庭，传递力量，并且借助公开表演，提升社会公众对血液肿瘤儿童的关注与关爱。

4. 家长天地

医务社会工作者组织康复的儿童、家长参加户外团体活动，在社会工作者的带领下，舒缓身心，让照顾者得到片刻的喘息，建立康复的信心，传递面对生活的能量。

（三）Vcare 首善爱医吧·舒缓医务人员工作压力

在关爱医务人员的身心健康方面，深儿医设立了 Vcare 首善爱医吧项目，为本院的医务人员提供身心放松的物理空间和预防、治疗、发展三个层面的社会工作者服务。

2016 年，深儿医社会工作者部曾开展一项医务人员压力值状况的专项调查，结果显示，78.9% 的医务人员处于 8 分及以上的高压状态（1~10 分，数值越大，压力水平越高）。医务人员常常会感到疲惫、无助、无奈，缺乏安全感，渴望得到理解和尊重。

为全面推进健康中国建设，深儿医不仅着力于提升医疗质量，更关注作为健康服务提供者的医务人员的身心健康，因为这是提供优质医疗服务的前提。为了帮助医护人员舒缓压力，从而以更好的状态投入工作、服务患儿，从 2017 年起，深儿医与深圳市关爱办通过整合社会力量的方式，全国首创建立关爱医务人员的爱医吧项目。

1. 项目理念与目标

项目以全人发展为理念，注重发现和回应医务人员身、心、社、灵等不同层面的需要；在此基础上，设定了"搭建两大平台"的项目目标：一是搭建一个释放与缓解心理压力的医务人员支持服务平台——建立预防、治疗和发展的三级递增服务结构，通过身心减压、心理疏导、个人成长探索、社交团建、树立信念等服务内容，多层次、多形式、多维度地促进医务人员的幸福感和满足感。二是搭建一个社会各界了解和关爱医务人员的交流和服务体验平台。借助社会捐赠的服务设施及经费，策划各种交流活动，创造机会让社会各界更全面了解医务人员，提升医务人员的职业认同感和工作积极性，扩大医院的社会影响力和美誉度，重塑尊医重卫的社会氛围。

2. "1＋3" 的项目设计

"1" 是指筹建一个 "爱医吧" 实体空间。根据社会生态系统理论，人的发展嵌套于环境系统之中。爱医吧打造截然不同于医院快速高效运转环境的"慢时光"场域，一方面通过物理环境的转换，帮助医务人员迅速放松，另一方面通过发展新的社交网络，强化医务人员的社会支持。

"3" 是指三个层面的常态化服务。第一层面，预防性服务。爱医吧提供茶饮、音乐、书籍杂志、桌游等自助休闲服务，让爱医吧成为医务人员日常休憩的第一场景。除此之外，还定期为医务人员提供新奇的放松体验，如手工 DIY、插花、园艺工作坊、真人图书馆、烘焙等舒缓减压活动。

第二层面，治疗性服务。为了促进医务人员心理困惑的纾解及心理问题的解决，对有特殊需求的医务人员，爱医吧提供园艺治疗、叙事治疗等专业减压工作坊，开展哀伤支持小组，每周提供预约式的 "一对一" 心理咨询或团体心理辅导。

第三层面，发展性服务。爱医吧不定期开展职业教育、人文课堂、科室团建、尤克里里音乐会等，协助医务人员获得职业生涯及个人生活的成长。

3. "政 + 企 + 社 + 媒"合力共建的项目模式

由于资源、成本、人力等因素限制，各地关爱医务人员的项目难以持续或成规模。在不增加医院财务和管理成本的基础上，爱医吧创建了一套"政、企、社、媒"四方合力共建的服务模式，有效地填补了此项空白。

"政"是指政府专项资金资助；"企"是指整合社会各界爱心力量捐赠等，这两者为爱医吧提供软硬件及运营经费；"社"是指专业社会组织运营、专业社会工作者负责爱医吧的日常服务及管理工作，并整合社会力量共同参与医务人员关爱项目；"媒"是指联合媒体资源，营造尊医重卫的社会氛围。

4. "1 + 4"的质量管理体系

"1"是指 1 个团队联合以下群体组建 1 个工作团队：儿童医院的项目主管；关爱办的项目主管及项目顾问；运营社会组织的专职社会工作者及项目督导。这样，医院当前的人力资源也能够有效满足项目需求，确保项目的可持续性。

"4"是指 4 套系统，通过管理系统、质控系统、档案系统、考核系统，把控项目管理和服务方向，实现规范化和精细化。

（1）管理系统。每月召开一次团队会议，把控项目管理和服务方向，并在此基础上不断优化，实现服务内容和管理的规范化和精细化；每月由项目督导开展一次社会工作者的个别督导，帮助社会工作者提升服务能力并提供情感支持。

（2）质控系统。邀请医务人员参与服务遴选会，参与服务设计；每项服务策划须获督导、主管等审核通过，确保和监督服务质量。

（3）档案系统。每项服务须有专业的活动档案、过程记录和满意度调查。

（4）考核系统。阶段性开展项目自评会，做好项目考核、执行反馈和持续改进。

五、成效与反思

（一）项目成效

1. Vcare 关爱空间的项目成效

2016 年中国医师协会对项目进行了调研，结果显示近七成的儿童在入院后出现压力表现，91.26%的儿童参与空间活动后，压力状况有所改善。同时，89.3%的家长认为到空间活动后，自己的压力状况得到了缓解；81.37%的家长对医院更加满意，50.5%的家长对医护人员更加信任。

Vcare关爱空间运营7年来，共吸引了11家爱心企业、2个社团、20多家社会组织参与，依托这个公益服务平台，共有2000多名志愿者提供超过5000小时的公益服务，吸引了耶鲁大学、香港大学、中山大学、费城交响乐团等知名院校、机构、医院、企业等60个团体前来交流，获媒体报道300余次。

Vcare关爱空间项目获得社会各界广泛认可。2017年获中国公益慈善项目大赛铜奖；2018年获中华企业社会责任盛典"社会责任项目奖"；2019年，Vcare关爱空间项目（含儿童关爱空间及爱医吧）入围深圳市卫生健康委主办的"医改十年，创新案例"30强，并收录进"新医改"十年经典案例集《鹏城医改荟》；同年，第五届"CCTV慈善之夜"给深圳颁发"CCTV年度慈善特别奖"，向改革开放"试验田"和全国慈善公益事业"试验田"的深圳致敬，Vcare关爱空间项目作为代表深圳慈善公益事业的三个案例之一，登上舞台。

2. 小光头·大力量的项目成效

项目实施周期一年内，成功招募60对血液肿瘤康复儿童家庭的亲子志愿者，开展6次志愿者培训及团队建设活动，志愿服务时长2187小时；发展26名康复儿童成为合唱团的成员；开展新症探访18次、病友分享会20次、合唱团排练40次、演出2次，共431个家庭受益。病友分享会的满意度高达96%，家长反馈儿童在参加生命合唱团后越来越勇敢和自信，另有2名家长志愿者加入了社会工作者行列，为更多的血液肿瘤儿童家庭提供服务。

项目获得2017年"益苗计划"广东志愿服务组织成长扶持行动暨志愿服务项目大赛"深圳市优秀项目奖"，产出了一系列成果，如标准化的服务流程（派发入院资料包、新症探访、开展病友分享会、组织家长天地等）、组建了一支友爱的合唱团队、一支勇于站出来为爱发声的康复者家长志愿者队伍、发布3份文字产品——《小战士朵朵大战坏蛋细胞》绘本、《志愿者服务手册》和《温暖·力量同路人故事集》，并获得社会广泛关注与支持。

3. 爱医吧的项目成效

首先，爱医吧项目打造了首个专为医务人员建造的实体休憩空间。2017

年，在社会及各方力量的支持下，爱医吧建成并试运营，2018年正式运营。自开展服务以来至2020年底，爱医吧持续安全运营725天，提供各类公益服务299场，服务9155人次，其中为258名医务人员提供"一对一"心理咨询服务共计405人次。

其次，创建了一套"政、企、社、媒"合力共建的社会服务模式，有效地填补了持续为医务人员提供服务的空白，模式简洁、易复制，能撬动巨大的社会能量和社会效益。

再次，爱医吧服务成效显著。爱医吧自运营以来，获得了医院医务人员和社会各界的认可。2018年，通过随机抽取463个服务对象进行满意度问卷调查，结果显示，94.7%的参与者认为活动对舒缓压力有帮助；85.02%的医务人员参与活动后表示，爱医吧带给其的快乐程度为5分（0～5分，分值越高代表越快乐）。89.57%的医务人员对心理咨询师的服务感到非常满意；72.68%认为对自己的帮助程度为5分（0～5分，分值越高代表越满意）；2017—2019年，由深圳市卫健委举办的员工满意度调查结果显示，深儿医的员工满意度始终位于深圳市市属公立医院系统的前列。

最后，爱医吧项目的社会影响深远。自爱医吧项目建立以来，整合了12家爱心机构及社会组织参与其中，获得了深圳市福田区社会建设专项资金的支持，激发了社会活力；国家、广东省、深圳市调研参观爱医吧项目；各行业代表、医院同行、国内外友人等，到爱医吧参访184场，参观交流2000人次。深圳市卫健委（原医管中心）发文推广深儿医爱医吧关爱医务人员的经验做法；2020年获深圳市卫生健康委员会颁发的2020年深圳市现代医院管理创新项目"簕杜鹃"奖评选活动党的建设组二等奖；并获媒体报道40余次。

（二）经验与反思

当前"政府＋医院＋社会"的混合模式是吸纳了广东三种医务社会工作者模式的综合形式。W. 理查德·斯科特认为，合法性是制度发展和组织成长必不可少的资源，以规制、规范和认知这三大要素为基础，互相补充，互相制约。深儿医采用的多重服务逻辑符合规制、规范和认知的合法性，因此服务项目及服务单位均可获得长久稳定的成长和发展。

另外，此混合模式具有以下三个特点。

一是在"政府＋医院＋社会"的混合模式下，医院作为核心角色，可构建更为完整的医务社会工作服务体系，与医疗体系的嵌合更加紧密，更易获得医务人员的认可。第三方社会服务组织需要考虑每年合同续签及 3 年招标问题，若招标失利更换服务机构，服务的连续性和整体设计程度更受影响。与单纯购买岗位或购买项目的服务模式不同，深儿医的混合模式是以医院为主导开展服务的，这样就能够使服务的设计具备长远规划的能力。社会工作者部作为院内的一级职能科室，能够与其他职能科室及临床科室紧密合作，将所有的服务嵌入医院原本的运作中，使服务更具可持续性。例如，Vcare 关爱空间场地、玩具、绘本的日常消毒，设备的维护、修缮、报废等，均可直接与医院资产管理部门对接，以最低成本持续运营。

二是以项目为基础，打造精品化、标准化、可复制的服务内容，扩大项目规模，使服务覆盖全院所有住院患儿。例如，深儿医的 Vcare 关爱空间服务，采用标准化的服务和管理，全院建立了 9 个儿童关爱空间和 1 个医务人员关爱空间，另外还有 1 个儿童关爱空间也即将开园。这样，每个关爱空间覆盖 2 个病区，全院的住院患儿基本实现了全覆盖。社会工作者每天在临床科室提供普适化的压力舒缓服务和床前陪伴服务，任何住院的儿童和家属出现情绪困扰，病区的护士长可及时与社会工作者沟通，临床的服务需求也可以及时得到反馈和回应。然而，此模式全覆盖的服务优势同时也是服务短板。由于服务的覆盖面广，关爱空间项目的服务大多以浅表的团体活动为主，社会工作者的专业性有待加强。可在提升社会工作者的资质和专业能力的基础上，适当缩减每日社会工作者开展活动的时间占比，将时间留给深度的专业社会工作者服务。

三是儿科医院以儿童作为服务对象，社会资源丰富，可以极大限度将成熟的社会团体和服务直接引入，减少运作成本，提高服务开展效率和覆盖面。深儿医作为深圳市唯一一家儿童专科医院，机制健全的社会工作者部可充分发挥纽带作用，以项目的形式迅速将外部团体以志愿者的身份引入医院，嵌入原本的服务体系中。例如，福田区义工联为门急诊患者提供助医服务，深圳市少儿图书馆为重症患儿开展床前伴读服务、各企业志愿者在关爱空间为住院患儿提供游戏陪伴服务等志愿服务，社会工作者部仅需对接团体进行医院志愿服务的统一管理、培训，团体内志愿者的招募、培训、管理等日常具体工作均由各服务提供团体负责，有效地减少了院内志愿服务管理的成本。然而，此模式势必导致深儿医可调配的志愿者队伍较为薄弱。作为变通的处理方法，在紧急需要志愿服务的情境下，可发动院内职工作为志愿者参与服务。

近些年，医务社会工作服务在深圳、上海以及全国各地都获得了长足的发展，并探索出了各种不同的服务模式。每种模式都是在各医院实际情况的基础上逐渐衍生出来，各有利弊，不可一以概之。服务模式的优化和选择需要考虑医院的管理架构、医院的服务群体、当地社区的资源、社会工作者的专业技术能力，以及医院管理层对医学人文的理解和重视程度等，发展出适合的医务社会工作服务路径。

深儿医在医学人文领域中所付出的努力，为深圳市及周边地区儿童、儿童家庭及医院医护人员带来强有力的支持。未来，深圳市儿童医院社会工作者部也将继续致力于链接社会公益慈善资源，精进医务社会工作理论与实务能力，为打造儿童友好的包容友善型医院继续努力。

第三节　社区医院医务社会工作服务模式的探索

——以 S 社区慢性病管理为例

一、服务背景

（一）社区医院的发展及定位

1. 政策推进

20 世纪 90 年代后期，我国开始建设城市社区卫生服务体系，1999 年 7 月，卫生部等 10 部门联合印发《关于发展城市社区卫生服务的若干意见》。当时，针对城市医疗资源相对比较丰富的情况提出，依托现有基层医疗卫生机构进行结构和功能改造，建立社区卫生服务中心和社区卫生服务站，避免重复建设。2006 年 2 月，国务院印发《关于发展城市社区卫生服务的指导意见》，进一步提出社区卫生服务机构主要通过调整现有卫生资源，对政府举办的一级、部分二级医院和国有企事业单位所属医疗机构等基层医疗卫生机构进行转型或改造改制设立；现有卫生资源不足的，应加以补充和完善。自

2019 年 2 月起，国家卫生健康委办公厅先后印发《关于开展社区医院建设试点工作的通知》和《关于印发社区医院基本标准和医疗质量安全核心制度要点（试行）的通知》，在 20 个省份启动社区医院建设试点工作，2020 年在全国全面开展以来，取得积极进展和成效。2021 年，国家卫健委办公厅、国家中医药管理局办公室印发《关于加快推进社区医院建设的通知》提出，拟于年底前再推进建成 500 家左右社区医院，提升基层防病治病和健康管理能力，促进建立分级诊疗体系，更好地满足人民群众的基本医疗卫生服务需求。

2. 社区医院的定位及相关概念界定

（1）社区医院。社区医院是一种以家庭为单位、社区为范围、居民健康为中心、居民卫生需求为导向的有效、经济、方便、综合、连续的新型基层卫生服务医疗模式。将传统的单纯治病任务扩展到预防、医疗、保健、康复、健康教育、计划生育技术指导，搭建"六位一体"的模式。

社区医院属于基层医疗卫生机构，是在政府领导、社区参与、上级卫生机构指导下，以基层卫生机构为主体，全科医师为骨干，合理使用社区资源的基层医疗卫生服务机构。我国的社区医院与上级医疗机构共同构成全方位的医疗服务系统，是分级诊疗的体现。按照"基层首诊、双向转诊、急慢分治、上下联动"的分级诊疗制度，社区医院是其中的重要一环。常见病、多发病患者应首先到基层医疗卫生机构就诊，超出其服务能力的再转诊到上一级医院。社区医院以完善服务功能、维护社区居民健康为中心，提供疾病预防控制等公共卫生服务、一般常见病及多发病的初级诊疗服务、慢性病管理和康复服务，转变社区卫生服务模式，不断提高服务水平，坚持主动服务、上门服务，逐步承担起居民健康"守门人"的职责，建立城市医院与社区卫生服务机构的分工协作机制等。作为城镇居民健康的"看门人"，社区卫生服务承担着公共卫生和基本医疗"两个网底"的功能。

（2）分级诊疗。分级诊疗是按照疾病的轻重缓急，以及治疗的难易程度进行分级，不同级别的医疗机构承担不同疾病的治疗，逐步实现全民基层首诊、双向转诊、上下联动、急慢分治的就医秩序，以达到促进医疗机构分工协作，合理利用医疗资源的目标。

（二）社区医院中医务社会工作服务的必要性

医务社会工作者是指在医院等医疗卫生机构中主要为病人提供心理关怀

和社会服务的专业社会工作者，是专门为病人提供非医学诊断和非临床治疗，解决病人心理和社会问题的专业人员。医务社会工作者作为医疗团队的一分子，共同协助病人及家属排除医疗过程中的障碍，不仅使患者早日痊愈，达到身心平衡；同时，帮助患者解决因疾病而产生的各种社会问题。2007年，卫生部人事司在《医务社会工作者调查与政策研究》报告中建议将中国医务社会工作者角色定位为"医生的助手，护士的伙伴，患者与家属的朋友，家庭的保护人，社区的组织者，其他专业技术人员的合作者"，但由于没有明确角色性质和明晰角色内涵，此项工作在我国至今仍未全面开展。"社区医务社会工作者"隶属于"医务社会工作者"分类，该职业在美国等西方国家早已存在，我国香港和台湾均设有此岗位，但我国其他地区在此方面发展相对滞后。社区医务社会工作作为一种医疗活动，是正式的照顾服务；作为一种社会工作服务，强调的是社区照顾的理念，即在社区内照顾、由社区照顾以及与社区一起照顾。

在分级诊疗的背景下，社区医院需发挥自身的医疗资源优势，深入社区建设。作为医院的人文服务提供者、资源链接者，医务社会工作者理应承担起院内外的工作拓展职责，发挥自身专业角色，运用专业社会工作方法，结合相应的优质医疗资源，构建"院内—门诊—社区"全病程一体化服务模式，以便提供更好的服务。

二、服务领域特点

医务社会工作的服务对象包括患者、医护人员、志愿者、社区居民等。医务社会工作者针对服务对象的特定需求，运用个案、社区、小组等专业方法进行服务。总体而言，专业的医务社会工作服务领域具备以下特点。

（一）综合性服务

社区医院提供"六位一体"服务，除了医疗服务外，还包括保健、预防、计划生育指导、健康教育、康复治疗等相关服务。医务社会工作者把人看作一个整体，关注人的生理、心理和社会层面的需求。医务社会工作者不仅通过诊疗解决患者躯体上的疾病，还通过资源链接、情绪疏导、临终关怀、健康宣教等方式解决患者在心理、社会层面的需求，人文关怀内容十分丰富。医务社会工作者在为医护人员等医疗服务主体提供医学人文关怀时，对有需要的医护人员进行个案管理，有针对性地提供服务；同时也针对医护人员的需求开展减压工作坊、节日关爱、支持小组等服务。

（二）主动性服务

医疗资源下沉，除了开放就诊通道，还需要将医疗资源输送至社区，让居民在社区中就能享受到优质医疗资源服务。除此之外，社区医院会派社会工作者链接各种医务人员、志愿者资源主动上门为家庭提供相应的服务。例如，社区日常健康知识宣传教育和居民健康档案建设更新管理工作；协助市区疾控机构开展社区传染病的预防和控制工作；常规开展居民慢性病的预防保健和康复工作；开展居民心理疾病的监测、疏导工作；开展对居民健康生活和科学锻炼方式（如晨练、广场舞、体育锻炼方式方法等）的指导工作；负责居民在三级转诊过程中的沟通、指导、协调工作；对因病致困家庭的社会救助工作等。

（三）便利与可及性服务

社区医院因邻近社区，当社区居民有突发性问题时，医护人员能以最快的速度到达救治并提供相应的服务，为居民的生命保驾护航。同时对常规的小伤、小病也可以节省居民外出就医的时间。除此之外，社区医院的服务、药品的价格较其他大医院都比较贴近居民的需求，尽力给居民减轻经济压力。

（四）连续性服务

社区医院可以为居民提供连续性的服务，会对区域内慢性病患者的健康实现长期跟踪，提升慢性病人的健康水平，也会对区域内幼儿、孕妇、老年人等群体进行"一站式"、连续性的服务，从宣传到检查再到最后的恢复与成长都能够提供相应的服务。社区医院发展壮大并承担起相应的医疗责任，必将成为整个社会的"减压阀"——减轻大医院不堪重负的压力，缓解百姓看病难的压力，继而化解日益尖锐的医患矛盾，促进整个社会的稳定。

三、服务设计与内容

（一）服务目标

在社区医院的服务领域内，医务社会工作者的角色主要是社区医院医疗救助服务的直接提供者、社区内健康和健康教育的促进者和宣传者、社区组织和社区的动员者、长期照顾者及患者家属的支持者、社区资源的链接者、社区医院与上级医院之间及社区医院与社区之间的协调者等。

在提供服务时，社区医院医务社会工作者的目标是充分利用并联动社区资源，帮助患者恢复生理功能、解除心理障碍、顺利回归社区和家庭；对基本的社区医院医疗服务快速响应，为社区内的长期病患者、困难群体、特殊群体（社区中妇女、儿童、老年人、慢性病患者、精神病患者、贫困居民等）提供便利性、综合性、连续性和整体性的临床医疗服务、康复服务、心理情感支持和社会支持，以期实现真正意义上的全面兼顾、连续协调、便民利民、人性化的社区医疗照顾服务。

（二）服务内容

社区医院中的医务社会工作服务直接面对社区居民的疾病预防、诊治和健康管理，这最大限度地保障了当地居民就近、方便就医。医务社会工作的服务内容在于维系社区健康发展的各个方面，通过外延和拓展社区医院的医疗资源，主动关怀社区居民的健康，积极构建社区居民社会、心理、情感交流的支持网络。具体服务内容有以下几个方面。

第一，为社区居民提供常规病的就近治疗服务。社区健康服务主要是提供公共卫生服务及常见病、多发病和常规检查等基本医疗服务。医务社会工作者协助社区全科医生为来访的病人提供基本的医疗服务，比如引导看诊、协助治疗、指导用药、健康查体、建立档案、常规体检等；为有感冒发烧、咳嗽、腹泻、头痛等病症的病人提供可及性服务；链接资源，协助医院开设更多更便利的服务项目，打通转诊通道，真正实现"小病在社区，大病能上转"，切实保障社区居民公共卫生和基本医疗服务需求的公平性、可及性、便利性。

第二，为社区居民提供连续的健康管理服务。慢性疾病的防治与照顾是社区医疗照顾服务中的重要内容，社区医务社会工作者则是社区医疗服务体系中为住院患者、慢性病患者等提供连续性服务的重要参与者和推动者。对那些有医疗困难而需要长期照顾的患者及其家属，社会工作者首先对他们进行心理和家庭需求评估，拟订开展社区医疗服务的计划。其次寻求社会资源，发展转诊服务，进行追踪治疗、康复治疗；对家庭照顾者开展"喘息式"服务，减轻长期照顾的心理压力；动员与联结正式和非正式的照顾资源，如

"家庭医生""医务义工",提供医疗护理服务和支持性服务,如个人照顾、洗浴、购物、简单家务等。

第三,为社区提供社区健康教育和疾病预防服务。社区健康教育和疾病预防是社区医院开展服务的重点。医务社会工作者通过协助社区全科医生开展相关卫生宣传讲座、疾病预防知识讲解活动,帮助社区居民了解疾病、认识健康;通过更新与维护社区健康信息宣传系统、居民健康档案等,了解并收集社区居民健康信息、资料、报告;参加社区组织、动员、宣传、教育等活动,绘制社区健康地图,利用居民交流平台,发布健康信息和健康教育课程,开展社区预防传染病、地方病等的宣传教育活动,认真做好社区卫生的"守门人"工作。

第四,为社区卫生服务体系协调各种资源。医务社会工作者在社区医院服务领域中的基本职责之一就是最大限度地提高社区资源的整合与利用率。医务社会工作者作为"链接者"与"中介者",积极深入社区内部,挖掘并联动各类资源,包括社区医疗系统、社区街道办、社会组织、医务人员、社区居民等。将现有的各种资源联结起来,一方面是为了激发社区居民的参与主动性,提高居民和社区卫生服务的有效沟通;另一方面是为了满足不同服务主体的不同健康需要,真正实现以人为本的理念。

四、实务案例

卫生部于 2011 年颁布的《全国慢性病预防控制工作规范(试行)》中对慢性病的概念进行界定,是指长期的、不能自愈和几乎不可能完全治愈的疾病的概括性总称,是发病率、致残率、死亡率较高,但同时也可以预防和控制的疾病。较为常见的慢性病主要有心血管疾病,如高血压、冠心病等;代谢性疾病,如糖尿病等;心理异常和精神病,如抑郁症等。随着我国糖尿病、高血压等慢性病患者的增加,慢性病管理压力和防控需求也日渐增加。如何建立病人和医生之间较为稳定的服务关系以确保病情的后续治疗?如何有效地让慢性病患者享受大医院高质量的医疗服务,同时又能在家门口享受便利的社区卫生服务?社区医务社会工作者作为医院、社区、居民三者之间的链接者和中介者可以有效解决上述问题。以社区为服务场域,由社区卫生服务中心和医务社会工作者联结社区内的其他组织和资源一起为社区内的慢性病患者共同构建社区康复网络,通过协助慢性病患者提升自我管理的能力,促进慢性病患者之间的互帮互助，帮助他们重建生活和康复的自信心，提升康复治疗的效果。社区康复网络提供的一体化管理服务主要包括康复性服务（患者健康管理、患者自强计划等）、支持性服务（患者互助、照顾者活力加油站、社区医院"心灵驿站"等）。

（一）案例情况

1. 案例背景

2021 年 8 月 20 日 15 点左右，家住 S 社区 68 岁的白女士突然恶心、呕吐，出现严重失水和神经精神症状，家人迅速将其送往社区医院急诊救治。S 社区医院医生在接诊后初步判断为糖尿病急性并发症，为避免出现高渗高血糖综合征，医生与其家属沟通，建议转诊到上级医院。S 社区急诊医生与社区医务社会工作者立即启动社区应急预案，将她的情况登记到转诊网站，并于 17 点左右成功转院，在上级医院接受相关治疗，23 日白女士脱离危险后转回 S 社区医院进行下一步的康复治疗和健康管理，社区医院医务社会工作者为其提供相关的康复服务和支持服务。

2. 服务对象具体情况

（1）生理方面。白女士患有糖尿病，近期因为饮食不当且有几次忘记服药，出现了食欲减退、头痛、嗜睡等症状，起初她简单测量了自己的血压后发现没什么问题也没当回事，而后尿量减少，四肢厥冷，反应开始变得迟钝，再测量血压时发现血压下降，且逐渐出现脱水和恍惚症状。

（2）心理方面。白女士起初觉得只要吃药治疗应该不会有什么大问题；20 日住院治疗时内心十分恐惧和懊悔，她害怕自己没救了，也很后悔没有按时吃药；23 日回到社区接受康复治疗后，她也很配合，但有时还是比较消极、焦虑，担心自己是家庭的负担。

（3）社会支持方面。白女士平时喜欢在社区公园散步，看别人跳广场舞。她性格较为开朗，也认识了一些一起散步的朋友。在 S 社区医院住院治疗期间，还认识了一位"糖友"，两人约定病情好转后一起散步。

3. 服务对象家庭情况

白女士丈夫早逝，目前和儿子儿媳一起生活在 S 社区，儿子儿媳处于事业上升期，平时忙于工作，但闲暇时间都会陪伴她；孙子今年 3 岁，正在上幼儿园；家政刘大姐把孙子送去幼儿园后，回家做家务、照顾她，但是刘大姐对慢性病不了解，且日常工作任务较多，偶尔想起来时会提醒她吃药；白女士退休后就搬来和儿子儿媳生活，之前的亲戚朋友都不常走动了，只在 S 社区内有一些朋友。

（二）社区康复网络一体化康复性服务

糖尿病作为一种长期性的慢性疾病，其并发症状危害性较大，糖尿病的康复主要是在社区和家庭。当服务对象转诊回到基层社区医院后，社区医务社会工作者将为其提供一体化的康复服务，主要包括病人健康管理、自我管理技能指导等。

1. 服务对象健康管理

（1）服务对象档案登记。服务对象转回社区医院后，医务社会工作者主动与服务对象联系，确保其治疗和康复服务的连续性。通过与上级医院和社区医院门诊部联系，将服务对象的检查、诊断、治疗等记录录入社区医院社区居民健康管理档案；同时对服务对象在社区医院接受服务、住院诊疗等相关信息进行统计分析，全面了解其糖尿病的严重程度、疗效等。在对其每一次随访中，医务社会工作者都了解服务对象的症状、体征、血糖、血压及糖尿病并发症等变化，以及服务对象的用药情况、自我管理情况等，及时对服务对象的信息进行归档登记并更新，这样有利于更全面地了解服务对象的情况和需求，也能更好地为其提供后续服务。

（2）制订随访管理计划。服务对象转诊回社区医院后，医务社会工作者为她制订随访管理计划。首先，根据她的病情和个人情况，与全科医生一起判断她需要的管理类型和管理水平（常规的管理还是强化的管理）。其次，医务社会工作者与服务对象协商，了解其个人需求、心理因素和家庭因素，为其制订个性化的随访计划；同时让她充分了解到随访计划的内容及遵守随访计划的必要性和重要性。最后，在随访日期前提醒她相关注意事项，比如随访时间、空腹测血糖、携带相关证件、信息、记录表等。

2. 病人自强计划

医务社会工作者提供的病人自强计划主要是通过开展学习小组、相关工作坊、培训班、讲座等方式让参与者在学习和放松的过程中掌握自我管理的技巧和方法。学习的内容包括自我健康照顾技巧、健康饮食技巧、运动训练技巧等。

（1）自我健康管理课堂。第一，通过"一对一"讲解、播放视频、发放宣传资料等方式让服务对象了解糖尿病及其并发症的病因、临床表现、诱发因素及相关的防治知识，提高她对治疗和康复的依从性。第二，通过现场教学和记忆，加强白女士规范用药、按时用药的意识和能力。医务社会工作者为白女士提供药物展示和认识，帮助白女士识别药物种类和特点，掌握正确服药方法，同时熟悉药物可能存在的副作用。第三，通过现场教学和模拟练习，帮助白女士学习血糖检测的方法，帮助她学习使用简易的血糖仪，并学会记录监测数据。考虑到白女士的实际情况，请家政刘大姐一同学习，以便刘大姐可以适当地指导白女士进行自我监测。第四，紧急救护和基本应急方法的学习与掌握。主要是指导白女士加强对低血糖的预防和处理能力及外出如遇突发情况的处理方法，建议她随身携带病情卡、血糖仪、高糖食物或饮料等。

（2）健康饮食工作坊。健康饮食工作坊是以医务社会工作者、糖尿病专科护士为核心主讲人，在专业的指导下，邀请白女士在内的 10 名社区糖尿病患者，通过主讲人讲解、集体讨论与活动等方式，针对糖尿病病人健康饮食问题进行探讨。第一，糖尿病专科护士讲解。观看短片、分发资料，讲解糖尿病病人应该控制的血糖量和热量，讲解不同的主食、副食、零食所包含的总热量数及清淡饮食、健康饮食的重要性。第二，组员讨论交流。医务社会工作者鼓励组员对培训内容发表自我解读，主动分享自己的饮食经验和技巧，然后由专业护士和医务社会工作者再进行答疑解惑。第三，动手学习，制作健康热量卡片。在主讲人的讲解和指导下，组员在健康热量卡上写下自己常吃的食物所包含的热量，标示出含胆固醇较高、含糖量较高的食品。

（3）运动健身培训班。对糖尿病病人而言，适当的运动锻炼可以改善机体对胰岛素的敏感性，降低体重，改善血糖和脂肪代谢紊乱，还可以减轻患者的压力。医务社会工作者针对服务对象开设运动健身培训班，通过体格检查和意向询问，帮助服务对象选定培训班课程为步行、太极拳。医务社会工作者通过"一对一"讲解运动前的准备事项，包括热身运动、穿着准备、运动场地的选择等；做好突发事项的应对准备，如果运动中出现头晕、心慌、胸闷、出虚汗等应立即停止运动，原地休息，进食糖果、饼干等，如果症状仍不缓解应及时就医；讲解运动后的血糖记录和体格检查，如果双脚有恙要及时就医。此外，培训班内的专业运动指导老师教授服务对象学习太极拳，医务社会工作者在旁记录其运动强度和服务对象的身体反应。

（三）社区康复网络一体化支持性服务

1. 病友互助组织

病友互助组织是社区医院医务社会工作的支持性服务内容之一，互助组织由医护人员、医务社会工作者、志愿者及糖尿病病友组成，其中，医务社会工作者协助病友建立和管理病友组织，保证病友组织的健康与持续性发展，为病友们提供更安全、稳定与开放的交流和互动场所。医务社会工作者从病友的实际需求出发，订立互助组织的发展目标和活动计划，还协助互助组织选出合格的管理人员，加强病友互助组织成员的凝聚力和自我管理、自我服务意识。协助社区内的糖尿病患者建立病友互助组织的目的是在病友群体中注入社会工作的力量，为他们提供除小组工作外的个案辅导（了解病情、需求评估、情感心理支持等）及其他支持性服务（信息咨询、管理病友与志愿者、参与社会教育工作、社会倡导），实现从社区医院到社区再到家庭的全面康复，这也体现了社区医务社会工作者服务与康复照顾的连续性和可持续性。

2. 照顾者活力加油站

在糖尿病患者急救与长期的治疗和康复中，照顾者承受着巨大的心理压力。一方面，他们大多缺乏专业的照护知识，在心理上容易陷入不安和自责；另一方面，长期的照顾也消耗着他们的体力和精力。社区医务社会工作者针对社区医院内的糖尿病病人照顾者，调查其基本情况，界定他们所遇到的困境，整理他们的需求，为他们提供相应的支持性服务。医务社会工作者组织"照顾者活力加油站"，在"加油站"内提供多项支持性服务供照顾者们选择，比如运用小组工作技巧，开展支持性小组，为他们提供分享故事、交流经验、宣泄情绪、释放压力和获得情感心理支持的平台；开展健康宣讲活动，为照顾者们传授患者照护技巧与日常保健知识，通过在社区医院内开展开放性的学习课堂，可以提升他们的照护能力，减轻他们的心理压力；开展形式多样的趣味活动让照顾者放松身心，比如"盲人行走"游戏、"投壶"游戏、"猜字谜"游戏等，让照顾者在游戏中放松，在体验中感受愉悦。

3. "心灵调适驿站"

首先，在社区医院内设立"心灵调适驿站"，每个月的 15 日、30 日由专业心理咨询师和医务社会工作专业人员为有心理问题或者心理压力较大的患者及其家属提供心理咨询和辅导服务。其次，开设两条24小时心理咨询和情感支持热线，为社区医院内的慢性病病人及其家属提供线上支持性服务。再次，每半年开展一次慢性病病人心理服务月，在社区内开展主题展览，将医务社会工作者开展的各项康复性、支持性服务剪影、活动体会、成品等展出，向社区内成员宣传医务社会工作者的工作成效，同时开展现场心理咨询服务，为社区成员答疑解惑。最后，不定期邀请其他慢性病病人进行心理参观体验，并鼓励他们参与团体游戏、趣味课堂等，扩大医务社会工作者服务的影响力。

（四）服务成效评估

社区医院医务社会工作者在为白女士提供服务时，积极与白女士、医护人员一起沟通交流，明确白女士的困境与需求，根据白女士的实际情况，制订相应的服务计划，最终使得白女士身、心、灵、社恢复至健康状态，具体服务成效见表2-1。

表2-1 服务对象通过社区医务社会工作获得的服务情况一览

内容	具体成效表现
健康管理与康复服务	1. 糖尿病急性并发症得到了及时缓解，病情基本稳定； 2. 完成个人健康档案的登记与信息更新； 3. 制订了一份随访管理计划； 4. 开设自我健康管理课堂，通过"一对一"讲解、现场教学、模拟练习、应急教学等形式帮助服务对象了解相关知识、认识药物、学习监测血糖和学习应急技巧； 5. 开设健康饮食工作坊，了解各类食物的热量、交流经验、制定个性化热量卡片； 6. 开设运动健康培训班，帮助服务对象学习太极拳
情绪疏导与情感心理支持	1. 医务社会工作者通过多次个案会谈与探访跟进服务对象身心状况，为其输入希望、提供情绪疏导和心理支持； 2. 组建病友互助组织，开展学习小组、相关工作坊，将糖尿病病友聚集在一起，形成互助小组，彼此分享经验和感受，互相支持； 3. 开设一个"心灵驿站"，定期提供心理咨询服务； 4. 开设两条心理咨询和情感支持热线； 5. 每半年开展心理服务月，在社区内开展主题展览和现场心理咨询服务； 6. 针对患者照顾者组织"照顾者活力加油站"，为照顾者开展支持性小组、举办健康宣讲活动、组织趣味游戏帮助照顾者解压放松，获得情感支持

续表

内容	具体成效表现
人际交往与社会支持	1. 在自强计划中，开展了学习小组、工作坊、培训班，帮助服务对象在学习中交友，在交友中拓宽社会支持网络； 2. 组建病友互助组织，协助糖尿病病友自我管理、自我服务； 3. 联动医护人员、运动指导老师、家庭医生、志愿者等人力资源，链接各路资源为服务对象提供支持和服务

（五）专业反思

随着我国公共卫生服务的不断发展，医务社会工作拓展到基层社区将成为一大趋势。社区医务社会工作者可以为社区居民提供更为便利、可持续性强、可及性高的服务，他们的服务对象一般为有长期照顾需求的患者及其家属，比如慢性病患者、身体残疾者等。医务社会工作秉持着"助人自助"的价值理念，运用专业的方法和技巧，通过开展个案辅导、小组工作和社区工作可以帮助患者及其家属解决因病导致的社会心理问题，帮助他们舒缓情绪、排遣压力、提供情感心理支持和其他社会支持服务。

尽管目前社区医务社会工作者的工作取得了一定的成效，但是总体来说，社区医院的患者、社区居民等对医务社会工作者不了解或存在认知偏差，在提供服务时的认同度较低，很容易把医务社会工作者当成是社区医院的志愿者，这不利于提高服务对象的服务依从性；同时，专业的医务社会工作人员较少，大部分的医务社会工作者缺乏在社区医院工作的经验，在扮演上级医院和基层社区医院之间的"桥梁"角色时明显力不从心。此外，针对社区医院医务社会工作者的章程、规范还不完善，相关的政策性支持也相对较少。

针对我国社区医院医务社会工作的发展现状及不足，本书编者认为：首先，要提升社区、社区医院甚至是全社会对医务社会工作的认识，强调社区医务社会工作者在社区公共卫生服务体系中的重要作用；其次，加强社区医院医务社会工作人才队伍建设，完善人才培训机制，提升医务社会工作者在社区公共卫生服务体系中提供服务、解决问题、应对困难的能力；最后，加强社区医务社会工作制度建设，根据实际情况，制定详细的规章制度、绩效考核制度等，为社区医务社会工作的发展提供强有力的制度保障。

五、结语

社区医院的建设和发展是社区建设中的重要组成部分。社区医院是集治疗、保健、预防、健康教育、长期照顾等服务于一体的卫生服务主体。它以基层的卫生服务机构为主体，以社区资源为依托，以"人"的健康为出发点，以家庭为单位，以社区为服务范围，重点服务社区的妇女、儿童、老年人、慢性病人、残疾人等群体，以服务社区，给社区居民提供便利性、可及性、持续性、综合性、人性化的医疗卫生服务为目标。社区医院的发展极大程度地满足了社区居民基本的医疗需求，缓解了社区居民"看病难、看病贵"的难题。同时，社区医院分级诊治的推行也让社区居民"小病快治、大病快转"得以实现，不仅降低了社区居民的看病成本，还减轻了大医院的看病负担。社区医务社会工作者作为社区医院和社区居民患者之间的"中介者"，一方面保障了社区居民基本医疗需求的满足，使得社区居民的常见病和慢性疾病都能得到快速、持续、便利的治疗；另一方面社区医务社会工作者调动社区资源以建立关怀性的服务，极大程度地推动了打造整体健康社区和多元主体协商共治新局面。总体来说，医务社会工作者介入社区医院服务，以社区医院的一分子为病人及其家属解决在疾病治疗过程中的障碍和困难，不仅可以帮助疾病早日康复，还提供了情感心理支持、社会支持等，是真正意义上的社区与社区医院之间的"把门人"、"联络人"、"协调者"与"关爱者"。

第四节　医院场景下的危机干预

一、服务背景

（一）医院和服务项目概况

近年来，我国医疗卫生体制改革进入深水区和蜕变期，如何把"以患者为中心"的医院工作指导思想落到实处已成为焦点问题。随着人民群众对生命健康和医疗服务质量的期望值不断提高，各级医疗机构也正在发生改变，由仅仅注重疾病治疗转向关注患者身、心、社全人健康。北达博雅社会工作资源中心进驻佛山市某医院开展专业医务社会工作服务项目，项目关注来院就诊患者的心理、社会等非医疗性需求，同时项目社会工作者也是医院危机个案介入的重要一环。项目所在医院是一所集医疗、教学、教研、预防、保健、康复于一体的综合性医院，积极探索构建患者以"健康为中心"的分级诊疗体系，让患者在家门口就能享受省级医疗资源的优质服务，真正实现基层首诊、双向转诊、急慢分治、上下联动的目标。

（二）医务社会工作者介入医院危机的必要性

医务社会工作者的出现，不但承担直接服务于患者，提升医院优质服务能力和良好社会形象的功能，而且一定程度上也能够舒缓患者紧张情绪和化解部分因患者带来的危机。在医院危机处理环节中，医务社会工作者的加入，使原本趋于行政化的危机处理流程多了温情和以人为本的工作理念，彰显出医院人性化的一面。

（三）服务方式

个案工作是主要的服务方法，在医院内的个案通常是指由社会工作者通过面谈、资源链接等方式协助患者应对个别化的非治疗性问题，如经济、情绪、家庭照顾、危机应对等问题。个案来源除了社会工作者主动发现外，社会工作者与医院各科室也展开紧密合作，进行个案转介，其中危机个案是重要个案来源，也是社会工作者在医院内开展危机介入服务的主要方式。

二、服务领域特点

（一）危机的概念

1. 危机的含义

危机是指个体的正常生活受到意外事件的破坏而产生身心混乱的情景。危机往往是突发的，出乎人们的预期。如果不能得到很快控制和及时缓解，危机就会导致人们在认知、情感和行为上出现功能失调以及社会的混乱。

危机通常可以分为两类：一是成长危机，即每个人在成长过程中需要面对不同的情况而产生的危机；二是情境危机，即因生活情境的突然改变而引发的危机。

2. 危机的发展阶段

危机发生之后，个体身心会出现一系列的情绪和行为来应对现实。一般认为，危机的发展可以分为以下四个阶段：一是危机发生。即服务对象身心处于极度紧张、沮丧、迷茫等状态，无法控制情绪及有效应对意外危险事件。二是危机应对。即寻找其他途径与方法解决面临的困难，这种方法可能是消极的逃避或破坏性行为。三是解决危机。在寻找途径与方法中，服务对象会找到解决方法，这需要专业者的引导，才能形成积极有效的新策略。四是恢复期。即经过调适与治疗，形成新的身心平衡状态。

（二）危机介入模式

1. 危机介入的概念

1946 年，心理学家林德曼与卡普兰提出了"危机调适"的概念，认为压力、紧张和情绪的调适与危机有紧密的关系。1974 年，美国将危机介入模式正式列入社会服务的重要项目，并且在社会工作领域逐渐推广危机介入模式。危机干预，从心理学和社会工作的角度来看，是通过调动处于危机之中的个体自身潜能来重新建立或恢复危机爆发前的心理平衡状态。

2. 危机介入的相关理论

危机介入模式以人格发展理论、自我心理学、学习理论、个体社会化理论为基础，发现不同危机对个体的影响。其中成长危机有一定的预知性和可防范性，但情景危机具有突发性和不可预测性，需要与个体所处社会环境相结合，分析其无助感产生的环境因素，协助个体建立社会支持网络。

3. 危机介入的原则

（1）及时处理。由于危机的意外性强、造成的危害性大，而且时间有限，需要社会工作者及时接案、及时处理。

（2）限定目标。危机介入的首要目标是以危机的调适和治疗为中心，尽可能降低危机造成的危害，避免不良影响的扩大。只有把精力集中在目前有限的目标上，社会工作者才能与服务对象协商和处理面临的危机。

（3）输入希望。因为当危机发生之后，服务对象通常处于迷茫、无助、失去希望的状态，所以在危机中帮助服务对象的有效方法是给服务对象输入新的希望。

（4）提供支持。在帮助服务对象面对和处理危机过程中，社会工作者需要充分利用服务对象自身拥有的周围他人的资源，为服务对象提供必要的支持。

（5）恢复自尊。危机的发生通常导致服务对象身心混乱，使服务对象的自尊感下降。社会工作者在着手解决服务对象的危机时，首先需要了解服务对象对自己的看法，帮助服务对象恢复自信。

（6）培养自主能力。危机是否能够解决最终取决于服务对象是否能够增强自主能力。整个危机介入过程就是社会工作者帮助服务对象增强自主能力，面对和克服危机的过程。

（三）危机的常见类型

在医院场景下的危机往往是情境危机，根据遭遇危机的对象不同主要分为患者危机、医护人员危机。

1. 患者危机

（1）短期视角下的哀伤辅导：亲人离世时的危机应对；

（2）生活无着流浪人员的救助；

（3）患者出现自杀、自残等自我伤害行为的介入；

（4）患者面临危险情况的介入：家暴、虐待。

2. 医护人员危机

（1）个人情绪和心理问题介入；

（2）科室人际关系危机介入。

三、服务设计与内容

本书根据危机的不同类型分别展开进行阐述，主要包括问题描述、评估标准、服务策略和介入流程、团队分工、案例分析等内容。

（一）短期视角下的哀伤辅导：亲人离世时的危机应对

1. 哀伤的定义

哀伤是指个人在失去所爱或所依恋的对象（主要指亲人）时所面临的境况，包括悲伤与哀悼两种反应。哀伤作为一种情感反应，分为正常哀伤反应和延长哀伤障碍。正常哀伤反应是一种正常现象，随着时间的流逝哀伤逐渐减弱。

在医院中的哀伤往往是指患者家属面临患者离世或即将离世的情形（如正

在抢救中生还希望不大，或只能依靠呼吸机等医疗设备维持生命状态的情况）。

哀伤辅导是指专业人员协助丧亲者或即将离世的患者在合理时间内引发正常悲伤，以使其能够重新开始正常生活。

2. 介入标准

（1）患者突然离世，患者家属情感上无法接受，出现一些情绪爆发的情况，在合理的范围内社会工作者可以不做干预，但也有些情况医护人员无法处理时则需要干预。出现下列情况时可以介入：情绪爆发危及个人安全、家属之间因亲人离世发生争端、滞留医院、与医护人员或其他患者发生冲突或其他影响正常医疗秩序的情形。

（2）患者家属年幼或者患者家属因为悲伤过度无法处理接下来的身故流程。

3. 介入目标

在有限的时间内帮助逝者家属处理告别情绪，协助应对处理逝者的身后事务。

4. 介入流程

一般来说，哀伤辅导主要包含以下流程。

（1）确认和理解丧失的真实性——承认丧失：帮助求助者进行现实性检验，接纳患者丧失或者离开的事实。

（2）表达、调整和控制悲伤——宣泄哀伤：可以表达对丧失客体的爱与恨，表达时会伴随强烈的情感体验，甚至忧郁，而这是与丧失客体分离的过程。

（3）转移与丧失的客体的心理联系——完成告别：通过一系列的仪式活动完成对丧失的告别，对丧失者有很强的心理修复功能，协助丧失者面对分离，接受逝去者"在别处"的事实。

（4）修复内部、内部和社会之间的环境——重建自我，如加强社会支持网络、参与社会活动等。

由于在医院场景下患者家属在医院停留时间较短，因此哀伤辅导需要在短期视角下开展，聚焦患者家属的短期需求，主要流程如下。

第一阶段：服务介入。

准备工作。患者大部分情况是由科室转介，因此需要与转介科室沟通了解转介事由、患者和家属的基本情况，如患者姓名、年龄、居住地、抢救情况或住院的治疗情况、病因或死因；家属与患者的关系、家属的情绪状况、家庭经济情况；必要的准备工作，如心理建设、携带纸巾。

服务介入。自我介绍，询问家属是否需要帮助。常用的介绍语，"您好，我是医院的社会工作者，刚刚医生打电话叫我过来看看您，陪伴一下，想看一下能不能帮到您，或者我坐在旁边，如果您需要帮忙的话可以找我"。

一般情况下，患者家属会表示感谢，但都不会明确表示接受服务或拒绝服务，此时社会工作者可以陪伴在一旁等待，适时介入，或递交社会工作者部卡片，留下联系方式，良好的时机有：在家属哭泣时递纸巾或为家属提供一些信息服务，如在哪里可以复印、在哪里办理出院交费，等等。

第二阶段：协助家属与逝者进行告别，鼓励家属进行情感宣泄。

提供告别的场所，避免影响医疗秩序。有时患者家属的情绪比较激动，会滞留在抢救室引起围观或影响医疗秩序，可提供一个比较安静的空间，转移患者家属，如急诊观察室、心晴空间、太平间。

陪伴家属身旁，鼓励家属宣泄情感，用同理、共情等支持性技巧协助家属应对因家人离世带来的情绪问题，也可以用肢体动作进行安抚，如拍拍肩膀、递纸巾、"没关系的，想哭就哭吧"。

第三阶段：梳理家庭支持网络，协助家属处理逝者在医院的后续安置流程。

协助家属通知其他可以处理问题的家属，如通知家中的长辈、男性家属或可信赖的亲人、朋友等前来处理后续安置事务。患者死亡后的一些必要流程可参考流程图，如患者家属不明确社会工作者可告知。

死亡证明办理流程：医生通知家属复印逝者身份证，然后交回医生，家属签字后，开具死亡证明。证明一式三份，一份给逝者家属，一份给殡仪馆工作人员办理殡葬手续，一份交户籍所在地派出所注销户口。

办理交费和出院手续：逝者在抢救或者住院期间的费用结算及办理出院手续，均到出院部收费处办理。

患者死亡后的安置流程：医生或护士通知医院相关工作人员将患者尸体转运到太平间，并通知殡仪馆工作人员前来转运，患者家属可在死亡证明办理完成后去太平间与殡仪馆工作人员办理交接手续，同时与逝者进行一个简短的告别，随后逝者将会被运送至殡仪馆，如果家属再想见逝者，需要自行前往殡仪馆。

后续流程处理：家属需要整理患者住院期间或抢救期间随身携带的衣物

及其他个人物品，随后家属离院。

第四阶段：关注后续情况，给予持续关怀。

在家属离院后 1~6 个月内社会工作者电话随访家属后续情况，如家属的哀伤情绪没有得到平复或生活正常化受到影响，需要持续性帮助时，则需考虑链接所在社区资源提供帮助。

（二）患者出现自杀、自残等自我伤害行为的干预

1. 认识自杀

自杀是一种自我毁坏的冲动行为，自我结束生命为临床表现的一类问题。它主要是一种个体行为，与心理过程、社会环境和文化影响等因素密切相关。

2. 社会工作者介入的评估标准——自杀行为的判断依据

当社会工作者识别出该患者可能面临自杀的风险时，可以进行介入。主要判断依据有以下两种方式。

（1）自杀的一些主观判断信号。曾经尝试自杀或身体有自残伤痕；曾表达过求死的意愿；收集和讨论自杀的方法或准备自杀的工具；将个人珍惜的东西交给别人、写遗书或安排身后事；有抑郁症状，如绝望、无助、食欲下降、失眠、嗜睡、对事物和社交活动失去兴趣等；近期经受过巨大的打击，如失去亲人、工作、金钱等；性格突变；酗酒或滥用药物。

（2）自杀的危险评估量表（国际通用）。评分达到或超过 10 分，有较高的自杀危险性，分值越高自杀风险性越大。

3. 介入目标

（1）协助服务对象解除自杀危机，预防二次自杀。

（2）疏导服务对象的情绪，协助其应对危机，同时为服务对象输入希望。

（3）提供支持，重构支持系统，协助其重树生活信念，积极面对现状，促进其回归家庭和社会。

4. 介入流程

（1）自杀行为未发生。

第一阶段：评估服务对象的自杀危险性。

通过"自杀风险评估量表"或一些自杀信号评估服务对象自杀的风险性。当评估服务对象存在自杀危险性时，需要与服务对象进行面谈，进行预防性介入，尽量避免服务对象实施自杀行为。

第二阶段：加强安全防范以确保患者安全。

加强安全防范可降低危机事件对危机当事人的生命威胁。在评估服务对象有自杀倾向时通知科室及院办领导、保卫科，并立即启动安全保障措施。

①第一时间将通向病区的阳台和门窗上锁。

②与家属沟通避免服务对象单独一人的情况发生，避免服务对象使用卫生间时把房门反锁。

③移除绳索、刀具等危险物品，排除不安全因素。

（2）自杀行为已经发生或正在发生。

第一阶段：准备工作（同时进行）。

①加强安全防范以保证服务对象的安全。

尽量减少外界环境对服务对象可能造成的生命威胁，同时尽可能减少服务对象实施自杀行为时对自己和他人造成的伤害。在服务对象发生自杀行为时，通知科室及院办领导、保卫科，立即形成迅速反应机制。通知辅警或报警处理，由警察提供支持，如遇跳楼情况发生还需通知消防员前来支援。

②疏散人群，避免围观，避免围观人员的言论对当事人造成伤害。

③联系家属，并对家属进行教育，告知家属需要尽量接纳服务对象的情绪，劝阻终止自杀行为，避免争吵或言语刺激服务对象。

④做好应对准备，了解服务对象信息，制订危机干预计划。

社会工作者迅速决定是否能够介入，如需要同伴同行尽快商定分工并达成一致意见；向科室医护人员或家属尽快获取服务对象的相关信息，包括姓名、入院原因、医疗费用、经济情况、家属信息，便于与服务对象进行沟通；大致制订危机干预计划，限定目标，调整自己的情绪，准备接案。

第二阶段：保持镇定，获取初步信任。

①与服务对象保持一定距离，自我介绍，表明自己希望为患者提供帮助；

②表达对服务对象的关心和问候，接纳其自杀意念。

第三阶段：耐心倾听，接纳和包容。

①在获得服务对象初步的信任后，鼓励和支持服务对象表达自己的情绪和意见，运用同理、倾听、鼓励等技巧安抚服务对象情绪；

②专注倾听，逐步消除服务对象的戒备，如有自杀工具可进行移除。

第四阶段：寻找危机原因，了解服务对象诉求。

运用引领性技巧，如澄清、对焦，了解服务对象自杀的缘由，目前面临的困难，需要何种支持以及目前可以利用的资源、重要的人和事。

第五阶段：输入希望，增强求生意愿，劝阻停止自杀行为。

表达可以协助服务对象应对危机的想法，运用提供信息、建议等影响型技巧增加服务对象的希望，同时抓住服务对象在乎的人或事，增强服务对象的求生意愿，劝阻服务对象停止自杀行为。

（3）危机解除后。

第一阶段：建立信任关系，输入希望，预防二次自杀。

①危机解除后，运用个案会谈中的支持性技巧（如专注、倾听、同理心、鼓励）、引领性技巧（如对焦、澄清）及影响性技巧（如提供信息、建议），与服务对象建立相互信任的专业服务关系，同时进行安全约定，让服务对象做好与社会工作者一起面对危机的心理准备。

②与医护人员沟通和服务对象的面谈情况，寻求医护人员在此期间对服务对象给予更多关注及照顾，避免其因情绪反复再次出现自杀危机。

第二阶段：提供支持，重构支持网络，协助重新树立生活信念。

针对服务对象出现的问题，协助服务对象制订问题解决计划，整合和链接资源协助服务对象解决问题，鼓励服务对象以积极的心态去应对问题，积极配合治疗和康复。

第三阶段：协助服务对象制订出院计划，促进服务对象自主能力提升。

与患者制订出院计划，肯定服务对象在过程中作出的改变和勇气，鼓励其以正面的态度看待生活中的困难。

第四阶段：跟进服务对象离院后的情况。

自杀未遂是之后发生致死性自杀行为的重要风险因素，需对此类服务对象加强随访。服务对象离院后 1 个月内进行电话随访，询问服务对象精神、饮食、睡眠、活动、人际交往和身体恢复状态等，综合评估服务对象的心理健康状况。

（三）医护人员危机介入

1. 心理危机的概念

美国心理学家卡普兰认为，每个人都在不断努力保持一种内心的稳定状态，保持自身与环境的平衡和协调。当重大问题或变化发生使个体感到难以解决、难以把握时，平衡就会打破，内心的紧张不断积蓄，继而出现无所适从甚至思维和行为的紊乱，即进入一种失衡状态，这就是危机状态。

2. 社会工作者介入的评估标准

可使用心理评估量表进行评估，如危机干预评估量表（他评用）并在相应评分下进行干预。

3. 医护人员常见的心理危机

（1）长期承受超负荷的工作压力，个人空间被挤占，心理"不堪重负"。循环往复的工作内容使医护人员长期压力紧绷、非工作时间被侵占，容易对工作产生抵触情绪，出现情绪爆发、消沉、悔恨等情绪。例如，某医生工作压力大，面对患者问询、书写病历等大量工作，感觉没有私人空间，焦虑紧张，在面对患者质疑时情绪失控。

（2）长期面临不良刺激的压力产生的焦虑和抑郁等问题。每天面对生理和心理存在各种障碍的特殊人群，患者和家属的痛苦、焦虑、绝望等负性情绪不断刺激医护人员的神经，加之患者和家属对疾病诊治期望过高的状况，使医护人员出现焦虑、抑郁等心理问题。如某科室被患者投诉，该科护士疑心是由于自己的过失导致工作出现问题，因而无所适从、焦虑。

（3）身心耗竭状态。长时间从事医疗工作出现的职业倦怠和身心疲惫状态，容易出现以下情形：疲乏感、厌倦感、力不从心感、无能感、淡漠、敌意、易激惹、注意力不集中、工作动机削弱、工作效能下降、睡眠障碍、饮食及体重改变。

（4）特殊情境下引发的心理危机。如面临等级考试、职称评选、发表论文等事件时出现的个体或群体心理危机。

4. 介入目标

缓解焦虑情绪，协助应对危机；提升危机应对的能力。

5. 介入流程

第一阶段：了解服务对象信息。

向科室护士长、主任了解服务对象的相关信息，包括姓名、年龄、心理危机的情况。

第二阶段：评估服务对象情况、建立关系、确定是否介入、制订计划。

自我介绍，表明来意，询问服务对象是否愿意同社会工作者进行沟通。

评估服务对象的心理和情绪状态，注意是否有抑郁症或精神疾病的情况，如有类似情况需要联系服务对象家属并建议去精神专科就诊。

如无上述情况，可进行介入，与服务对象共同制订服务计划。

第三阶段：引导服务对象释放情感、进行心理调适。

在获得服务对象初步的信任后，运用同理、倾听、鼓励等支持性技巧鼓励服务对象表达自己的情感，进行宣泄和释放。

第四阶段：提供支持、引导服务对象以积极的心态应对心理危机、扭转错误认知。

运用认知行为疗法、当事人中心疗法、社会网络搭建等方式，协助服务对象应对危机，并注入希望引导服务对象以积极的心态面对心理危机。

第五阶段：巩固心理危机的调适效果，协助服务对象树立正确的自我认知。

运用现有的沙盘、音乐放松等方式协助服务对象进一步、持续性地进行自我情感的表达，提高服务对象对自我的关注和认知。

四、实务案例

（一）背景介绍

社会工作者部接到急诊电话，接诊一遭受意外的幼儿，医生正在努力抢救，但由于幼儿伤势过重，极有可能会死亡，随幼儿一同前来的母亲情绪激动，且没有其他家属跟随。希望社会工作者能够给予该母亲以支援，协助其应对危机。

（二）社会工作者评估

社会工作者接到转介电话后，进行简单梳理，根据项目危机介入标准进行评估，认为情况符合下列标准：患者突然离世，患者家属情感上无法接受，出现一些情绪爆发的情况；患者家属年幼或者患者家属因为悲伤过度，无法处理接下来的身故流程；随后，按照指引当中的介入流程，社会工作者进行服务介入。

（三）介入目标

在有限的时间内帮助逝者家属处理告别情绪，协助应对处理逝者的身后事务。

（四）介入流程

第一阶段：服务介入

（1）社会工作者向急诊科了解患者和家属的基本情况。

幼儿：1岁，因意外窒息送入急诊，送来时已经没有生命体征，目前已经抢救半个小时，基本没有生还可能；

幼儿母亲：姓名小芬（化名），第一时间发现了孩子的意外情况，在邻居的协助下前来医院，是否有其他家属尚未可知，目前情绪激动，多次强调"一定要救活我的孩子，不然我就投诉你们"。

其他情况：因幼儿遭遇意外事故，急诊科通知了派出所，警察目前已经在急诊处等候。

（2）社会工作者做必要的准备工作。

人员和分工：因该事件涉及与警察、院方的协调沟通，所以协调2名社会工作者进行介入，一名负责与幼儿母亲小芬沟通，进行情绪疏导，协助面对哀伤；一名负责与警察、院方协调，为幼儿母亲提供必要的便利和支持。

（3）心理建设和物资准备。

社会工作者按照短期哀伤辅导的流程进行心理梳理，并携带纸巾、水杯与小芬见面。

（4）服务介入。

社会工作者进行自我介绍，表明可以陪伴小芬，提供一些帮助。小芬抓住社会工作者的手，说希望医院救活自己的孩子，并主动开始与社会工作者说孩子的情况，社会工作者找到契机介入服务并开始倾听和回应。

因目前仍在抢救，暂时没有宣告幼儿死亡，因此社会工作者判断，小芬还未出现真正的情绪爆发，需要做一些预防工作，确保在听到噩耗时的人身安全。（一般情况下，幼儿家属情绪爆发会危及个人安全，出现一些极端情况，如自残、自杀或者晕厥等。）

此时社会工作者A负责陪同小芬，社会工作者B负责沟通协调。

第二阶段（社会工作者A）：协助梳理家庭支持网络，寻找家属协助应对危机和接下来的流程。

社会工作者引导小芬前去急诊观察室，观察室较为安静，且房间内有软包，较为安全。在初步安抚小芬的同时，询问其家庭情况，获知小芬为外地人，丈夫目前在看守所，并未有家人在本地。在小芬发微信时社会工作者询问联系人，才知道孩子的大伯（丈夫的哥哥）与小芬和丈夫来往比较多，社会工作者说明目前的困难情况，希望小芬能同意其来协助，小芬告知社会工作者电话，联络孩子大伯前来医院。

第二阶段（社会工作者 B）：沟通了解各方流程，协调并寻求支持，制订接下来的工作计划。

（1）社会工作者与警察沟通，了解警察接下来的工作流程。因幼儿涉及意外死亡，需要等待法医前来采集样本；幼儿死亡流程办理结束后需要带幼儿母亲前去派出所做笔录。

社会工作者寻求警察支持：目前案主的情绪比较平稳，但在医生告知幼儿死亡后有可能会出现情绪爆发，发生伤害自己或他人的情况，希望警察协助给予必要的保护（日常工作阶段医院的保安、辅警也可以承担这一工作），警察同意。

（2）与医生沟通，了解幼儿的抢救情况，医生告知社会工作者幼儿抢救无效死亡，稍后会需要小芬签署相关文件。社会工作者与医生沟通协调：幼儿因意外事故死亡，法医需要前来采集样本，需要一段时间；小芬面临孩子意外死亡的情况，会有较大的情绪波动，还可能会质问或伤害医生，提醒医生注意措辞并保护自己。一般情况下母亲会要求见孩子，但在抢救室见秩序比较混乱，与医生商量是否可以前去太平间做告别。随后医生与社会工作者达成共识，待法医结束采样后再向小芬宣布孩子死亡，待小芬签署文件后可前去太平间进行告别。

第三阶段：协助家属与逝者进行告别，鼓励家属进行情感宣泄。

社会工作者陪伴小芬来到太平间，引导小芬与孩子进行告别，宣泄情绪，用同理、共情等支持性技巧协助其应对情绪问题，并用一些肢体动作进行安抚，如拍拍肩膀、递纸巾。刚开始小芬非常悲痛，随后陷入了不相信孩子离世的情绪中，社会工作者决定暂时以陪伴和倾听为主，见到孩子大伯后再与其沟通小芬的情绪安抚事宜，利用家属的力量帮助小芬走出悲伤。

承认丧失、宣泄哀伤是哀伤辅导的两个流程，也是遭受亲人离世时的必经环节，需要一段时间，社会工作者不需要在短期的介入中一定达到这两个目标。

随后，社会工作者陪同小芬前去派出所做笔录，并在派出所见到了孩子的大伯。

第四阶段：寻求支持网络，协助应对危机。

社会工作者在与小芬的沟通中了解到小芬的社会支持网络非常薄弱，基本没有亲友，于是寻求正式和非正式的支持网络对小芬提供帮助。

孩子的大伯是社会工作者唯一可以接触到的家属，社会工作者与其沟通小芬目前的情况并希望他给予支持。社会工作者告知孩子的大伯，小芬目前不相信孩子离世的事实，这是亲人离世后的正常表现，需要家属在旁边陪同并进行引导，避免小芬想不开出现自杀或自残的行为；需要家属协助应对孩子的死亡丧葬事宜，孩子会转送至南海殡仪馆，如果接下来想见孩子需要去南海殡仪馆，并告知电话和地址。

转介居委会和桂城妇联。将小芬的详细情况告知居委会和桂城妇联，并进行服务转介商议。妇联表示会提供心理咨询师上门，并进行入户探访，关注小芬的安全和情绪状况。

第五阶段：关注后续情况，给予持续关怀。

在小芬孩子离世后 2 天和接下来的 2 周内，社会工作者电话随访了孩子的大伯，了解小芬的情绪状况。虽然小芬经过家人的引导已经相信了孩子离世的事实，但陷入了情绪低落期。

为避免小芬独自在家时发生意外，社会工作者与桂城妇联积极沟通，将小芬的情况也转介至社区妇联和社区综治维稳治安巡逻队。妇联定期进行上门探访，治安巡逻队在每天巡逻过程中途经小芬住处时会观察小芬的安全状况，至此，医务社会工作者介入患者短期视角的哀伤辅导结案。

五、成效与反思

医务社会工作者以购买服务的方式进入医院，不只是作为服务机构完成合约要求的服务内容，而应充分发挥社会工作者的专业优势和关怀特殊群体的使命，与医护人员开展紧密配合，从第三方的角度看这个场域内需要服务的群体，在医院和政府制度框架内给予支持。对服务对象而言，他们的问题得到解决或自身解决问题的能力得到提升；对医院而言，危机的化解，向社会展示了医院以患者为本，有助于建立正面的医患关系，同时无形中降低了因危机而产生的直接的经济成本；对社会工作者而言，也是一次次宝贵的专业能力提升的机会。

　　另外，作为第三方机构要真正嵌入医院环境，而非仅仅是进驻，需要社会工作者付出大量的精力与院方相关部门、科室、社区多方进行沟通协调，以及通过日常的工作进行磨合，才能有很好的默契进行转介与合作。从制度层面来说，很多时候制度只是一个框架性的内容，真要实施的时候，需要各部门、各地区根据实际情况进行梳理。

参考文献

　　[1] 刘宗超，李哲轩，张阳，等. 2020 全球癌症统计报告解读 [J]. 肿瘤综合治疗电子杂志，2021，7（2）：1 - 14.

　　[2] 国家卫生健康委疾病预防控制局. 中国居民营养与慢性病状况报告（2020 年）[M]. 北京：人民卫生出版社，2022.

　　[3] 刘继同. 改革开放 30 年以来中国医务社会工作的历史回顾、现状和前瞻 [J]. 社会工作，2012（4）：19 - 25.

　　[4] 季庆英. 全国医务社会工作发展概况 [C] //2020 年中国社会工作教育协会医务社会工作专委会年会暨健康社会工作理论与实践研讨会，福州，2020.

　　[5] 柴双. 医务社会工作将成为医疗机构的"标配"——《进一步改善医疗服务行动计划（2018—2020 年）考核指标（医疗机构）》[J]. 中国社会工作，2018（34）：4 - 6.

　　[6] 范斌. 健康社会工作的理论、实践与政策 [C] //2020 年中国社会工作教育协会医务社会工作专委会年会暨健康社会工作理论与实践研讨会，福州，2020.

　　[7] 阎玮婷，陆培兰，方秉华. 综合性医院医务社会工作者的探索与实践 [J]. 中国卫生资源，2015，18（6）：441 - 442.

　　[8] 郑兴东，柴双，代文瑶. 综合性医院医务社会工作实务模式探索——以上海长征医院的社会工作实践为例 [J]. 中国社会工作，2017（18）：24 - 29.

　　[9] 罗乐宣. 鹏城医改荟 [M]. 北京：科学出版社，2020.

　　[10] W. 理查德·斯科特. 制度与组织：思想观念与物质利益 [M]. 3 版. 姚伟，王黎芳，译. 北京：中国人民大学出版社，2010.

　　[11] 卢玮，吴文湄. 医务社会工作多重服务逻辑的合法性路径研究——以深圳市儿童医院为例 [J]. 学术研究，2019（6）：58 - 65 + 177 - 178.

　　[12] 刘继同. 构建和谐医患关系与医务社会工作的专业使命 [J]. 中国医院管理，2006（3）：15 - 18.

　　[13] 杨敏. 作为国家治理单元的社区——对城市社区建设运动过程中居民社区参与和社区认知的个案研究 [J]. 社会学研究，2007（4）：137 - 164 + 245.

　　[14] 刘继同. 转型期中国医务社会工作服务范围与优先介入领域研究 [J]. 北京科技

大学学报（社会科学版），2006（1）：6－12.

　　［15］刘继同. 医务社会工作及其使命［J］. 医院管理论坛，2005（6）：10－16.

　　［16］刘继同. 中国精神健康社会工作时代来临与实务性研究议题［J］. 浙江工商大学学报，2017（4）：100－108.

　　［17］郭永松，吴水珍，张良吉，等. 美国及中国港台地区的医务社会工作状况及启示［J］. 中国医院管理，2009，28（2）：21－22.

　　［18］刘岚，孟群. 当前我国几种医务社会工作实务模式比较［J］. 医学与社会，2010，23（2）：36－38.

　　［19］唐咏，魏惠兰. 个案管理模式兴起及其在医务社会工作中的启示——以癌末病患照顾者为例［J］. 社会工作（学术版），2011（6）：46－50.

　　［20］杨瑞，李永斌，王芳，等. 社区卫生服务站人力资源现况分析［J］. 医学与社会，2011，24（1）：8－9.

　　［21］周文利，董建琴，杜雪平. 医务社会工作者在社区卫生服务中的作用评价研究［J］. 中国全科医学，2012，15（25）：2866－2869.

　　［22］王献蜜，胡艳红. 医务社会工作者在医院中的功能［J］. 中华女子学院学报，2011，23（5）：119－124.

　　［23］王一帆，孟楠. 国外医务社会工作者的发展、现状及启迪［J］. 卫生软科学，2010，24（6）：566－568.

　　［24］张莉祥. 社区健康服务与医务社会工作介入的领域［J］. 健康必读（中旬刊），2012，11（6）：76－77.

　　［25］郭永松. 医学整合与医务社会工作在社区的发展［J］. 医学与哲学，2009，30（9）：10－13.

　　［26］刘斌志. 医疗照顾社区化与社区医务社会工作的发展［J］. 中国全科医学，2008（5）：451－452.

　　［27］李义军. 医务社会工作对疾病治疗康复的介入思考［J］. 医学与哲学（人文社会医学版），2009，30（7）：36－38.

　　［28］杨卿，王志中，姚尚满. 医务社会工作参与社区卫生服务体系的优势及实践路径探析——基于整合型医疗卫生服务的视角［J］. 卫生软科学，2021，35（4）：76－79.

　　［29］吴洁研. 从"残缺"到"正常"：病友组织社会工作介入女性乳腺癌患者的可行性研究［D］. 武汉：华中师范大学，2019.

　　［30］禤文健. 社会工作参与社区健康促进服务的实践研究［D］. 上海：上海师范大学，2020.

中篇：

医务社会工作
特殊领域

第三章　和谐医患关系与医务社会工作

第一节　和谐医患关系社会工作服务

一、服务背景

2007 年 10 月，深圳市委、市政府出台《关于加强社会工作人才队伍建设推进社会工作发展的意见》（简称"1＋7"文件）提出了"一院一社会工作者"的医务社会工作者发展目标。2008 年 10 月，深圳市民政局通过政府购买医务社会工作服务，与深圳市卫生局和社会工作机构签订三方服务协议，以第三方派驻形式进驻 6 家市级医院开展社会工作服务，深圳首批 8 名医务社会工作者起航。最初的岗位职责中各医院均设置了"协助处理医疗投诉、医患冲突或纠纷、促进医患沟通、改善医患关系、创建和谐平安医院"，分别派驻到处理医患关系问题的科室，如医务科、院办、保安处等科室。可见，各方对医务社会工作者的定位与医患和谐关系密切相关。医务社会工作者主要在医患关系中发挥预防、调和、缓解医患矛盾的作用。当前医务社会工作者的角色和定位已作为第三方的身份被医院认可，并赢得了患者以及医护人员的信任，顺利地开展社会工作专业服务。随着服务的深入和医务社会工作者进驻市区街道各级医院，逐渐由补救型转向预防型和发展型。

有关资料显示，因医疗事故引起的医患纠纷仅占 3％左右，绝大多数纠纷源于医疗服务过程中的医患沟通不足。2017 年度的全国医务工作者从业状况调研结果显示，"有八成医务人员称当前我国医患关系紧张，其中急诊科和麻醉科医务人员的感受最为强烈"，在造成医患关系紧张原因的认知上，89.8％

的医务人员认为"医患沟通不畅"是主要原因。全国高等医学教育研究所副所长郭永松将其概括为：在服务中加强医患沟通，在沟通中改善关系，在改善关系中发展医疗服务，形成"服务—沟通—调解—发展"的基本工作思路。医务社会工作者以第三方"嵌入式"的身份介入医患关系开展专业社会工作服务，在医疗环境和人文关怀建设中日益发挥着积极的作用和实际的效果。医务社会工作者不同于一般的社会工作与志愿者服务，是现代医疗卫生服务、公共卫生服务以及生物心理－社会医学模式转变的必然要求，是一个衡量医疗卫生服务水平的重要指标，对缓解我国紧张的医患关系、改善就医具有重要意义。经过 10 多年的实践经验，医务社会工作者在服务过程中不断总结出了介入医患关系的干预方法与策略，探索出符合本土化发展的医务社会工作者介入医患关系的实务模式。

二、服务领域特点

随着经济发展及现代医学观念更迭，人民群众对健康的需求不断增长，对健康的定义已不局限于身体没有疾病，而是注重整体健康，即追求身体、心理和社会适应的完满状态，患者对医疗服务的多元需求，超出了目前医疗机构能够承受的负荷，无法得到关注及满足直接影响患者对医疗机构的满意度和配合度。医疗卫生体制改革仍在进行中，人们对健康需求不断增长，疾病图谱发生变化等客观现实问题已经显现。社会问题与健康问题互相交织，多重因素导致健康问题已经不再是疾病治愈、身体功能恢复那么简单。医务社会工作者在医患和谐服务中，围绕"健康问题＋社会问题"展开服务探索，协助患者解决和增强在就医过程中遇到各种问题和风险的抵抗力，帮助患者适应疾病带来的生理、心理的变化；强化患者面对疾病的抗逆力，提高与疾病抗争的信心和动力；协助医疗卫生系统及医护人员开展各种有关医患沟通的工作，提高医患双方的理解与合作，促使病患及其家庭、医疗卫生环境和状况及其公众医疗宣传教育达到一个和谐的状态，提高病患自身的生活质量和创造融洽的医疗环境。

（一）患者的特点

1. 跟不上"e＋医疗时代"的老年群体

随着社会的发展，"e＋医疗时代"的来临，"互联网＋"医疗服务平台在医院全覆盖，如网上挂号、缴费、查看结果等，通过手机均可完成，诊疗优化给中青年群体带来便利，但老龄化社会的到来，使老年人成为医院就诊的主力军，而老年人群体则陷入了焦虑、手足无措的境地，由此带来的负面情绪容易引发医患矛盾。

2. 依赖网络的中青年群体

"互联网＋"带来信息便利性使中青年群体获益匪浅，同时这种依赖上升到当自己或家人不适或患病时，第一时间是上网查找相关资讯自我救治，而非马上到医院就诊，效果不佳时才去医院就诊，此时，医生的诊疗结果和自己预判有差异时，则会质疑医生，从而引发医患矛盾。

3. 舆论感性表达的自媒体群体

"互联网＋"背景下的自媒体时代，人人都是信息传播媒介，特别是自控力弱的群体，凭感觉受到了医院不公平待遇，主观发圈（微信/微博等），从个人感受的角度发布遭遇，为了吸引关注、增加转发量，还会配上一些容易误导人的照片，增加事件可信度。医患关系本身就是社会各界都比较关心的敏感话题，一经发布，因转发者众多会迅速发酵，影响范围会不断扩大，易发生诱导舆论偏斜，引发医患矛盾。

（二）供需特点

1. 患者期望与医学水平之间的信息认知不对称

随着社会经济的快速发展，人们对健康的需求也更加多样化、个性化，想得到更方便、及时和满意的医疗服务，同时也出现一些患者对医院和医生寄予不切实际的期望，一旦患上重大疾病，认为只要住进医院，交了钱，就等于进了"保险箱"，如果治疗后病情没有起色，就认为是医院未尽到应有的责任，对医生和医院产生不满情绪。

2. 疫情下的支持与患者实际需要之间的不平衡

新冠肺炎疫情暴发以来，抗疫应战将改善医患关系带到了一个新起点，人们对医务工作者有了更多的理解和尊重。然而疫情常态化下，医院诊疗及院内特殊环境的管理，入院前核酸检测和家属陪护及活动范围受限等，患者及家属支持不足，无形之中焦虑情绪反映出对医护人员的不满。

三、服务设计与内容

（一）服务目标

通过个案、小组、社区等工作手法促进医护与患者及家属之间良好沟通，加强对患者及家属的心理支持与关爱，多方联动改善就医环境和体验，引导客观正向传播，创建和谐医院氛围。

（二）主要服务内容和核心服务策略

长期以来医患关系都是一个热点话题，而医患关系的紧张是由多种因素造成的，医患关系的服务也是多元的，结合医务社会工作者多年实务经验，梳理出主要服务内容和核心服务策略。

1. 主要服务内容

（1）读故事："生理－心理－社会"全人介入。医务社会工作者在服务中以"生理－心理－社会"新的医学模式介入服务，强调"以患者为中心"的人文主义，提供个性化、整体化的医疗，读取患者生病以来的"生理－心理－社会"层面的全人故事，将其运用在患者服务的问题分析、介入计划制订和效果评估等方面。具体开展服务时，社会工作者不仅关注患者的身体情况，而且更着重于心理与社会层面的问题介入，从"全人"的角度协助病患讨论与明晰因疾病带来的心理情绪、人际关系、婚姻家庭、工作等的变化或存在的问题故事，并分析与挖掘周边资源，制订适切的病患服务方案与策略，减少因患病带来的困难与问题。

（2）讲故事："医、护、社"跨学科团队联合介入。医务社会工作者在服务中与医生、护士、康复师、营养师等多学科专业人员建立了良好的互动与合作关系。在服务中，"医、护、社"多学科团队以患者"全人视角"为中心，医务社会工作者将读取的患者故事线，围绕疾病分享给跨专业团队，共同参考借鉴患者整体性的信息，对患者服务进行服务有效性介入，特别是复杂案例，医务人员邀请前来"会诊"，共同探讨患者的疾病影响，不同的专业人员提出该专业领域的处理解决方法，结合服务对象实际情况，通过综合讨论分析，得出最终的疾病治疗与医务社会工作服务方案，减少因患病带来的困难与问题。

（3）听故事："全病程管理"介入。在医务社会工作者服务中，不同阶段的患者不同的经历故事对其诊疗康复有着不同的影响，新症患者早期对突如其来的疾病恐慌故事、中后期对疾病预后达不到期待而焦虑的故事、临终来不及完成心愿或表达的故事等。以"全病程管理"服务措施将个案管理与全程照护相融合，以跨区域全程协作管理方式，从患者的疾病初诊、入院适应、住院治疗、出院康复等环节听患者内心表达，综合考量建立一套系统的评估、照护、个案自我照顾能力提升的方案，为患者整合出院服务准备、双向转诊、出院随访以及个人化的健康管理档案，提供连续性整合照护的全程闭环管理，使患者在病程发展的各个阶段的故事都能获得倾听、关注与照护，以提升身体康复速度、减少因患病带来的困难与问题。

2. 核心服务策略

（1）关注：医务社会工作者为医患沟通搭建桥梁。医务社会工作者关注患者并倾听其故事，对新入院患者进行初步评估，必要时则利用相关量表，对其心理、社会状况进行更进一步的筛查与分析，对有需要的患者进行及时跟进。也有一部分患者是在日常病房走访、医护转介或主动求助等接触中，发现有医患沟通问题，进行及时评估和介入，搭建医患沟通桥梁，将专业的医学知识转化为患者能接受的资讯，寻求合理有效的解决方法和途径。医务社会工作者在介入过程中，鼓励双方通过疾病背后的故事，多换位思考，医生体谅患者感受，患者体谅医生难处，理解大家都是为了共同目标在努力，促进有效交流和沟通，特别是在医患冲突初期，效果较为显著。

（2）再现：医务社会工作者为患者搭建支持网络。患者生病后需要更多的关爱和支持，将"关注"中所接收到的信息，为之赋予合适的意义，特别是在医院这个特殊的诊疗环境中，医务社会工作者根据患者的情况，从个人、家庭和社会三个层面出发，寻找可支持的人或可支持的方式，如最亲密的人、最能给支持的人、最愿意倾听的人、最有办法的人和线上或线下各种可支持的方式，在病区还可以开展同质性患者或家属有限交流的小组活动，为患者和家属提供与疾病诊疗相关的心理支持、沟通支持、照顾支持、健康知识支持等。在活动中，邀请医务人员为患者答疑解惑，拉近情感距离，促进医患支持共建；在病友互助支持网络中，病友的支持很有力度，使患者不孤单还有经验可以学习和借鉴。此外，在患者社会支持网络搭建过程中，医务社会工作者不定期举办互动会、小组活动、工作坊等，能使患者了解相关基本医学知识，使其能在一定程度上增加对医学技术有限性、高风险性、动态变化性和不可预见性等的认知，从而提高对医务人员的理解与信任，避免高医疗预期引发医患关系不良。

（3）归属：医务社会工作者为医患双方促共融。患者生病后初步接触医院环境和医护人员，通过"关注、再现"，逐步形成归属感，建立积极的关系。医务社会工作者联动志愿者提供各类志愿服务，倡导社会关爱和营造互助的和谐就医氛围，促进人文关怀，如通过端午节、中秋节、重阳节、冬至节、春节、元宵节等传统节日，护士节、医师节、爱眼日、糖尿病日、抗癌日、精神卫生日等医疗相关节日，以及各病种的病友会活动、探访活动、导诊助网约等，借此助力患者院内就诊适应、增加好的就诊体验，同时丰富患者的住院生活、促进彼此了解，创建共融机会，改善医患关系，促进融合与归属感，加强正向引导传播。

（4）循环：医务社会工作者参与患者满意度测评。叙事医学在医院逐步推广，也陆续有医院开展"叙事医学中心"，医务社会工作者参与服务推动开展，共学"叙事医学"在诊疗中的应用，协助医院开展"患者满意度调查"，通过与患者的对话交流，收集其对医务人员服务态度的反映，积极与患者沟通，了解其诊疗、康复背后的故事，汇总分析患者意见和建议，形成报告反馈给院方，以促进优化与改进服务；同时也积极参与护理部医疗服务质量会议，结合临床对患者深入了解，给护理团队举行"患者满意度调查与改进"培训，为医疗服务建言献策，促进医疗改善、医患和谐。

四、实务案例

患者踢人事件的社会工作者介入

（一）背景介绍

1. 服务对象个人及家庭基本情况

阿勇（化名），男，52岁，广东揭阳人，来深15年，居住在龙岗区，是一名公交车司机。服务对象育有一儿一女，女儿成家在惠州，儿子无业在找工作，服务对象妻子患有结肠癌，在老家生活，老家还有八旬母亲。

2. 服务对象疾病情况

服务对象患有糖尿病，因身体不适住院治疗，其心脏、胆、胃不好，并且肺部检查有阴影，需要进一步确诊。

3. 患病后服务对象情绪及行为表现

服务对象住院期间情绪比较暴躁，在其做胃肠镜后 2 小时内不能进食，2 小时后只能吃些流食，护士叮嘱其不能吃馒头之后，服务对象发脾气，把水洒向隔壁床，还踢到了护士，护士长将其转介给社会工作者。

4. 服务对象家属、亲友支持情况

非正式社会支持方面，服务对象的母亲、妻子身体不好，女儿怀孕无法提供照顾。服务对象没有什么亲戚在深圳，住院时无朋友能陪同，朋友支持较为薄弱。正式社会支持一般，服务对象有社保，可以报销一部分医疗费用。

（二）分析（需求）预估

叙事医学是"由叙事能力所实践的医学"，而叙事能力指的是"认识、吸收、解释并被疾病的故事所感动的能力"。叙事医学充分挖掘了个体的叙事能力，由此在很大程度上整合了医学的专业性与普世性，为科学与人文之间的交流开辟了通道。关注叙事能力，提倡医者或患者把就医过程中病例之外的细枝末节、心理过程乃至家属的感受都记录下来，使临床医学更加富有人性，更加充满温情，弥合技术与人性的鸿沟，丰富人类对生死、疾苦的理解和认知，深化人文精神、医学专业素养与职业理解，发展医者共情、沟通、有效倾听的专业（心理）能力。也为紧张的医患关系"松绑"，令医学人文精神回归。

服务对象讲述关于自己的故事，他身体不适住进了医院，发现肺部有阴影，对此产生了很多担心和顾虑，女儿有孕在身赶来照顾自己也让他颇有歉意；关于家庭的故事，妻子患有结肠癌，花费甚多，儿子目前没有工作，服务对象是家里的顶梁柱，承担整个家庭的经济重担；关于外部对服务对象影响的故事，其老家有土地纠纷的问题没有得到妥善处理，母亲还曾经因为土地纠纷冲突被打入院。服务对象所遭遇的一系列问题导致其在住院期间情绪不稳定，在非理智的情况下与护士产生不愉快并且踢到护士。服务对象踢到护士不仅仅是他个人的问题，背后还有诸多其他因素导致他情绪不稳定做出过激的行为。社会工作者首先需要协助服务对象处理好踢到护士这个事件，其次是讨论后续治疗计划、提供经济援助等。

（三）服务计划

1. 服务目标

（1）服务前期：社会工作者接到转介后第一时间"关注和倾听"医患双

方此事背后的故事，调查了解事情的前因后果，对医患产生矛盾的症结点进行分析，站在客观中立的角度进行介入。

（2）服务中后期：舒缓服务对象的负面情绪，通过"再现"帮助服务对象重塑意义建立信心，以更为理性平和的心态面对自己以及家庭当前遭遇的困境。

2. 服务策略

（1）在医患冲突类的案例中，每个人都有自己的故事去反馈陈述事件，发表自己对事件的意见。社会工作者要第一时间走访服务对象、护士长，了解事情的始末，客观求证，还原事情的真相。

（2）在处理医患的冲突矛盾方面，社会工作者可以扮演多种角色，首先社会工作者可以作为一个倾听者，认真倾听和关注患者当前的困难处境，帮助患者舒缓当前暴躁焦虑的情绪，同时帮助患者分析自己为何会出现情绪失控踢人的情况，让患者对这个事件有更客观的认识；其次，社会工作者借助自身客观中立的角色发挥好信息情感的传递和反馈功能，让医务人员了解患者情绪背后的故事，促进换位思考与接纳理解，增加双方之间的共情与理解互信，建立积极关系；最后，社会工作者可以作为咨询者协助患者作出解决问题方案。

（四）服务计划实施过程

1. 第一阶段：倾听和读取患者疾病故事，调查了解事件始末

首先社会工作者向护士长了解事情的原委。护士长陈述如下：服务对象因糖尿病住院治疗，做胃肠镜后 2 小时内不能进食，2 小时后只能吃些流食，护士叫他不能吃馒头之后，服务对象发脾气，把水洒向了隔壁床，并踢到了护士，而且服务对象住院期间情绪比较暴躁。对服务对象伤到护士的行为应该由医院警务室或警察介入。护士长还告诉社会工作者服务对象出院的时间，他的妻子患有肿瘤等基本信息。

随后，社会工作者跟随医生查房了解到服务对象的病情：服务对象患有糖尿病，胃肠镜检查结果无大碍，不过之前肺部有阴影，需要进一步确诊。

随后，社会工作者找服务对象进行了面谈，了解服务对象的基本信息、情绪暴躁的原因以及出院计划。经社会工作者了解和分析发现，服务对象在住院期间情绪不稳定有以下几个方面的原因：一是老家的土地纠纷问题。家里与亲戚有土地纠纷，寻求律师介入，法院的判决是先到土地局解决土地集

体产权问题。律师告诉他土地局受理调查这个案件，比较难推进。对方还经常把尿倒到他们家门口，服务对象的母亲 80 岁高龄，身体不太好，母亲与对方因土地也发生冲突，曾被打入院。二是妻子这几年生病花费了几十万元，现在每月还需要支出一笔医药费，他是家里的顶梁柱，需要靠自己赚钱养家，如果去肿瘤医院进一步检查肺部确诊是恶性肿瘤，他和整个家庭将面临巨大的压力。三是当天护士未叮嘱他和他女儿做完胃镜后不能进食，导致他没有提前订好粥，胃镜后女儿买不到粥，而他肚子又很饿，所以很生气，感觉大脑供血不足。家庭正遭遇两个大事件，导致服务对象一直处于高压状态，本次住院加重了他的负面情绪，胃镜检查后没有粥喝这件事成了引发他暴躁情绪和过激行为的导火索。

社会工作者对服务对象当前的处境表达了同理，接二连三遭遇这么多事情作为一家之主确实承受了极大的压力，也对服务对象对整个家庭的责任表示肯定。同时，社会工作者引导服务对象思考：心情不好、情绪不稳定对治疗是有利还是不利的？

然后社会工作者帮助服务对象一起分析，当时为什么会产生过激的行为：服务对象在家庭中承担了赚钱养家的重任，老家的土地纠纷处理难度很大进一步加重了他的压力，目前身体不舒服生病住院，检查出肺部有阴影，但是病因不明，这让服务对象产生了很大的担忧和恐惧，巨大的生活压力加之担忧恐惧让他在外部事件的刺激下情绪爆发并产生了过激行为。

服务对象表示，当时自己没有意识到踢了护士，对此自己也很后悔。社会工作者引导服务对象思考，虽然当前这些遭遇很不幸，但是他的行为却对医护人员产生了伤害，伤及了无辜。即使护士有沟通不到位的问题，可以如实跟护士长沟通反馈。经过沟通辅导，服务对象情绪逐渐平稳，也意识到自己由于情绪失控对护士造成了伤害，应该作出诚恳的道歉。

2. 第二阶段：讲述患者故事，促进问题解决

与服务对象面谈后，社会工作者向护士长和护士分别作了反馈，告知护士长和护士服务对象会出现情绪失控背后的故事。通过讲述患者背后的故事，她们对服务对象的行为有了重新认识，也将事件通过"外化"与人剥离，患者和护士也分别看到了事件激发的背景，理解患者情绪爆发不是护士就"饮食交代"这件事引发，而是聚集了一系列事刚好在这个点上爆发了。护士长向社会工作者说明了当天的情况，护士非常忙碌，每个患者的特殊情况和常

157

规情况术后医嘱均会有提醒和交代，护士可能没有关注到患者当时的状态，未能精准接收到交代事项，结果导致没有提醒患者提前订粥并在胃镜检查后食用。当护士劝其不能进食馒头，患者又饥饿难忍，就发生了无意识状态下的肢体冲突，护士对当下患者的行为反应在不知道他背后的故事时也确实不能接受。现在了解了患者的情况，也提醒我们在今后交代执行事项，不是单一的告知，而是关注患者是否精准接收到是很重要的，为后续诊疗服务改进提升和注意事项方面也有一定的促进作用。

后来，服务对象情绪稳定后，向护士长和护士作了诚恳的道歉，护士接受了服务对象的道歉，护士长和护士都表示理解，后续沟通也会多关注患者的情况，肢体冲突事件将不再追究。

3. 第三阶段：重建生命故事意义，提供后续关爱支持

虽然服务对象和护士之间的矛盾冲突及时跟进后得以化解，没有引发更大的激烈事件，但服务对象的后续诊疗、医疗费用等问题需要解决。服务对象出院后到肿瘤医院住院核查肺部阴影病灶，因心脏、胆、胃健康状态不佳，且患有糖尿病，需要治疗后评估是否可以活体化验。

医务社会工作者在服务对象转院后对其进行了电话随访。服务对象向社会工作者倾诉，女儿因生育问题治疗花费十几万元，好不容易怀孕了，又因上次自己住院女儿陪同做胃肠镜过于劳累，加上女儿性子急导致流产，这件事让他非常后悔。社会工作者对其进行了同理和共情，说明他的健康对子女和家庭来讲是非常重视的，积极检查配合治疗将是为家人尽自己最大的力量；服务对象的妻子一直在老家，其结肠癌手术申请了大病救助，报销了 2 万元左右，自己已向亲朋好友筹集了一些费用，所在车队还帮自己发起了募捐，如果后续诊断为恶性肿瘤，服务对象表示按之前的经验申请网络众筹。社会工作者向其介绍了大病救助资源和其他关爱基金等正式和非正式资源，让服务对象能较好面对后续生活。

（五）总结评估

服务对象因住院前妻子得癌症、老家土地纠纷等重大家庭困境，住院期间又因与护士沟通不畅一时情绪失控踢到护士。社会工作者在接到转介之后，第一时间进行了介入，分别向护士长、护士和服务对象调查了解情况，关注和倾听了服务对象的故事，共情服务对象的处境，平复了服务对象的情绪，外化服务对象经历的事件，引导服务对象对自己的情绪行为进行反思，重塑

生命故事意义，鼓励服务对象向护士长和护士道歉，顺利解决了这个事件，也避免了事件升级引发更大的矛盾冲突。

除了就医患之间的矛盾冲突进行介入，社会工作者还关注到服务对象个人和家庭困境，特别是在后续诊疗方面的经济压力困境，让服务对象更充分地感受到医院的人文关怀。

（六）专业反思

1. 叙事医学架起医患沟通新思路

处理医患关系类型的个案，医务社会工作者务必谨记保持客观中立的立场和态度，在跟进的过程中注重围绕客观事实倾听患者和医务人员背后的故事，对当时发生的事件进行调查了解与核对，分析发生事件的缘由，如发现信息有不一致的时候需要进行核实。社会工作者关注到患者遭遇各种困难甚至不幸时，会有情感上的触动，在服务过程中，社会工作者要将服务对象的遭遇与医患矛盾冲突事件分离开，尽量避免情感因素影响客观事实的调查了解以及对事件的分析判断，同时，在双方故事背后要将事件与人分开，分别看待事件背后的故事，更多一些接纳、理解和共情，让沟通更具情绪和人文关怀。本案例中服务对象对做好胃镜检查后饮食的健康宣教这一点认知不到位，也是造成冲突的关键原因。对病情知识学习与告知，患者需要主动了解参与，医务人员要依据患者的情况给予重点指引和支持。

2. 叙事医学推动医患双方相互理解和尊重

医务人员观察、记录病因与病理指标是患者的"疾病"，通过"叙事故事"了解到患者自身体验、叙述心理与社会性痛苦经历是患者的"疾痛"。本案例社会工作者发现服务对象疾病背后的故事，了解到患者的多项压力问题与需求，并根据紧急程度排序跟进，如服务对象当下的情绪、服务对象踢到护士事件、服务对象肺部进一步检查确诊问题、服务对象经济压力问题。通过轻重缓急分析，可以发现最重要、最紧急的是踢人事件的沟通处理，但也需要关注服务对象的情绪，情绪不稳定的情况下很难进行沟通，用心倾听和关注服务对象的故事后，同时分享给医务人员获得理解与支持，更好地处理和解决冲突问题，服务对象和医务人员在了解各自背后的故事后，共情对方，医患双方相互被理解和尊重。

五、成效与反思

构建和谐的医患关系是医疗活动的基础，医务社会工作者以第三方身份介入医患关系，是新时代医疗改革的需求和关键。医务社会工作者需要联动医护人员、病友志愿者、新症患者及家属，创造良好和谐的环境，及时推动系统中各个角色的互动沟通交流，医务社会工作者有时发挥主导作用，有时发挥协助作用。

（一）与叙事医学融合：医务社会工作者是医患关系的润滑剂

医务社会工作者是一门职业，有其专业价值观，在医患关系紧张的局面中，承担着协调者、沟通者角色，与叙事医学中心融合，特别是共情的能力，擅长解决医患各自所面临的困难，容易被医患双方接受。专业的工作交给专业的人，当患者需要更多的疾病信息、需要更多心理支持、需要被关怀的时候，医务社会工作者利用专业能力勇于承担，医护人员投入专业技术中，让患者得到更有信心的诊疗，当医护人员需要更多被理解的时候，医务社会工作者可以为其发声，医务社会工作者是医患的朋友。

（二）助力医患早期叙事共享：医务社会工作者早期介入有利于和谐医患关系的形成

从患者及家属来到就医环境中那一刻起，医患关系就已经开始，医务社会工作者早期的介入能够有效地预防医患冲突，创造更多的和谐因子。医疗环境对很多人来说是陌生的，尤其是当患者被确诊为重症需要治疗时，患者及家属会出现各种不适，但是对医护人员来讲，这个患者和家属、那个患者和家属可能没有差别，再加上医疗资源的紧张、超负荷的工作量，医护人员的重点在于攻克疾病本身，但是医务社会工作者的早期介入，让生物－心理－社会医学模式发挥得淋漓尽致。医务社会工作者早期及时关注到患者以及患者因疾病而产生的各种问题，包括心理状态、社会支持、医疗费用等，在一定程度上可以避免医患冲突的发生。

（三）生命故事的力量：挖掘传播病友志愿者故事是推动医患和谐的重要力量

对医疗技术水平高低、医德医风等最有发言权的是过往接受治疗的患者及家庭，俗称老病友，他们是一股重要的力量，他们面对医护人员有着最直接的感受，他们有过生命的交情，他们具有天然的共情能力，他们完全了解作为患者及家属的需求与心情，而作为患者及家属见到老病友那种眼里带着光芒的感觉是单纯依赖医护人员的语言告知治愈效果无法达到的。发挥老病友过来人"生命故事"的作用，自愿协同医务社会工作者、医护人员共同为患者及家属提供服务，老病友到病友志愿者身份的转换需要医务社会工作者与医护人员的动员和影响。

（四）医务社会工作服务是疾病叙事和疾痛叙事的桥梁

良好的服务是推动医患沟通交流信任的基石。在诊疗过程中，医务人员通过前测和倾听患者的故事，合理地考量并与患者交流互动，将有助于医务人员更好地理解患者与疾病，同时也能使患者以更加积极主动的态度配合治疗和康复。通过实现医者（疾病叙事）与患者（疾痛叙事）两种话语体系的良性互动，搭建起医患沟通的新桥梁，为当前紧张的医患关系"解套"，推动临床上医学人文的落地，弥合技术与人性的鸿沟，让临床医学更充满温情、更富有人文关怀精神。发挥医护人员专业能力，满足患者及家属需求，动员组织病友志愿者，解决信息不对称的疑问、发挥自治的功能，建立彼此的信任，从新症患者及家属到康复者及家属，从生理关注到心理、社会等方面的全人关怀，从医保政策到医疗救助的实施，助力全人健康的行动，医学是科学的更是人文的，因面对生命而多了更多附加值。

第二节 和谐医患关系的社会工作实践路径

——基于对患者的生理、心理、社会模型（BPS）视角

一、服务背景

从 20 世纪 80 年代起，随着我国医疗卫生体制的改革，我国医疗卫生事业进入了一个艰难的过渡期，医患矛盾频发。医改在提高患者的就医效果和减轻经济压力的同时，也对医护提出了更高的技术要求和道德要求，加之固有的医疗资源有限等问题，这一不平衡的发展加剧了医患矛盾并愈演愈烈。甚至出现越来越多的医闹和恶性伤医事件，例如深圳市第二人民医院"5·17"暴力伤医事件，患者治愈出院后未再返院复诊，因对治疗效果不满提刀杀人。此类医患矛盾经常出现在媒体报道中，且矛头多指向患者一方，造成医护的警惕心理，害怕医患矛盾而选择保守治疗，而病人又认为与医生隔阂太大，出现医疗事故将所有问题归结于某一个医生身上，在这样的环境下医护与患者之间容易失去交流，使医患双方的信息更加不对称，造成更深的误解和矛盾。

暴力伤医事件的发生，从另一方面也体现了我国的社会冲突，社会学家认为社会冲突也存在正向的一面，医患之间常常出现冲突，一些轻微的冲突即便出现很多次也不会对社会发展造成冲击，冲突有可能促进法律的修改和政策的转变，使整个社会结构更加稳定，但同时也不能任由冲突自由发展，而应该根据制度和规则努力化解。

公开数据显示，医务社会工作者发展最早的"北上广"三地，2019 年，医务社会工作者加起来不足 700 人，按照 500 张床位一名社会工作者的配备估算，"十三五"期间我国共需增加 12360 名专职社会工作者。但截至 2021 年底，医务社会工作者数量上都还未达标，在质量上更加难以量化。医疗服务不仅仅是提供生理药物治疗，医患关系也是临床方法和实践关系的一个组成部分，而医务社会工作者的引进可以极大减轻医护工作压力和患者的心理压力，关注医患之间的信息沟通，提高治疗质量。

二、服务领域特点

（一）影响医患关系的因素

1. 医护因素

工作负荷大。医护的工作时间长、压力大，有时因为突发病例或者疑难病例常常需要加班或者熬夜，得不到充足休息，医护人员需要连轴转，难以详细向患者解释病情，保持微笑服务每一名患者。

职业倦怠。医生声誉地位和工资常常与期望值不匹配，再加上国家政策经常调整，媒体频繁报道伤医事件，平时生活工作压力大等，医生容易产生职业倦怠。

部分医生医德差。医生是一份崇高的职业，但在医护这样一个庞大的群体中，仍然有部分医生收受贿赂，造成医疗救治上的不公正等，使患者对医生失去信任，引发医患矛盾。

部分医生医疗水平低。患者到医院就医，希望能够得到最好的救治，但有些医生由于经验或者知识积累不到位，患者对医生的水平产生怀疑，从而导致医患间出现分歧与矛盾。

2. 患者因素

期望过高。媒体对医疗科技的过度宣传，使患者对医生抱有过高期望，认为疾病都可以通过治疗而痊愈，有些患者住院时间长，在治疗期间缺乏以往作为健康人的理解和尊重，当治愈的期望又得不到实现时，容易产生矛盾纠纷。

认知不足。在医疗知识方面，患者对自身疾病认知不足，有时难以理解医生所做的医疗诊断，认为医生过度治疗或者对自己敷衍了事。

经济困难。大部分大病患者都容易因为疾病而返贫，经济上的困难导致患者对医护的要求过高，认为自己付出了所有积蓄而得不到完善的治疗，容易与医护产生矛盾。

维权手段不当。新时代的患者相对以往患者更关注自己的权益，一方面法律制度本身的不健全和患者对法律武器认知不足，选择以暴力方式维权，导致医患关系走向极端；另一方面过度维护权益，出现医疗纠纷时便选择打官司，长期的诉讼环节也使得医院方和当事医生耗费大量时间和精力。

3. 医护间因素

角色不清。医生一般认为来看病的都是患者，而来看病的很多人并没有建立起已经患病的心理。比如有三个骨折病人，前两个很严重需要动手术，后一个只需要打石膏，医生发自内心地说，还算幸运，患者可能会想，我就是摔了一个跟头就骨折了，这叫幸运吗？患者突然患大病，没有心理疏导很容易崩溃，而见惯了病人的医生并不能给予患者同理心。

信息不对称。医护熟知患者病情以及专业的医疗知识，但患者对这方面的信息了解较少。患者对自身生理感受、心理感受和经济情况比较清楚，而医生由于工作忙等原因并没有时间了解患者的各种情况。这种信息的不对称容易使医生选择错误的治疗方案。如一位老年癌症患者是选择手术还是选择保守治疗，需要医患之间进行双向沟通，才能作出最合适的诊疗方案，而不是一味地在技术上实现治疗目标。

利益相关因素。一些出现医疗纠纷的患者会选择投机，对医院进行敲诈勒索，而医院方可能会给予其经济补偿息事宁人，保护某些医生。

4. 外界因素

医疗资源分布不均衡。优质医疗资源分布在发达省份和地区，特别是公立三甲医院，医学资源较为集中和先进。患者都愿意在好的医院接受治疗，所以公立三甲医院医护人员压力较大，医院加床严重。因其他医疗机构投入资金不足，医疗资源配置不合理，"小医院"与"大医院"之间的差别较大。

政府监管不足。医疗行业公益性弱化，医疗卫生体制不健全，"莆田系"等问题，是个别医院的问题也是政府管理不足的问题，医疗价格是政府定的，但政府媒体常说看病贵，并表明正在努力解决这个问题，实际上将舆论的矛头导向医护与医院，导致患者信任缺失。

医保体制问题。20世纪80年代我国医疗卫生体制改革，强调以市场为导向，将市场竞争引入医疗行业，鼓励医院提高经营的自主性。《中国卫生统计年鉴》等公开数据显示，中国政府对医疗机构的投入实际上是下降的。这就导致医院只能想办法从患者身上赚钱，又因为市场化，患者多以消费者自居，强调服务质量和态度，所以对医护的期望值高于正常水平，使得医患之间的关系更加紧张。

社会福利救助制度待完善。患者要维护自己和家人的生存权益，医院和医护人员往往成为"替罪羊"。同时病人相对健康人群来说是少数人，国家财力也有限，很难花费大量财力去进行福利救助与人文关怀。

法律救助制度不完善。患者需要耗费大量人力和资金与处于"强势"地位的医院打官司，即使打赢官司，我国在这方面的法律补偿也难以达到患者的心理预期和实际需求，使得患者即便有理也不愿意诉诸法律，而选择"医闹"来泄愤或者索取更多补偿。

媒体不客观报道。有些媒体通过负面恶意伤医事件博眼球，夸大事实，选择性忽视客观事实，造成医生群体的恐慌，激化医生与患者之间的矛盾或对立状态。

（二）新时代下医患关系的特点

古代的医学实际上是一种经验医学，没有细分疾病领域，医生对患者疾病的诊断全靠"望闻问切"，关注患者的日常作息和情绪动态，将患者的社会、心理、生理和环境因素看成一个互相影响的整体，在这种医学观的指导下，医生会主动接近、了解和关心病人，这就形成了医患关系某种程度上的稳定性。随着现代生物医学的确立和医学科技的快速发展，传统的医患关系发生了现代性转变，主要表现在以下五个方面。

1. 医患关系技术化

随着医学科技的发展，医生大量地采用医学检查与治疗仪器，极大地依赖仪器进行诊断与治疗，这种医患之间第三方的介入使得医生与患者之间的交流减少。

2. 医患关系分解化

一方面由于医学分科越来越细，医生逐渐专科化，医生只对病人的某一部位或者器官实施救治，医患关系从以往的一医一患到多名专科医生对应一位患者；另一方面由于医院医生、行政、财务、护士都属于不同的工种，负责不同方面的工作，没有一个整合的机制关注患者的整个就医背景与动态。

3. 患者与疾病分离化

现代医学需要将患者的某个器官的病变与患者的整个身体分割开来，使用显微镜、试管对血液、尿液和细胞等进行分析，忽略了患者的社会、心理等因素。患者的疾病和患者本人分离开来，患者的社会人和自然人属性、心理人和生理人属性都被割裂开来。

4. 医患关系市场化

医院提供医疗服务，患者选择购买服务，医疗服务逐渐显示出销售者和消费者的角色特点，消费者可以选择点名就医等。虽然公立医院的福利性质没有明确改变，但也逐渐向商业化转移，导致医疗资源使用上的不公平等副作用。医生和患者之间多了医院这个中介，医院提供场所和工具等生产资料，医生提供医疗服务，患者如同消费者。

5. 医患关系民主化

相对传统医患关系，现代医患关系已经逐渐向民主化转变，表现在两个方面：一是病人地位不断提升，病人成为医疗服务的消费者，为了争取更多病人就医，医院和医生必须不断提高服务质量和服务口碑，更加尊重病人，使病人的平等地位得到确立。二是病人的维权意识增强，当患者认为权利受到损害时会拿起法律武器或者舆论武器进行维权，保障自己的权益。

（三）多国和地区处理医患关系的探索

在处理医患关系的实践探索中，多个国家和地区的医务社会工作都围绕"全人照顾"模式展开，即从只关注患者生理健康到最终关注患者的生理、心理和社会以及环境等多方面的健康发展状况。

1. 美国

1976 年美国首批"临床社会工作者"注册上岗，医务社会工作划分了专门化的服务领域，医务社会工作成为一个专业化领域。美国医院将医院是否配备社会服务部列为医院评估的一项指标，医院按照比例配置社会工作者，对医务社会工作者有着严格的资质认定。在医患关系上医生与患者站在同一利益立场上，医生为医患关系的主体，以患者满意度为利益导向、专业技能过硬、注重服务素养的培养、执业相对公正，不受非正当利益驱动、推崇医患伙伴关系等。以哈佛医学院附属的布莱根和妇女医院、麻省总院和波士顿儿童医院为例，三家医院都设立了社会工作部，帮助患者进行心理调适、介入社会关系、使用医疗保险、提供社会资源信息渠道服务等，来提高患者的就医质量。

2. 日本

日本最早是从私立医院开始雇用社会工作者，1947 年日本政府颁布《保健所法》后，各大医院开始普及医务社会工作者。在若干次修订后，2002 年厚生省公布了《医务社会工作者业务指针研讨会报告书》，规定了医务社会工作者的六个服务领域，分别是经济援助、疗养中的心理和社会性问题、诊疗服务、出院服务、社会回归服务、社区服务。日本具有完善的医疗体系与医疗保险制度，包含门诊在内的自付费用，老年人、小孩负担 10%～20%，在职人员负担 30% 左右，同时实施"医药分业"制度，极大地减轻了患者的经济压力。

3. 英国

英国在 1942 年《贝弗里奇》报告的基础上，依据"国家卫生服务法"在 1982 年建立起国家保健服务制度（National Health Service），属于典型的全民医疗制度。主要特征是国家在卫生保健方面的投入占卫生经费的 90% 以上，英国居民享受免费程度很高的医疗服务。英国一般医院设立专门人员——社会工作者来调解医患矛盾，并实行三级投诉为主、法院裁决为辅的医患制度（physician-patient system）。英国医务社会工作者会配合医务人员查房，对患者及其家属提出的问题进行解答，社会工作者充当医务工作人员和患者之间沟通的桥梁。有一些医疗机构会将社会工作者的办公地点设置在医务人员办公室，方便社会工作者与医务人员进行交流沟通，及时掌握患者的全方位情况。

4. 中国

在医疗制度改革后我国的医患纠纷高发，我国也正在积极探索一条合适的医疗卫生发展道路。在"北上广深"等发达地区引入了医务社会工作者，通过医务社会工作者来减少医患纠纷，主要通过个案、小组、社区三大方法以及辅助病房探访、义工服务、临终关怀和健康宣教等，开展心理情绪问题干预、社会功能恢复和疾病救助等医务社会工作服务。

5. 中国香港

我国香港为减少医患纠纷，提高医疗质量，制定了一些措施。政府大力资助医疗卫生服务，完善了"医药分离"制度，一方面使医生们能够拥有稳定高薪，另一方面减轻患者的经济负担。1990 年成立的医管局实施两层的投诉受理机制，整个投诉机制高度中立，能够在医患纠纷中使双方都得到充分的权益保障。同时，在选拔医生人才时秉持高分录取的精英培养，医生不仅接受高质量专业教育，还需要进行医德教育，使医生在治疗服务中更加专业。

三、服务设计与内容

（一）理论基础

1. 社会冲突理论

社会冲突理论是 20 世纪 50 年代中后期形成的西方社会学流派，理论的主要代表有美国学者刘易斯·科塞的"安全阀理论"、柯林斯的"冲突根源论"和德国学者拉尔夫·达伦多夫的"辩证冲突论"，等等。社会冲突论者认为，社会冲突的产生源于利益的不平等，如科塞认为现存不平等的分配体系所具合法性的消解是引发冲突的前提，当面对稀缺资源的分配不均时，人们首先在心理和情感上表现出失望，随之从质疑分配不均迅速发展到否定其存在的合法性。在社会学家眼中，社会冲突也具有一定的积极作用，轻微的社会冲突能够促进社会结构的变迁，提高社会系统的整合水平，但同时也不可低估社会冲突的消极作用。医患纠纷就是一种典型的社会冲突，在医疗卫生体制改革下医患纠纷愈演愈烈，造成极恶劣的社会影响，政府通过引入医务社会工作来缓解医疗卫生体制上的弊端，可以在短时间内使医务社会工作者充当"安全阀"的角色，及时释放医患矛盾，维护社会稳定。

2. "生理－心理－社会"医学模式

20 世纪 60 年代，Engel 发现生物医学（biomedical）模式的缺失，在 1977 年及 1980 年以 Paul Weiss 的阶级系统理论（system hierarchy）为基础，提出"生理－心理－社会"模式（Bio-Psycho-Social Model，BPS）的核心观点，将心理和社会因素纳入疾病的过程考量，提出疾病并非单一病因，而是由生物、心理及社会三者交互作用的整体医学观。BPS 模式是一种"全人照顾"模式，WHO 依据这一模式对人的健康下定义：健康不仅仅是没有疾病或者虚弱，而是生理、心理、社会适应能力都达到圆满状态。生理指的是所有的遗传因素，如基因、体质等，也是大家所知的、可以触摸的皮肤、器官等。心理学家常常将心理分割为三个部分，即认知、情绪、行为，认知如自信心与缺乏自信心、安全感与缺乏安全感等，情绪如喜怒哀乐等，行为如吃饭、走路等。社会是指所有的环境因素，如患者的家庭环境、老年人的退休生活等。

以感冒为例，生理、心理、社会的互动分别表现在：生理因素有免疫力和淋巴细胞等；心理因素有心情疲惫、心理压力等；社会因素有家庭、职场等。在介入时需要考虑到患者的三方面因素，生理上的介入：服感冒药；心理上的介入：需要休息；社会上的介入：需要请假，等等。

（二）医务社会工作在医患关系上的主要供给方式

2012年上海市政府印发《关于推进医务社会工作人才队伍建设的实施意见》的通知，明确规定了所有医疗机构应该设立社会工作者岗位，综合医院每300～500张床位需配备1名专职医务社会工作者，儿科、精神卫生等专科医院每100～300张床位需配备1名专职医务社会工作者，医务社会工作者一般应该是在社会工作及相关专业取得大专及以上学历，持有国家社会工作者职业资格证的专业社会工作者。但到2021年，我国医务社会工作者仍然没有达到2012年应有的标准，鉴于专业人才的缺乏，当前医务社会工作者还无法保障大多数患者在就医过程中的福祉，因此在处理医患关系上，社会工作者的工作重点应该是处理医患冲突。根据社会冲突理论，可以将医患纠纷分为三种，低烈度医患冲突、中烈度医患冲突和高烈度医患冲突。

四、实务案例

三甲医院是我国医疗机构评级的高水平代表，这也意味着三甲医院由于医疗水平高，收治来自本省份乃至全国范围的疑难杂症患者，诊疗总量大，难度也大，医患冲突的发生概率也随之上升。P医院是深圳市一所三甲医院，拥有3个院区和多个科室，但医院仅购买了2名专业医务社会工作者岗位，鉴于医务社会工作者人数有限，只能先后在肿瘤科、骨科、急救科等科室开展活动。活动形式以"政策宣传"的社区工作、院内小组工作、院内个案工作为主，服务对象以医院内的医护人员和长期住院病患及家属为主，服务内容以促进医患沟通、调解医患矛盾、实施"全人照顾"模式为主。

（一）低烈度医患冲突

低烈度的医患冲突主要表现为对医生治疗方案的不满、对医生个人的抱怨等。社会工作者主要可以通过小组、交流会和宣传活动实施介入。在生理上可以监督患者按时吃药、定期反馈生理状况，制订膳食计划；在心理上可以疏导患者负面情绪，开展"糖友会""肾友会"等支持小组，开展医护人员减压活动，定期举办医患交流会等；在社会因素上可以提供医院政策、医院收费等咨询答疑活动等。避免医患冲突向高烈度医患冲突转化。

1. 小组背景

由于医务社会工作者人员有限，社会工作者先对 P 医院发生医患冲突最频繁的科室进行了评估，将服务集中在发生医患冲突频繁的科室。其中一次活动选定肿瘤科，由于肿瘤科患者住院时间长，生理、心理和经济压力大，社会交往少，而医护人员忙于救治工作容易忽视患者的心理变化和缺乏社会支持，容易出现一系列的情绪与沟通问题，影响医患双方的心理健康和康复进度，同病房的患者容易出现共情而导致负面情绪群体感染，所以社会工作者决定对这一科室的病人与医护人员开展小组活动，以提高医疗救治效率，践行"全人照顾"的理念。

2. 聚焦"低烈度医患冲突"的小组工作

按照小组参与对象的不同，低烈度医患冲突调解小组可以分为三种类型：一是以医护为成员，二是以患者为成员，还有一种是以医患双方为成员。科学有效地运用小组技巧能够降低双方负面情绪，进行有效沟通，重构科学理性的认知并获得社交网络的支持。

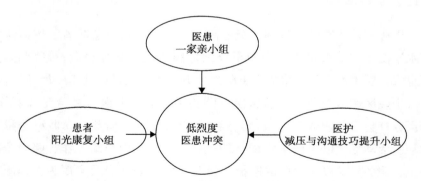

图 3 - 1　小组工作介入低烈度医患冲突的类型

在小组开展前，社会工作者就医护与患者双方的服务期待进行需求调研时，医护表示希望在小组中能够学习减压方法和与患者的沟通技巧，患者希望能够获得心理纾解和资源帮助。P 医院由于值班及医护的工作限制等原因，较难与患者一同开展小组，因此同一时期仅开展了医生小组与患者小组。

（1）医护减压与沟通技巧提升小组。医护人员工作压力大，难以保证全天面带微笑服务每一名患者，同时由于医护的角色认知较为一致，而患者有时认知与现实中角色不一致，所以医患之间可能会因为角色不清而产生沟通上的误解。

表 3 - 1 医护减压与沟通技巧提升小组

小组阶段	活动主题	活动目标	活动内容
第一节	原来你也在这里	1. 让所有小组成员认识社会工作者；小组成员互相认识； 2. 培养小组成员参与兴趣，形成小组氛围； 3. 社会工作者掌握小组成员基本信息，共同制定小组协议契约	1. 社会工作者首先介绍自己，讲解小组目标，小组成员互相认识； 2. 通过游戏的方式促进小组成员的进一步熟悉，加强彼此之间的沟通； 3. 小组成员同社会工作者一起制订小组计划与协议契约
第二节	和所有烦恼说拜拜	1. 培养小组成员参与意识，增强归属感； 2. 学习一两个解压小技巧； 3. 促进小组成员压力的排解和同伴的支持与理解	1. 回顾上一节活动； 2. 社会工作者带领组员学习一两个解压的小技巧，如打坐冥想、找人倾诉； 3. 打坐冥想 10 分钟； 4. 互相倾诉工作、生活中的压力，并分享自己的解决方法
第三节	爱的表达	1. 医护之间进行沟通交流，找出问题所在； 2. 医护学习沟通交流技巧	1. 医护人员互相说出自己生病时的状态以及他人的态度； 2. 通过"情景扮演"的方式，让医护之间轮流扮演患者与医生，进行角色表演； 3. 鼓励医护描绘自己心目中理想的医院
第四节	相亲相爱一家人	总结本次小组活动，宣告小组结束	1. 鼓励医护分享自己的感受； 2. 社会工作者总结本次小组活动

对医务工作人员参与小组前后分别作了访谈，他们感受到了在小组以及在工作和生活中都得到一定的放松，缓解压力、增强沟通的技巧也会经常用到，总体来说对这次小组活动还是比较满意的。

（2）患者阳光康复小组。在医院，不论是刚住院的新患者，还是长久住院的老患者，都需要一套适合的治疗计划与出院计划。除了生理上的救治，患者还面临着因疾病压力产生的无助感、孤独感等，以及长期住院带来的经济、职业和社交上的困境。但医护人员工作较忙，常常无法顾及患者面临的各种困难和问题，在沟通上难免产生矛盾。P 医院肿瘤科患者由于需要卧床或者行动不便，因此小组活动的地点选在病房内，尽可能地将能活动的患者聚集到一个病房，保证小组的正常开展。

表3-2 患者阳光康复小组

小组阶段	活动主题	活动目标	活动内容
第一节	我不是一个人	1. 让所有小组成员认识社会工作者，小组成员互相认识； 2. 认识小组目标； 3. 制定小组契约； 4. 互相分享疾病相关信息和互相支持缓解无助	1. 社会工作者首先自我介绍，讲解小组目标，小组成员互相认识； 2. 通过游戏的方式促进小组成员的进一步熟悉； 3. 通过情境问题询问：如果你的家人被诈骗10万元，你会怎么做，使小组成员能够运用小组力量解决问题； 4. 小组成员同社会工作者一起制订小组计划与契约
第二节	正确看待疾病——生理疗愈	1. 引导患者科学看待疾病； 2. 鼓励患者分享患病经历，分享自己与疾病的相处方式	1. 回顾上一节活动； 2. 通过视频等方式让患者了解自身疾病的医学常识； 3. 让患者们互相分享自己与疾病相处的经历，使患者感到自己不是孤单的
第三节	缓解心理压力——心理疗愈	1. 了解癌症患者会遇到的心理问题； 2. 学习两个沟通技巧； 3. 学习两个减压技巧	1. 通过趣味活动和心理知识辩论赛，引导组员正确认识自己的心理问题； 2. 进行"情景表演"，让患者分别扮演医护与患者，进行互动； 3. 社会工作者带领组员学习一两个解压小技巧，如打坐冥想、找人倾诉
第四节	如何链接资源——社会疗愈	1. 帮助患者了解社会资源的重要性； 2. 介绍组员可以使用的社会资源； 3. 让组员至少掌握一个社会资源的使用	1. 帮助患者分析自身的生态系统，哪些是可以寻求帮助的资源； 2. 介绍一般可以进行求助的正式资源； 3. 社会工作者教会组员使用"轻松筹"
第五节	我们是朋友	总结本次小组活动，宣告小组结束	1. 鼓励患者分享自己的感受； 2. 社会工作者总结本次小组活动

患者康复小组使组员们融入同质群体的小组，能够抱团取暖，互相分享治病的信息，互相倾诉，互相寻求支持。医务社会工作者在小组中充当教导者和倡导者的角色，帮助患者从生理、心理到社会的全面康复，达到"全人照顾"的目标。

（二）中烈度医患冲突

中烈度医患冲突主要表现为患者向上级部门投诉医院、医疗事故过错鉴定等。社会工作者主要通过个案和宣传活动等实施介入。在生理上，协助医生进行药物治疗和物理治疗；在心理上，协助医患进行沟通交流、缓解双方负面情绪；在社会上，提供医疗纠纷处理途径、经济援助等。

1. 个案背景

患者，男，48 岁，原发性肝癌，病程 5 年，经历多次肝癌手术，多次复发。患者家庭经济状况较差，多年治疗肝癌早已掏空积蓄。最后一次手术时，有多个复发病灶，因患者经过多次手术后，肝脏功能已经较弱，无法再进行手术切除，医生建议介入联合射频等综合治疗模式。患者及家属同意治疗方案，但治疗后仍然会复发并且更为严重。患者及其家属无法接受现实，患者向医患办和院长信箱投诉，要求赔偿。

2. 聚焦"中烈度医患冲突"的个案工作

由于中烈度医患冲突的独特性，社会工作者选择以个案方式开展工作。为了能最大限度关注患者利益，达到"全人照顾"的目标，社会工作者将个案对象选定为患者，而没有专门开展针对医务工作者的个案。

（1）BPS 视角下患者问题分析与社会工作目标。

生理上。患者在生理方面存在的问题有：身体虚弱无法再接受肝癌病灶切除手术；生理上的疼痛等。

社会工作者在介入时，首先通过协助医生对患者进行治疗，减轻患者的生理性疼痛；其次需要与患者、患者家属和医护人员制订一个详细的治疗计划，使患者及家属能够有明确的治疗目标。

心理上。患者存在的问题有：患者及家属认为医生每次手术切除不到位才导致病情复发，对医生产生不信任感；患者患的是原发性肝癌，引发一定程度的抑郁、焦虑等心理问题；患者由于治疗无望、经济压力大，在情绪上非常绝望；患者由于焦虑等情绪，经常向同病房病友抱怨，导致同病房病友向医院投诉。

社会工作者在介入时，首先需要提供心理疏导，缓解患者心理压力、焦虑、抑郁情绪；其次社会工作者应该通过医患交流会加强医护和患者的沟通交流，降低信息不对称带来的危害，使患者对自己的病情以及治疗方案有充分了解；再次通过申请经济援助以及其他社会福利救助来减轻患者经济负担；最后，社会工作者可以组建"肝癌病友"小组，使病友之间能够互相倾诉、互相支持、互相鼓励。

社会上。患者存在的问题有：失业；社会支持网络薄弱；丧失社会属性；医疗纠纷。

社会工作者在介入时，首先需要加强医患之间的沟通交流，解决医患之间的矛盾，同时回应患者的投诉需求，提供医疗纠纷处理途径；其次需要组建肝癌患者群，使肝癌患者能够在一定程度上回归社会生活。此外，社会工作者通过个案或者小组活动，使肝癌患者能够在自我的叙事与表现中实现自我。

（2）具体介入过程。

①第一阶段。

目标：与患者建立良好关系，初步评估患者需求。

主要内容：患者认为是在治疗过程中因医护人员的失职导致自己病情恶化，对周围的人都失去了信任。患者一开始非常排斥社会工作者，认为社会工作者是医院的工作人员，来催缴医药费和逼迫他让出床位，在社会工作者自我介绍之后，患者愿意进行交谈。社会工作者首先通过共情与倾听，帮助患者梳理当前的处境，明确了患者的问题与需要，确定了下一阶段的服务计划和方案，减轻患者的无助感，给予合理表达情绪的空间。

②第二阶段。

目标：引导患者接受现实，更多地关注自身病情发展，好好配合治疗和康复。

主要内容：这一阶段主要是社会工作者充当医生与患者之间的桥梁，将患者的想法告诉医生，将医生对病情的诊断以及手术方案的变化告诉患者，帮助医患双方合理沟通并制订合适的治疗计划、出院计划。此外，社会工作者还应通过各种方法减轻患者的生理疼痛，保证患者有家属或者护工照顾饮食起居。

③第三阶段。

目标：一是要对患者的抑郁和焦虑等情绪进行疏导，必要时转介给心理医生；二是使医患双向沟通。

主要内容：患者是原发性肝癌，可能会引起焦虑与抑郁。社会工作者需要通过专业量表测量患者的心理健康状况，根据状况选择介入，同时社会工作者需要掌握一定的心理知识，必要时将患者转介给心理医生。在第二阶段主要是对患者与医护进行的单方面沟通，在这一阶段应该营造合适的机会，促进医护及患者、家属三方之间的交流，促进他们互相理解，共同商讨治疗方案。

④第四阶段。

目标：一是协助患者进行医疗纠纷的鉴定；二是帮助患者寻求社会支持。

主要内容：由于难以辨别患者肝癌复发是否因为手术中出现技术问题，社会工作者首先找相关医护进行询问，同时也向原发性肝癌专家进行了咨询，得到的结果是，当前医疗手段无法避免这种现象的发生。社会工作者将这一结果详细告知患者并安慰患者。由于患者缺少社会力量的支持，社会工作者仔细地询问了患者的相关保险以及患者的基本信息，寻求保险、"轻松筹"、肝癌患者基金会等单位的经济援助，帮助患者加入癌症互助小组，邀请患者参加小组活动等。

⑤第五阶段。

目标：协助患者制订后续的计划，告知即将结案，做好离别准备。

主要内容：社会工作者询问患者之后的计划，患者表示自己已经接受现实，现在已获得相关支持，未来会好好配合治疗，等待肝源。社会工作者和案主告别，并定时回访。

（3）介入总结。患者与医护之间的冲突，并不是由于严重的医疗事故导致，而是因为医生态度较为"冷漠"，患者又面临多重压力，在双方压力大、沟通不良的情况下爆发。医生与患者进行沟通后，互相能够理解。患者也在社会工作者生理、心理、社会方面的介入中获得一定支持，未来能够独自面对这一境况。

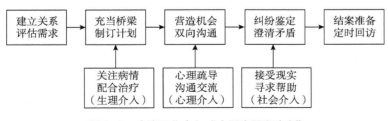

图3-2　个案工作介入"中烈度医患冲突"

（三）高烈度医患冲突

高烈度医患冲突主要表现为医疗损害、医疗事故、暴力维权、法院起诉

175

等。社会工作者主要提供个案、小组和转介服务。在生理上，减缓患者的疼痛，保持起诉过程中的继续治疗，维护患者和医生的生命安全等；在心理上，进行双方压力的疏导，缓解医患双方起诉等带来的心理压力，保证双方能够继续行医或者继续接受治疗，开展维权患者小组；在社会上，提供转介服务和申请相关的法律和经济援助。

1. 案例背景

患者，女，52 岁，在找到合适肝源，进行换肝手术两天后，出现"被迫害""恐惧"等精神障碍症状，当晚坠楼身亡。患者家属认为医生误判患者术后早期精神障碍程度，存在监护不力、治疗不力等医疗过错，向法院提起诉讼，要求医院方赔偿 70 余万元。

2. 聚焦"高烈度医患冲突"的社区工作

由于患者已经死亡，社会工作者将这一案例转介给司法社会工作者。P 医院社会工作者为了不扩大事件的负面影响和避免类似事件的发生，对医护与患者家属都作了预估，以便需要时进行介入。同时，在附近社区开展了四场社区活动。

（1）BPS 视角下患者问题分析与社会工作目标。

生理上。患者在生理上的问题：疑为肝性脑病导致死亡。

患者已经逝世，患者家属到医院闹事，社会工作者在介入时首先需要保障医护与患者家属双方的生命安全。

心理上。患者家属及医生存在的问题：患者家属失去亲人，可能出现创伤性哀伤等心理症状；患者治病留下的家庭债务导致患者家属面临多重的心理压力；患者死亡，内部医生可能存在内疚心理，外部存在舆论压力。

社会工作者需要对医生进行心理疏导，同时需要对患者家属进行哀伤治疗或者转介给社区社会工作者。

社会上。由于患者家属对医院提起诉讼，社会工作者需要将个案转介给司法社会工作者。

（2）开展社区工作。

医务社会工作者联合医院与政府相关部门，组织大型关爱癌症患者的义诊、讲座活动，搭建起居民和医生、专家之间沟通的桥梁，使居民们了解到癌症自筛早筛的重要性，学习更多的癌症常识，理解癌症患者的心路历程，并认识医务社会工作者、癌症康复小组、各类癌症基金会、P 医院康复志愿者等群体。让他们感受到患者有获得身心支持的需要，对中国的医疗事业更加信任。

"疾病早筛"专家义诊活动。许多患者在刚诊断出癌症时难以置信。为了引起居民对体检的重视和破除居民对医生"唯利是图"的偏见，邀请专家免费开展义诊活动，帮助居民认识自己的身体健康状况，解答居民的医疗疑问。

"抗癌有道"知识讲座。一般居民认为癌症离自己很远，也不愿意去医院做全身体检，开展癌症常识的讲座能帮助居民了解癌症，知道怎样治疗癌症以及癌症的早期症状。社会工作者整合了 P 医院的讲座资源，在社区内定期开展癌症常识讲座，树立了良好的医护形象。

"抗癌心理健康"讲座。心理和生理之间的变化是相互影响的，大家谈"癌"色变，不只是因为癌症的高复发率、高死亡率，还因为癌症对患者的身心造成了巨大的伤害，癌症患者中有一部分死于害怕、恐惧。由此可以看出，心理因素对癌症的发生、发展、扩散起着非常重要的作用。社会工作者链接了 P 医院的心理医师对居民开展心理健康讲座。

"困难人群救助"讲座。许多患者由于经济困难、无人照护、失业等原因陷入困境，陷入习惯性无助状态中，忘记社会中还有资源可以求助。为此，社会工作者在社区开展讲座，告诉居民应该如何链接外部资源获得帮助，以及使用社会支持的重要性。

五、成效与反思

（一）成效

在社会冲突理论指导下使用生理－心理－社会模型（BPS）视角进行介入实践，能确定医患关系的冲突级别，并针对医患之间的不同需求进行"全人照顾"模式的介入，既能够在评估医患冲突级别的情况下，最大化利用现有的医务社会工作资源解决冲突，也能够照顾到患者作为"心理人""社会人"的需求，提供现代社会医疗的生理治疗和关怀治疗。同时能够在解决患者问题的同时，关注医生方面的问题，促进医患双方的沟通与互动，将医患的目标聚焦到治疗疾病上，提高医疗效率与质量。

（二）反思

医患关系在患者治疗护理过程中很重要。建立和维持医患关系涉及多种因素，在不同的临床情况下可能会有所不同。改善医患关系的重要因素包括有效沟通、临床能力、适当的态度以及与患者的伙伴关系等，患者处理心理、社会问题的能力和意愿也起着重要作用。但在当前中国的文化和医务社会工作的发展过程中还存在许多问题。一是医务社会工作人才不够，且社会工作这一岗位可能在医院中成为上下级关系，而不是独立的一个部门。二是生理－心理－社会模式对社会工作者本身能力要求较高，对医院资源支持要求也较高，工作比较难以开展。三是患者对医疗知识以及自身生理－心理－社会状况的了解较少，比较容易导致医患之间的冲突。

参考文献

［1］苗爱军．新时代背景下医患关系调查研究［J］．决策探索，2018（7）：19．

［2］刘继同．构建和谐医患关系与医务社会工作的专业使命［J］．中国医院管理，2006（3）：15－18．

［3］张斌．构建和谐医患关系的探讨——基于医务社会工作视角［J］．社会科学家，2011（7）：127－129．

［4］郭永松．医务社会工作处理医患纠纷的机制研究［J］．医学与哲学（人文社会医学版），2009，30（6）：32－33．

［5］张爱华．医患关系的谱系学分析及社会工作者介入的可为空间［J］．江汉大学学报（社会科学版），2019，36（3）：36－44＋126．

［6］崔世海．医疗社会工作者：医患间的"柔和剂"［J］．当代医学，2004（11）：38－39．

［7］郭璐怡，高一飞，冯天元．建构医患沟通新模式——以叙事医学视角［J］．卫生软科学，2021，35（3）：75－78．

［8］方丽．基于社会冲突理论的医患关系分析［J］．现代经济信息，2017（1）：139．

［9］高明，李淑娜．云南省构建和谐医患关系的分析与对策——基于日本医患关系处理的启示［J］．心理医生，2016，22（29）：283－285．

［10］尹放，黄莉．美国医院的医务社会工作及其启示［J］．医学与哲学，2014，35（3）：51－54．

［11］尹军祥．美国构建和谐医患关系经验浅析［J］．全球科技经济瞭望，2015（2）：56－62．

［12］李娟，周捷．我国发展医院临床社会工作的意义与对策——基于美国临床社会工作的经验［J］．中国医院管理，2014，34（6）：44－46．

［13］徐荣．日本医务社会工作实习教育对我国的启示［J］．社会福利（理论版），2018（2）：15 – 22.

［14］覃国慈．社会冲突理论视角下的医患关系研究［J］．江汉论坛，2014（3）：140 – 144.

［15］蔡崇煌，黄素云．代谢症候群之生物心理社会模式探讨［J］．家庭医学与基层医疗，2009，24（11）：382 – 386.

第四章　安宁疗护与医务社会工作

第一节　安宁疗护社会工作服务

一、服务背景

（一）政策背景

为全面落实《"健康中国2030"规划纲要》和《"十三五"健康老龄化规划》有关要求，深圳市根据《国家卫生健康委办公厅关于开展第二批安宁疗护试点工作的通知》《安宁疗护中心基本标准和管理规范（试行）》，拟订了《深圳市安宁疗护试点实施方案》，并在全市范围内选择了9家医院作为试点单位先行先试。该方案明确了安宁疗护服务对象、服务供给形式、服务内容、跨学科团队队伍建设、服务标准规范等，其中明确了社会工作者作为跨专业团队成员的重要作用。

（二）深圳市安宁疗护发展的现状

1. 安宁疗护简介

国家卫生和计划生育委员会于2017年提出中国将临终关怀、舒缓医疗、姑息治疗等统称为安宁疗护。安宁疗护是为疾病终末期或老年患者在临终期前提供身体、心理、精神等方面的照料和人文关怀等服务，控制痛苦和不适症状，提高生命质量，帮助患者舒适、安详、有尊严地离世。安宁疗护实践以临终患者和家属为中心，通过多学科协作模式进行。

2. 安宁疗护发展现状

2019 年，《深圳市安宁疗护试点实施方案》提出在深圳市人民医院、深圳市第二人民医院、中国医学科学院肿瘤医院深圳医院、中山大学附属第七医院（深圳）、福田区第二人民医院、罗湖区医养融合老年病医院、宝安区中医院、深圳慈海医院等 9 家医院建立安宁疗护试点。自此，安宁疗护试点在深圳市全面推开。

3. 安宁疗护的服务模式

（1）住院模式。住院模式主要是医院设置独立的安宁疗护病房，为末期患者提供疼痛管理、营养支持、心理疏导及社会支援等服务。比较典型的安宁疗护医院有深圳慈海医院，医院设立了 70 多张安宁疗护病床，成立以来为 2000 多名临终患者提供了安宁疗护服务。

（2）居家模式。居家模式指医生、护士、社会工作者等专业人员组成跨专业团队，免费上门为贫困的晚期癌症患者提供镇痛治疗、护理指导、心理及哀伤支持、社会资源链接、义工服务以及开展临终关怀知识的宣传教育等服务。最具代表性的是李嘉诚基金会资助成立的宁养院，共资助 40 余家医院成立宁养院，深圳市人民医院宁养院也是在该基金的资助下于 2001 年成立的。

（3）共同照护模式。共同照护模式主要是患者原治疗团队与安宁疗护团队形成合作，共同为末期患者在原病房提供安宁舒缓治疗与照顾。该种模式在综合医院的肿瘤科、老年科等越来越多运用。如深圳市第二人民医院肿瘤科，原治疗团队医生评估患者生命周期少于 3 个月后，联动安宁疗护团队（由安宁疗护专科医生、护士及医务社会工作者）、家属及患者召开家庭会议，告知患者及家属治疗现状、安宁疗护的理念，最后达成共同的照护目标。

（4）社区照护模式。社区照护模式主要是在社区内成立集老年医学、社区卫生、日间照料、短期托养、上门访视、养老等功能于一体的医养融合医院。以罗湖区医养融合老年病医院为例，医院院内医养融合楼设置社康中心、老年人日间照料中心、居家养老服务中心，在医院肿瘤科、疼痛科的支持下，以老年病医院为中心，延伸至居家、日间照料中心、养老中心，形成一个多元化的安宁疗护体系。

二、服务领域特点

（一）服务对象特点

安宁疗护的患者一般都处于疾病终末期阶段，医生评估其预期生存不足6个月，医生、患者及家属不再接受治疗性的医疗手段。国内国外对安宁的准入标准都有不同的界定。本书引用路桂军等人（2021）总结的安宁疗护的准入标准——"患方接受安宁疗护理念、明确表达拒绝继续疾病治愈性诊疗的前提下，经医院判定患者处于疾病终末期，结合考虑当时疾病状态的中位生存期不足6个月，至少合并下列一条标准，方可进入安宁疗护：（1）疾病终末期，有不适症状；（2）肿瘤晚期，患方拒绝继续治愈性治疗，且有不适症状；（3）严重疾病，患方继续治愈性诊疗的风险和痛苦明显大于受益，不能承受并明确表示拒绝治愈性诊疗；（4）身体功能障碍、高龄衰竭老年人等，脏器功能严重障碍且无法通过治疗改善，生活质量低下处于痛苦状态，身体状况处于衰竭进程，患者拒绝继续常规医疗诊治流程，寻求减轻痛苦的医疗帮助。"结合安宁疗护的准入标准与跨专业团队开展安宁疗护的评估，安宁疗护的患者一般有三个特点。

1. 患者身体存在不适症状无法缓解

在接受安宁疗护前，大多数疾病末期患者会寻求积极医疗手段进行治疗，但这些治疗手段并不能缓解患者身体的不适与疼痛症状。许多末期患者都有癌痛、呼吸困难、呃逆、咯血、腹胀、厌食等症状，严重影响生存质量，过得非常痛苦。医务社会工作者跟进过一名胃癌全身转移的患者，在末期阶段，患者躺着、坐着都会疼痛，多次向医生及社会工作者寻求安乐死。

2. 患者及家属心里对疾病与死亡的无法接纳

一些患者得知病情后，经过前期的震惊、否认、愤怒、讨价还价、抑郁等阶段，大都接受了疾病的事实；但是在病情末期阶段，他们的身体和生命受到了终极的威胁，对死亡恐惧、医疗不满、害怕疼痛、担心失去社会地位、牵挂家人等，都会让患者体验到焦虑、恐惧、愤怒、抑郁、孤独等感受。一些家属不能接受放弃治疗，甚至不敢告知患者病情，不敢与患者讨论任何与疾病、死亡相关的话题，害怕谈论话题会加速患者的病情恶化，使患者最后死亡都不知道疾病情况。

3. 社会关系即将瓦解的丧失感

许多患者在疾病末期时，最大的失落感与孤立感来自"失去社会角色与社会关系"，对家属的不舍与依恋、对失去家人朋友的恐惧让末期患者难以面对生死分离；有部分患者也有关系修补、未了心愿等遗憾而无法面对死亡。

（二）服务需求分析

1. 生理层面的需求

患者疼痛需要得到缓解，症状需得到控制，身体需要增加舒适感，生命末期的整体生存质量需得到提高。另外，居家安宁的患者，家属需要掌握身体护理与照顾技巧，以让患者身体得到舒适护理。

2. 心理层面的需求

患者和家属需要"知病"和"知末"，社会工作者需与患者家属探讨并告知问题，以协助患者逐渐接纳即将死亡的事实，克服对疾病的恐惧与接纳自我的需求，为临终做准备。另外，患者的恐惧、焦虑、抑郁、压抑等情绪需要缓解，家属的照顾压力、哀伤情绪也需要得到缓解和关注。

3. 社会层面的需求

作为社会的人，末期患者需要得到亲属的爱、尊重、陪伴、支持与关怀，人生过程需要得到认可与肯定。医务社会工作者通过协助患者进行生命历程梳理，形成患者生命故事，为患者实现未了愿望。患者和家属都需要通过相互的道爱、道歉、道别、道谢，肯定对方在彼此生命中的意义，最终患者得以善终，生者得以善别。

三、服务设计与内容

在我国，临终关怀、姑息医学、舒缓治疗统称为安宁疗护，安宁疗护是指以临终病人和家属为中心，以多学科团队协作模式进行的实践，主要内容包括疼痛及其他生理症状的控制，心理、社会和精神支持等全方位的照护。安宁疗护团队由多学科专业人员组成，包括医师、护士、营养师、社会工作者等。医务社会工作者既是团队的一部分，又有独特的角色和功能，可以满足患者和家庭、医疗团队、社会的需求。

社会工作者作为多学科团队的重要一员，运用专业方法逐渐介入安宁疗护工作，一方面为晚期癌症患者个人提供全面的照顾和心理认知疗法，另一方面改善患者的社会环境、帮助患者寻找社会和经济帮扶、构建癌症患者的社会支持系统，从而实现患者最佳的照护效果，缓解患者的生理痛苦、提高患者生命末期的生活质量。作为跨学科团队合作中的关键协调者，社会工作者在患者家属的哀伤辅导和生死教育中需要发挥相关作用，如为家属提供自我关怀服务、死亡教育、情绪支持等服务，以减少家属面对死亡时的焦虑与抑郁。

（一）服务目标

安宁疗护最重要的目标是提升临终患者的生存质量，但关注临终患者的家庭、处理临终患者家属的悲伤情绪也是安宁疗护的重要目标之一。社会工作者以患者需求为导向，为患者提供心理、社会的需求评估。社会工作者运用专业工作手法，包括运用"一对一"的个案手法提供个别化介入服务，以患者及所在家庭社会系统为主体的个案管理的服务方法，以回应群体问题和需求的小组工作方法，以关怀、探访等形式的社区活动，以病友同路人或社会志愿者组成的病房陪伴和居家探视服务。通过多维度、多层面的服务提供，为患者及所处的家庭、社会系统提供心理、社会、精神层面的服务，以此协助临终患者和家属获得生理、心理、社会、精神等层面的满足，以提高生命质量，让患者舒适、安详、有尊严地离世，减少家属与患者的遗憾，达到生死两相安。

（二）服务策略

1. 多学科团队协作

多学科协作是针对一种疾病而组成专门的工作组，由多个科室联合组成。多次进行专家会诊，讨论患者病情，针对患者的病情提出最切合的方案并执行。

本书的多学科团队的工作地域包括安宁疗护病区、居家安宁疗护、社区照顾的安宁疗护等，均采用多学科的工作模式。多学科团队成员主要由执业医师、护士、营养师、药剂师、志愿者、心理咨询（治疗）师、社会工作者等组成，医护人员主要负责诊疗全过程，心理咨询（治疗）师提供心理情绪方面问题的解决与支持，药剂师、营养师则提供用药或营养指导，志愿者提供关怀探访、陪伴或者支持性服务，社会工作者则从患者个人及家庭社会支持系统提供资源整合、关系调解等服务。通过多学科团队协作，为患者从疾病诊疗、症状控制、疼痛管理、用药指导、心理支持、替代治疗、社会资源整合等方面，提供全人的照护服务。

2. 叙事治疗

叙事疗法是指通过外化问题故事、重写生命故事、重组生命会员、局外人见证以及叙事文件等方式，协助患者将问题与人分离，并且发展新的生命故事，找到生命的盼望与梦想。本书是基于服务肿瘤群体的实践经验进行撰写的，社会工作者在服务过程中，发现患者易将疾病导致的现状与问题归因于自身，喜欢从自己身上找原因、找问题，如因病导致无法工作、需要家庭支出巨额治疗费用、自身角色与功能的改变等，令患者除了生理的伤痛外，心理与情绪同时产生极度的压抑与自责，临终前也无法坦然面对。叙事治疗作为服务策略的运用，可以协助患者把疾病的归因与自我的角色进行分离，以此减轻患者抑郁与自责的情绪，并重新建构一个新的故事，帮助患者看到疾病带给自己的痛苦，同时看到生命的价值、丰富生命的意义。

（三）服务内容

1. 疼痛管理与症状控制

疼痛管理与症状控制是患者在接受姑息治疗与临终阶段非常重要的诊疗部分，是提高患者生命质量与舒适度的重要措施，晚期癌症患者受癌痛、复发与转移的困扰，疼痛与症状问题影响睡眠质量、营养供给、心理情绪，并给主要照护者带来压力与情绪问题。医护团队通过为患者提供疼痛管理和症状控制，可以改善临终患者的生存质量，令患者"好死"、安详离世。

2. 资源整合与经济援助

社会工作者在安宁疗护工作中扮演着资源整合者、链接者和协调者的角色，为因疾病陷于困境的患者及家庭提供物资、资金、志愿服务及政策福利等支持，降低疾病对患者及家庭成员的影响。

3. 陪伴与心理支持

社会工作者运用尊重、接纳、倾听、同理、共情等服务技巧，为安宁疗护患者提供心理援助，协助患者了解自己的情绪，接纳疾病给自身带来的变化与影响，学习并做好疾病管理，调整心理情绪状态，以此增强患者对抗疾病的效能感。如患者因疾病问题引发了严重的心理问题，在征得患者同意的前提下，社会工作者将其转介给心理咨询（治疗）师跟进。

4. 沟通与家庭会议

社会工作者通过个别化服务或者团体服务，教授患者与家庭成员解决问题的方法，提升对外或者家庭成员内部的沟通能力，以促进问题的解决或成员关系的改善。为了统一家庭成员对患者疾病治疗的意见，或者有关患者事务的安排，安宁疗护多学科协作团队成员通过组织患者、核心家庭成员或者重要家属等，以会议形式进行沟通，统一意见，以明确后续治疗、临终安排等事务。

5. 心愿实现与生命回顾

社会工作者以为临终患者圆梦、为临终患者提供心愿实现服务，在患者和家属的同意、支持下，社会工作者联动医护团队，运用资源整合方式，联动社会爱心力量，协助患者及家属实现心愿，减少临终前的遗憾。

社会工作者运用叙事疗法服务策略，通过生命回顾，运用非结构式的谈话技巧，协助患者运用影像资料、视频资料、文字梳理等回顾生命过往的酸甜苦辣，引导患者在梳理的过程中，看到自身生命的价值与意义，重新建构生命故事，鼓励正面的情绪表达。

6. 居家访视与志愿服务

居家访视主要服务对象为居家安宁的患者，多学科协作团队在访视的过程中，为患者提供护理支持、用药指导等，社会工作者提供情绪支持与关系协调，志愿者提供陪伴与支持。除居家访视外，同路人志愿者的挖掘与培育，能够为同种疾病的病友提供互助支持与经验分享，以促进病友非正式网络的发展，扩大病友的社交圈。

7. 生命教育与安宁疗护理念的推广服务

社会工作者运用社区活动的方法，通过健康教育宣传、义诊咨询、游戏互动、讲座等形式，将生命教育理论与生命关怀服务相融合，向全社会各群体宣传珍爱生命、善待生死的公益理念，培养社会优逝文化氛围。

8. 照顾者压力舒缓与照顾技巧教育

社会工作者在服务患者的同时，也关注照顾者的需求，照顾者"身体素质下降、社会活动受限、心理负性体验明显"，亟须获得情感上的支持与照顾上的压力舒缓，并提高自身的照护技能。社会工作者通过情绪支持、压力舒缓、喘息服务和组织学习照顾技能等形式，提高照顾者能力并减轻其心理压力。

9. 丧葬指引与哀伤辅导

在获知患者生存预期时，社会工作者根据患者和家属的意愿，协助患者和家属做好生前事宜，为家属提供丧葬指引；为丧亲者提供哀伤辅导，以减轻家属悲伤的情绪，为回归生活正常化做准备。

四、实务案例

（一）　生命回顾在乳癌末期患者临终关怀的运用

阿丽（化名），女，47 岁，已婚，育有两孩，左乳癌姑息切除术后多器官转移，胸闷气促 2 月余入院，预估生存期在 1 ~ 3 个月。服务对象和儿子、丈夫关系亲近，与女儿关系疏离。服务对象处于癌症终末期，对即将到来的死亡处于一种矛盾心理，对家人有些生气、抱怨，服务对象老公寻求医务社会工作者对其进行临终关怀服务。经需求评估后得知，服务对象面临着接纳死亡问题、接受舒缓治疗及接受临终关怀的需求。社会工作者以生命回顾理论介入，通过引导服务对象回顾以往的生活，分享快乐和人生经验，纾解心中的郁结，坦然接受疾病及临终的事实，放下不甘心和内心的冲突，重新发现及重新诠释疾病及生命的意义。同时在回顾中，帮助服务对象及家人舒缓情绪、缓解压力，以更加平和的心态完成道爱、道谢、道歉、道别"四道"人生。

1. 服务目标

引导服务对象接纳死亡，与死亡和解，通过生命回顾，重新发现及诠释生命的意义，协助服务对象与家属之间完成道爱、道谢、道歉、道别"四道"人生，让服务对象及家属都不留遗憾。

2. 服务策略

（1）定期探访与沟通，疏导服务对象及家属的情绪，给予情感支持；

（2）通过与服务对象及家属一起回顾生命中记忆深刻的事件，重新诠释生命意义，帮助服务对象获得生命丰厚的价值感；

（3）协助服务对象与家属完成道谢、道爱、道歉、道别"四道"人生，让服务对象及家属都不留遗憾。

3. 服务介入过程

第一阶段主要是收集服务对象的基本资料，了解服务对象的病情及服务需要，评估服务对象的需求，制订服务计划，建立良好的专业关系。医务社会工作者在 2018 年就已接触过服务对象，因此再见服务对象时已相互熟悉并建立了信任关系。医务社会工作者与服务对象面谈得知，服务对象对治疗费用充满压力，医务社会工作者根据服务对象的情况评估确定，服务对象符合申请关爱基金，随后提供基金申请协助。谈及自身病情时，服务对象坦言自己癌症发生转移，但她希望通过积极治疗，能够延长自己的生存期。医务社会工作者通过医疗团队了解得知，服务对象生存期最多 3 个月，经和服务对象丈夫讲解临终关怀服务内容，其丈夫同意接受临终关怀服务。

第二阶段主要是了解与评估服务对象及主要照顾者对死亡的认识和接纳程度。医务社会工作者分别与服务对象子女进行沟通，了解他们对母亲生病的看法，从中得知子女对服务对象经常说"我像不像要死的人"的话很反感，感觉母亲可以活很久。服务对象和子女在一起时，整个状态完全不同，开心、舒服，目光追随儿女，充满爱恋和不舍。谈及是否会实施抢救措施时，服务对象不想抢救，只愿不痛苦就好，可见对死亡较为接纳，对身后事也有所考虑。终末阶段，据其丈夫反馈从未和其谈及死亡，可能服务对象觉得丈夫还没准备好，没做好完全接纳死亡的准备，故从未提起。至于和医务社会工作者谈及，一方面是出于对医务社会工作者信任，另一方面是医务社会工作者愿意和服务对象直面死亡，可以同理其感受，引导服务对象说出心中所想。

第三阶段主要是采用生命回顾手法，以多种方式引导服务对象回顾生命中的点点滴滴，升华生命的意义，肯定自我价值，完成自己和家人的道谢和道爱、道歉、道别。医务社会工作者巧妙结合自身外出休假时机，与服务对象聊起未完心愿，得知服务对象特别想去海边度假，喜欢大海的气味，喜欢大海带来的那份宁静。社会工作者以赠送大海卡片为契机，告知服务对象可以书写明信片给想给的家人。同时引导服务对象在回忆与朋友交往过程中别人对其的欣赏，完成了自我价值的肯定；也通过回忆父母的不易，表达对父母的愧疚之情，完成道歉。从手机照片入手，帮助服务对象回顾恋爱、结婚、生子等生命中的重大事件，表达对老公的爱意，生命虽终有谢幕，可也真真切切来过、存在过，不留遗憾。在得知服务对象喜欢看美剧时，医务社会工作者邀请服务对象分享剧中片段，服务对象绘声绘色讲述了《绝望主妇》中好玩的剧情。讲述中，服务对象笑声不断，眼睛亮亮的，服务对象老公也面带笑意。同样地，医务社会工作者也分享了自己爱看的影视作品，不同的观剧感受，让彼此的心更加靠近，也更加趋于平静。

第四阶段主要是定期探访服务对象，密切关注服务对象的情绪及心理变化，及时给予必要的支持。引导服务对象及主要照顾者完成道歉、道别的过程，安排好身后事。因服务对象一度脱氧并出院，回家一段时间，医务社会工作者通过微信和服务对象保持联系，了解到服务对象回家后心情好了很多，也能参加教会活动，书写遗言遗愿，也和远在老家的儿子及父母亲人经常视频通话。再入院时，服务对象生命体征较弱，只能趴在桌上维持呼吸，夜不能寐，无法进食。服务对象老公已通知女儿前来陪伴。11月24日服务对象在老公、女儿、其他亲人的陪伴下，平静、安然地离开了人世，没有进行任何抢救。

第五阶段主要是服务对象过世后，联系服务对象老公，关注其与子女的身心状况，进行哀伤处理。医务社会工作者从服务对象老公处得知对服务对象的离世其早有准备，故能平静地处理后事，火化后将回老家安葬，墓地已选好。医务社会工作者告知其子女可以通过写信的方式来表达对母亲的思念，每年固定时间去祭拜，让哀不再伤。一个月后，医务社会工作者再次联系服务对象老公，了解其与子女的身心状况，得到了"一切都好"的回复。2020年春节前，医务社会工作者收到了服务对象老公发来的新春祝福，生活还在继续，爱还在延续。

4. 目标达到情况

（1）多次病房探访及微信联系，为服务对象及家人提供了情感支持。

（2）协助服务对象回顾了生命中难忘的、重要的事情，肯定了自我价值，升华生命意义，正确看待死亡。

（3）协助服务对象及家人完成了道爱、道谢、道歉、道别"四道"人生，安然离世。

5. 服务对象的评估反馈

根据服务对象老公自述，结合医务社会工作者平时观察及面谈过程中服务对象及其老公的反馈，服务目标达到（见表4-1）。

表 4 - 1 服务对象评估

评估内容	分值说明：1 分完全没做到，5 分完全做到				
服务对象的改变	1	2	3	4	5
认知层面：对死亡有新的理解，减少死亡恐惧，提出生命垂危时不再进行抢救					√
态度层面：重新认识生命意义，体验生命价值				√	
行为层面：完成表达道谢、道爱、道歉及道别					√
行为层面：增加与儿女的互动，与女儿和解				√	
服务对象满意度	1	2	3	4	5
医务社会工作者提供了温暖的关怀服务					√
医务社会工作者对我爱人提供了心理辅导					√
医务社会工作者对我爱人及家人提供了情绪支持和疏导					√
医务社会工作服务改善了家庭成员之间的关系					√
对医务社会工作者工作的满意度					√

6. 专业反思

生命回顾对终末期患者来说，极其重要。而如何在终末期患者服务跟进过程中，进行生命回顾也是需要技巧的。本案例中，医务社会工作者在与服务对象建立信任关系的基础上，在尊重、倾听、关注、同理、肯定等微技巧运用下，巧妙结合自身外出休假时机，与服务对象聊起未完心愿，切入点较为准确，也不会太突兀。谈论服务对象最感兴趣的美剧细节，引导服务对象完成开心、愉悦的生命片段和回顾。以赠送大海卡片为契机，告知服务对象可以书写明信片给想给的家人。借由服务对象最喜欢的照片，引导服务对象及老公回忆起两人恋爱、结婚和生育的美好瞬间，也和服务对象一起观看了女儿生日视频，再次重温了那种温暖和温馨。

对生命回顾不局限于照片或某一特定形式，可以陪伴服务对象回顾她的生命历程，在服务对象身体不允许的情况下，可以和服务对象主要照顾者来完成生命回顾，毕竟曾经的美好、温暖、感动、伤心、艰难都是他们彼此支撑的力量。需要注意的是，面谈时要选择合适的方式和时机，在涉及死亡、挫折、遗言等可能引起服务对象不良情绪反应的话题时，需要医务社会工作者以敏锐的视角捕捉服务对象微妙的情绪变化，灵活应对，如服务对象不愿接受信纸和信封时，医务社会工作者无须劝解，可巧妙转移话题。此案例中，医务社会工作者对没有进行生命回顾成果（相册集、作品集等）的呈现存有遗憾，可这也恰恰提出一个问题：生命回顾一定得有成果呈现吗？如果没有，意味着什么……这个问题，值得深思。

临终关怀服务目前在医院还未全面普及，即使有临终关怀病房，可真正接受临终关怀服务的受众少之又少。可能有以下原因：一是临终关怀服务的宣传力度欠缺，医护人员对临终关怀的了解和认知程度有待提高；二是受床位紧张限制，很难长期开展此服务；三是受传统死亡观念及传统伦理"孝道"的影响，人们对临终关怀还存在接受障碍；四是缺乏临终关怀的团队运作。

对此，医务社会工作者觉得可以从以下几方面来做准备：一是在社会上普及生命教育理念，让死亡有尊严，更有温情；二是从政府层面制定临终关怀医院或床位使用限定，在医院组建由医生、护士、心理咨询师、医务社会工作者、志愿者等人员组成的临终关怀团队，让服务更加有序；三是出台临终关怀的相关法律条文，给患者更多自主权，也给医护更多保护和支持。

（二）回家的路有爱相伴

小喵（化名），女，24 岁，结肠癌晚期伴肝转移，预估生存期 6 个月。小喵家中姐妹三人，她排行老二，自小寄养在大伯家，年少父母陪伴的缺失让她在家中始终感觉孤独和被忽视，姐姐妹妹的优秀让她很自卑，总感觉自己是家中多余的人。小喵与父母关系疏离，生病后与妈妈关系紧张。在住院期间多次和家人发生冲突。因为害怕治疗，害怕知道病情，害怕被家人抛弃，她经常哭泣，也会拒绝吃药、打针，会任性地吃一些不健康的食物，妈妈总是在后面唠叨她、抱怨她，她总是因为此事说很多伤人的话，母亲感觉很受伤——自己的关心和付出没有被看见，而小喵感觉更孤独，没有人理解她的行为，也没有人重视她的需求，小喵对自己的人生感到失望，觉得毫无意义和价值。医务社会工作者采用生命意义疗法进行介入，再以小喵喜欢猫咪开启话题，随后在向她请教怎样养猫的问题中，慢慢地拉近了彼此的关系，谈话渐渐拓展到校园生活、就业经历及拍摄趣闻等，重温了小喵的欢乐时光。小喵喜欢和医务社会工作者聊天，告诉她家中发生的一切，也会和医务社会工作者表达对妈妈的不满，自己的孤独、无助。医务社会工作者倾听着，回应着，会引导她看到事情的另一面，也会和小喵妈妈沟通，指导她如何去做以让女儿感到被爱和理解。

随着小喵病情的恶化，家人一直以小喵胆子很小，有所顾忌而不愿告知其真实病情。医务社会工作者尝试和小喵进行死亡话题，在其不排斥的情况下，让小喵思考病情不可控时想怎么办，让她思考是否想过掌控自己的生命而不是让他人决定。了解到小喵的心愿是想趁着有力气去欢乐海岸玩，吃一次爱吃的糕点，再拍一次全家福，给心爱的小侄女制作画册等，医务社会工作者协助小喵逐一实现了她的心愿。

临终阶段，医务社会工作者引导小喵妈妈对小喵表达了道谢、道歉和道爱，妈妈诚心地作了表达，小喵虽说不接受、不原谅，可泪水打湿了半个枕头。医务社会工作者引导小喵妹妹在哭泣和微笑中完成"四道"人生。小喵之前一直说在家中感觉不到温暖，无人能懂，可临近生命终点时，在和家人达成和解后，小喵对家人的眷恋表露无遗，和医务社会工作者翻看电子相片时，讲得最多的就是妹妹，给妹妹拍了很多很多的相片，也和小侄女留下了难得的合影。小喵爸爸回忆了最令其骄傲和自豪之事是，一直以来小喵学习非常好，爸爸引以为傲，最遗憾的是没有好好陪伴小喵长大，忙于生意，忽略了小喵的情感需求，谢谢小喵愿意成为自己的女儿，哪怕自己不合格，可还是接纳了自己。小喵爸爸声泪俱下，承诺不会让遗憾在小喵妹妹身上重演。小喵在家人的陪伴下，作出了捐献器官和遗体的决定，生命的价值和意义得以体现，也表达了想要回家的愿望，不想痛苦离开。家人尊重她的选择，没有进行有创抢救，让其安然离世。小喵妈妈及姐姐给小喵更换了早已准备好的衣物，在医务社会工作者的提醒下，对遗容进行了修饰，涂了口红和腮红，家人没有大声哭泣，只是轻声和小喵道了别，只见小喵的面容越来越放松和自然，嘴角挂着浅浅的微笑。小喵最终回到了家——她的大学校园，成为一名大体老师。

小喵离世的当晚，其姐姐告诉医务社会工作者：

原来所有的病人到最后都想要回家啊，妈妈回来以后说，她其实一直在问什么时候回家，还在迷糊的时候说："阿姨推轮椅，我回家了。"最后她回到了大学校园，也是缘分。今天我觉得一切都很巧妙。然后你跟她说了那些话，还安排了她心里记挂的事情，你还有护工阿姨都在，她就这样告别了。妈妈也是默默地给她穿衣服，照顾好她，你让我给她打扮，还夸她好多了，她被接走的时候，我最后看见她的面容变得更开心啦。真的感谢你，没想到最后你还是她的引路人。

五、成效与反思

(一) 成效

1. 服务产出

本书所撰写的服务成效来自深圳市龙岗区春暖社会工作者服务中心的"生命彩虹——安宁疗护社会工作者服务项目"。项目 2015 年立项至今，服务从龙岗区延伸至深圳市盐田区、福田区、罗湖区，广州市和惠州市。服务覆盖 10 余家医院，为罹患肿瘤需安宁疗护的患者及家庭提供安宁疗护个案管理服务、安宁疗护家属互助小组、安宁患者生命回顾服务、安宁疗护宣传教育服务、安宁疗护志愿者陪伴服务，发展同路人志愿者 94 名，个案服务 343例、团体服务 98 节次、关怀活动 65 场次，开展生命故事及制作生命画册 51次，为社区民众及青少年开展生命教育 29 场次，服务 32300 人次。

2. 嵌入式社会工作者在多学科协作中的服务经验

深圳市社会工作服务的发展，有赖于民政部门的大力推动。深圳市第一批社会工作者于 2008 年开始进驻医疗机构，并逐步融入医院各部门各科室的工作中。社会工作者以嵌入的形式顺利参与患者诊疗服务，主要得益于以下几个方面的推进。首先，社会工作者主动学习并掌握专科疾病知识；其次，社会工作者坚守社会工作专业价值与边界，协助医护人员了解社会工作的价值与原则；再次，社会工作者与医疗团队成员形成多学科协作，运用个案管理方法推进患者问题的有效解决；最后，社会工作者作为"第三方"，有效地促进了医患之间的沟通，融洽医患关系。

3. 专科服务有利于服务的深度与素质的提高

随着服务的发展和服务对象需求的精细化要求，最初以岗位设置的服务已逐步被项目化或专科化的服务所取代，安宁疗护作为医疗领域重要的一项内容，已由原来的癌症终末期群体，拓展到患长期慢性病、阿尔茨海默病等患者群体，安宁疗护的受众正在不断扩大，覆盖范围越来越广。因此，发展专项的安宁疗护服务，可以让服务对象获得全面且细致的照护。

（二）反思

1. 安宁疗护从业社会工作者暂未获得系统训练与授证

安宁疗护服务对社会工作者的要求较高，通常需具备一定的工作经验，掌握相应的服务技术如面谈或心理辅导知识等，自身心理层面可以接受死亡或者坦然面对死亡。如没有具备这些条件，通过接受系统的学习或训练，亦可具备一定的能力。但是，目前广东省内甚至国内，安宁疗护社会工作者的训练或授证基本处于空白，社会工作者亟须获得系统且授证的训练，以推进社会工作者的职业化和专业化发展。

2. 安宁疗护社会工作服务缺乏政策或制度的支持

随着国家对安宁疗护工作的日渐重视，国内由第一批 5 个试点单位到 2019 年增加 70 多个试点单位，充分说明安宁疗护需求的增长和迫切性。近年来，深圳地区的安宁疗护专科医护人员的训练与研讨活动日益丰富，而专科训练中却难见社会工作者的身影。目前，在医疗系统或者社会工作服务系统，均没有社会工作者参与安宁疗护服务的制度指引或者政策，制度的缺失影响了从业者"合法"地位的获得。

3. 社会工作人员的流动影响了服务的持续性与纵深化

嵌入式社会工作者服务需接受来自运营机构、资方及服务使用单位的多头管理，社会工作者需回应多头管理的要求与检查，服务过程会受到影响；受服务购买经费水平较低的影响，社会工作者频繁出现跳槽或离开行业的现象，对服务的持续性与纵深化存在制约。因此，社会工作者新政的出台，社会工作者薪资问题会得到较大的改善，服务管理与运营形式有较大的完善空间，以此推动社会工作者持续深耕安宁疗护服务。

第二节　逝者家属的哀伤辅导

一、服务背景

在走向生命终点的旅途中，人们倾向歌颂生存的喜悦而恐惧死亡的到来，当人正式面对生命与死亡之际，总会带来延绵不断的焦虑、恐惧与无奈。佛山市南海区第七次人口普查结果显示，南海常住人口约 366.7 万，加上流动人口整体超过 400 万，市民对医疗资源的需求较大。南海全区共有 15 家公立医院，以佛山市南海区人民医院为例，每年有近百人在院内离世，有较多重症患者生命的最后阶段在院内度过。本节主要以佛山市南海区人民医院医务社会工作服务项目为例，开展逝者家属的哀伤辅导探讨。

（一）工作场域

佛山市南海区人民医院（以下简称"南医"）作为华南理工大学附属第六医院、华南理工大学第六临床医学院，是南海区规模最大的综合性三甲医院，未来将打造为华南理工大学综合癌症中心。医院现编制总床位数 1328 张，二级学科 15 个、三级学科 40 个，拥有"十三五"广东省重点专科 1 个，佛山市重点/特色专科 9 个，南海区重点/特色专科 18 个。医院于 2021 年 4 月成为北京大学医学人文实践基地及北京大学思想政治实践课教育基地，将医院的人文培养提升了一个台阶。

（二）社会工作服务简介

2011 年 9 月，桂城街道开全国之先河，以政府采购社会服务的形式，由"关爱桂城"建设督导委员会和南海区人民医院共同出资购买综合医务社会工作服务，南海区人民医院医务社会工作服务项目作为佛山市的首个医务社会工作服务试点，由南海区卫生和计划生育局（现南海区卫健局）负责监督协调，佛山市南海区启创社会工作服务中心负责承接开展服务。在总结过去医务服务和模式探索上，契合南海区人民医院的医疗重点科目，从癌症及慢性病两个方向出发，以"身、心、社、灵"等层面介入并提供支持服务。经过 10 年的服务发展，项目期望通过多维度多层次的医务社会工作服务助力建设更具"温度"的医院服务，助力打造医患双满意的珠江西岸知名现代化医院，启航新南医健康人文关怀服务模式。通过资源整合和服务开展，提升病人及家属应对疾病的能力，促进自助互助，推动康复病友新形象建立；通过中心平台联结医护、社区开展健康宣教服务，倡导健康理念；通过院内医护、社会工作者、义工的结合，及时回应病人及家属需求，提升医院服务质量，营造良好的医患沟通关系。

(三) 哀伤辅导服务的发展背景

面对临终与死亡，失落悲伤是照顾者/家属需要面对的困境，至亲离开，家属通常需要面对日常生活的失序、照顾他人与照顾自我的能力丧失、身心健康的流失、精神的耗竭等。南医项目自立项起便在逐步承接不同科室的特殊病患个案转介，肿瘤病区、普外科病区、综合科病区、血液科病区等，均有晚期病患的转介。因此，社会工作服务项目从原来的个案服务逐渐完善为全人—全家—全程—全队—全社区的善终支持服务，通过多年在院内与科室合作建立的转介机制及多元主题服务，配合病友及家属互助团体组建与深化服务，从个人、家庭、专业团队等方面实现多维度支持。

二、服务领域特点

(一) 晚期病患及家属的基本特点

1. 南医晚期病患的具体特点

(1) 以南海区户籍长者为主。超过 70% 的病患均为南海区本地户籍居民，而 50 岁以上患者则超过 50%，65 岁以上患者占主要部分。

(2) 晚期病患大部分有基本医疗保险。佛山市基本医疗保险分一档（不建立个人账户）和二档（建立个人账户）两个档次，基本医保一档包括住院医疗待遇、家庭病床待遇、门诊特定病种待遇、门诊慢性病种待遇、普通门诊待遇、一次性生育医疗补贴和大病保险待遇；二档则包括一档待遇和个人账户待遇。在南医就诊的长期病患大多有一档或二档医疗待遇，从 2019 年 7 月起，一、二档的医疗保险待遇已相同。但由于癌症与卒中、糖尿病与肾病等均需要长期服药治疗，在疾病进展过程中治疗费用逐步加大，部分家庭虽有医疗保险，但仍面临较大的经济压力。

(3) 部分家庭支援不足。由于长期患病，家庭的支援可能受疾病严重程度、患病时长、照顾需要等不同影响，特别是在密集治疗期间，家庭成员或病人自身社会资源未必能支持此期间的居家与住院照顾；另外，在疾病未能有好转或逐渐衰退的情况时，容易令家人产生疲乏、无助的感受，无法提供必要或充足的支援。

(4) 情感关怀渴求大。截至 2021 年 5 月，项目共提供 903 个重点个案跟进服务，其中善终及哀伤辅导个案 201 个，绝大多数晚期病患在疾病无法逆转时，并未能及时知悉身故的可能，同时，家属往往需要独自面对悲伤，多方均无法畅所欲言，容易产生孤独、失落、恐惧等负面感受。这主要源于社会大众对死亡与疾病晚期的不合理认知。如一般人会认为不应让病患知悉无法治愈的事实，否则会加速病人的死亡，同时会积极寻求无效但心安的治疗；病人获得的资讯与个人的感受无法对等，引致极大的落差或存在不合理的期待，缺乏沟通的晚期病人，对情感的关怀或沟通的渴求较大，"死得瞑目"成为难以实现的愿望。

2. 晚期病患家属的特点

（1）主要照顾家属多为配偶或子女。在日常的查房、个案与活动等服务中，社会工作者发现日常主要照顾者大多为配偶，配偶无法提供支持下多为子女照顾。在晚期病人的治疗决策上，照顾者成为主要决策人，"越俎代庖"作出的决定未必会及时与病人沟通，更加对病情忌讳如深，即使是最亲密的家人，也未能坦白对待。

（2）家属在院内主要提供生活照料、造口护理、出入量监测等基础工作。家属在院一般无法长时间离开，24 小时不间断照顾，进行生活料理、造口护理、恶病质时出入量监测等，需要应对病房内瞬息万变的状况，如同病房/病区病友突发离世、意识不清且疼痛难耐的呻吟与叫喊，由于疾病的恶化，家人外表、性格、精神状况的转变等重担压在主要照顾者的身上，引致较大的心理负担。

（3）家属因角色转变，无法离开医院，生活质量较之前下降。从病人的另一半/子女，变成了主宰病人生存的重要角色，且无法剥离所处的环境与现况，生活质量下降。无法为家中的孩子或长者提供另外的支持，同时，面对至亲即将离世，大多会出现预期性悲伤的反应，心理负担较大。

（二）病区的特点

南医 1946 年成立，肿瘤科、综合科等病区均为超 30 年楼龄的病区，病房空间、环境布置等均较拥挤与落后，晚期病患及家属在这样的环境中容易产生较大而复杂的身体反应，如焦躁不安、无法入睡、做噩梦甚至情绪失控的状况。

三、服务设计与内容

南医医务社会工作服务已开展 10 年，在院内具有较好的服务基础，围绕癌症及慢性病两大病种，参照我国港台地区病人支持服务模式，探索了本土癌症病人及家属服务模式。在总结过去医务服务和模式探索上，以癌症及慢性病病人及家属为重点，从"身、心、社、灵"等维度介入，开展"全人、全程、全家、全队、全社区"的"五全"支持服务。在院内通过硬件——健康促进中心平台支持，软件——配套医护、社会工作者及义工支持服务，为癌症病人及其家属提供确诊期、治疗期或康复期或晚期的全人、全家、全程、全队的支持服务；在院外则链接社区网络资源，联动社会各界参与，促进社区对癌症病患需要之回应，推广正向生命教育。

（一）服务目标

提升癌症病人的生活质量，完成病人心愿及舒缓负面情绪，支援家属对病人的照顾，促进双方良好沟通；

以自助互助理念开展癌症病人及家属互助团体建设，建构个性化资源库，全方位关怀癌症病人及家属；

促进社区对癌症病患需要之回应，运用同路人义工资源推广正向生命教育。

（二）服务策略

1. 策略一：整合照顾，整合服务计划

（1）通过医护转介、病患及家属主动求助、社会工作者主动接触等方式，为癌症病患及家属提供适切的个案服务，具体包括疾病适应、情绪辅导、资源链接、提高依从性等，由此提升其疾病与死亡应对能力以及问题的解决；

（2）跨界联动医护、康复师、营养师等提供专业照顾、生活建议及支援服务，促进病人及家属维持较好的生活质量以积极的心态面对疾病与死亡；

（3）以健康促进中心为平台，提供辅具、生活用品或其他以回应病人及家属即时性服务需求；

（4）联动社区资源，提供出院后续支援服务，协助病人及家属适应疾病与死亡，重回社区；

（5）恒常化开展查房服务，保持项目与服务对象、合作方的交流；

（6）定期开展医生、护士、社会工作者个案会议、恒常服务交流、经验分享服务交流，深化跨界合作。

2. 策略二：癌症病人及家属团体支持服务计划

（1）通过组建同路人（同种疾病、同类年龄段、同周期等）小组提供照顾技巧、心理压力排解、正面沟通、照护基本功、园艺放松治疗等学习支持，构建良好的人际互动；

（2）定期开展互助团体主题建设活动，增进各成员间凝聚力，形成共同应对疾病的联盟；

（3）提供主题能力建设工作坊，激发病友潜能，于院内协助同路病友面对困境，于院外推广正向生命教育信息。

3. 策略三："五全"支持服务交流与宣传推广

（1）通过参访接待、线上/线下多维度服务交流活动，完善"五全"服务之推广；

（2）制订项目公宣计划，利用科室宣传栏、服务单及项目微信公众平台宣传服务成效。

通过以个案带动服务模式建立的方式，拓宽善终病人及家属的支持服务维度，同时突破医院与社区间的壁垒，让服务可以全程全队共同为病人全家提供全维度的支持服务。

四、实务案例

（一）化解家庭矛盾，哀伤辅导暖人心

1. 案例背景

王女士多年前离家出走，与家人断绝联系。直到一次意外，王女士在医院检查出患有晚期肿瘤，王女士感知自己命不久矣，向医务社会工作者求助，希望社会工作者能为其寻回亲人。社会工作者联动多方共同努力，为王女士寻回家人，但不幸的是王女士在与家人相聚的当天便撒手人寰。王女士因为失踪多年，户口被注销，家人在经历短暂重聚的惊喜后，被迫面对她离世的悲伤。

2. 介入思路

失去亲人的王女士家人正在经历丧亲哀伤期，社会工作者根据哀伤辅导的内容为王女士家人设计了服务计划：

（1）提前告知王女士家人情况，为心理建设铺路；

（2）陪伴王女士家人，引导家人宣泄哀伤的情感；

（3）提供支持给王女士家人以处理好逝者身后事；

（4）关注家人后续的心理变化和生活变化。

3. 服务过程

王女士情况和一般临终个案相比更为复杂，原因为王女士与一名有妇之夫发生同居关系，家人强烈反对二人来往，最终王女士离家出走与这名先生一同生活，断绝与家人的来往。所以家人在面对王女士的时候，除了悲伤的情绪，还有愤怒的情绪包含其中。

社会工作者首先让家人与王女士取得联系，双方确定身份后，社会工作者向家人介绍了王女士现时的情况：王女士已经转到监护病房观察，情况十分不乐观，并且简单描述了王女士现时的容貌和身材，包括王女士腹部因腹水积聚的肿胀。家人表示会连夜坐动车从王女士家乡赶到医院看望她。社会工作者为王女士家人查询交通路线及周边的住宿情况，提供资讯让家人可以迅速到医院看望病人。

翌日，王女士家人来到医院，和病床前插满监护仪器的王女士相认。王女士的大哥及两位姐姐看到不久人世的妹妹，互相抱头痛哭。与家人印象中二十多年前年轻健康的王女士相比，家人实在无法接受相认即分离的事实。家人将愤怒转向了陪同王女士住院的先生，家人称这名先生就是当年拐带王女士的人。家人要求这位先生赔偿高额抚恤金，双方产生了争执。社会工作者作为中立角色，提供私密场地，就王女士身后事与双方召开家庭会议。

当日下午，王女士完成了与家人相见的心愿，安详地离开了。王女士家人悲伤和愤怒的情绪到了最高点，无法理性对待后事处理，拒绝签署死亡证明书，拖延了王女士的后事进度。社会工作者同理家人的情绪，让家人合理宣泄悲伤和愤怒。此外，社会工作者协助医院引导家人尽快签署死亡证明书，完成后事。

最终，在社会工作者的陪伴下，王女士的骨灰由家人带回家乡安葬，家人从悲伤愤怒的情绪中逐渐平静，能够理智自主处理后续的事宜。一个月后，社会工作者分别联系王女士的家人及陪同王女士住院的先生了解到，家人的哀伤情绪已经得到缓解，恢复正常生活；而陪同王女士的先生与王女士感情深厚，在王女士后事完成后当晚悲伤情绪表现明显，现时已有好转，已开始新的生活和新的工作。

（二）用爱为生命续航

1. 背景介绍

（1）服务对象基本信息。

性别：男。

年龄：39 岁。

职业：机械维修。

（2）服务对象家庭生态系统（如图 4 - 1 所示）。

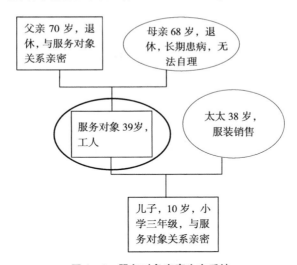

图 4 - 1　服务对象家庭生态系统

2. 个案来源

2020 年 5 月 14 日上午，南医血液科医护评估服务对象生存期较短、无治愈希望，考虑到服务对象及家属提及捐献遗体的愿望，转介至医务社会工作者处，期望协助服务对象完成其遗体捐赠的心愿。

（1）服务对象背景资料。

服务对象曾于 2000 年确诊鼻咽癌，经半年放疗、化疗后，癌症得以控制，恢复正常工作生活。2008 年服务对象与太太结婚，2010 年诞下儿子，一家三口租住在一老旧社区，与父母居住地相距 5 分钟路程，服务对象一家与父母来往频繁，关系较和谐。

服务对象自 2020 年 3 月起自觉身体不适，辗转广州、佛山两地多家医院检查，于 5 月 2 日到南医住院，连续多天的精密检查与多学科会诊后于 5 月 14 日确定治疗方案，未有确切诊断。当时适逢新冠肺炎疫情防控期，病房探视管理加强，家属探视时间受限，因此服务对象与家属接触时间较短。此外，服务对象 10 岁的儿子一直被隐瞒服务对象病情，并不了解自己父亲随时可能离世的情况。

2020 年 5 月 14 日上午 9 时，血液科护士长致电医务社会工作者办公室，进行个案转介，期望医务社会工作者能为服务对象提供情绪辅导及遗体捐献咨询服务，接获转介后医务社会工作者立刻到科室与护士长了解并收集服务对象的基本信息。收集信息期间，服务对象突发生命指数下降、抽搐、痉挛等情况，科室医护紧急开展抢救工作，服务对象于上午 9：39 经抢救无效离世，医务社会工作者未能与服务对象有直接接触，计划了解家属情况并协商完成服务对象遗体捐赠心愿。

（2）服务对象基本资料。

身体情况：服务对象于 2000 年确诊鼻咽癌，完成半年的化疗、放疗后，癌症得以控制，自 2020 年 3 月起自觉身体不适，辗转广州、佛山两地多家医院，于 5 月 2 日到南医住院，5 月 14 日确定治疗方案。据护士长介绍，服务对象已无离床活动能力，24 小时进行生命体征监测，服务对象在转介后突然离世。

对疾病认识与接纳：服务对象的太太与父亲作为其主要照顾者与支持者，与医护保持沟通，对其病况有基本的了解，配合检查与治疗，接纳程度较好。

心理状态：服务对象的太太、父亲和儿子 3 人得知案主离世后大哭，一度情绪崩溃，短时间内未能接受丧亲事实。

经济支持：据护士长介绍，服务对象有佛山市居民医保，住院期间并没有欠费，自费药物也会及时购置，两周内治疗费用为 20000 元左右（不含自付），报销后自付在 4000 ~ 5000 元，无明显经济压力；服务对象太太从事服装销售工作，反馈家庭有储蓄，基本能支持医疗与后续丧事的费用。

家庭状况：服务对象是独生子，与太太、儿子同住，其父母独立居住，彼此住得比较近，来往频繁，家庭关系较好。

支持网络：服务对象住院期间有聘请护工陪护，家人每天到病房探视，提供一日三餐，生前照顾充足，家庭有充足支持；医护反馈未见朋友探视或问候，服务对象太太与父亲都表示服务对象朋友较少，日常鲜与朋友、工友等来往。

即时面临的困难：服务对象突然离世，受疫情防控管理影响，其家属需在短时间内与服务对象告别，同时办理院内各类手续，且无其他亲友可以提供支援，需处理事宜较多，家属难以兼顾。

其他：家属期望完成服务对象捐赠遗体的愿望，但对如何处理毫无头绪。

3. 需求分析

（1）服务对象捐献遗体愿望。医务社会工作者未能直接与服务对象接触沟通，但通过医护人员与家属可明确其捐献遗体的愿望，但不知如何处理，亟待资讯与跟进协助。

（2）家属需应对服务对象离世后各类事宜处理困难。服务对象离世较为突然，家属在极短时间内需要接受丧亲事实，而受疫情防控管理影响，需尽快完成费用处理、各类医疗文件签署等，多重压力易致其无所适从，无其他亲友可以协助，难以兼顾，需要协助确保各项事务能不遗漏且顺利推进。

（3）服务对象太太、父亲在院内因丧亲情绪崩溃。服务对象家属在得知服务对象离世消息时，出现大哭、沮丧、茫然等情绪，一度情绪崩溃，医务社会工作者需要协助其接受丧亲事实，做好与服务对象告别及身后事处理。

（4）服务对象儿子对死亡恐惧无法接纳丧亲事实。服务对象儿子一直被隐瞒服务对象的患病情况，其数月来第一次看到服务对象就得知服务对象已离世，对其产生巨大的冲击，出现恐惧不敢接触服务对象遗体现象，医务社会工作者需协助其接受丧父的事实，并跟进评估是否有其他后续影响。

4. 服务目标与应对略策略

表 4 – 2　服务目标与应对策略详情

服务目标	应对策略
实现服务对象遗体捐赠愿望	提供相关资讯，并协助联系； 协助家属完成遗体捐赠商议与处理事宜
提供紧急支援，协助家属与服务对象好好告别，更好接受丧亲事实	通过"四道"人生（道别、道谢、道爱、道歉），协助家属与服务对象告别； 处理院内事务后保持联系并评估家属是否需要提供转介服务，特别关注服务对象儿子的心理状况
提供紧急支援，助力家属完成服务对象后事	提供院内离世处置流程资讯，协助家属了解并执行； 院内科室—太平间—院外遗体对接工作支援

5. 服务实施

（1）院内紧急支援。

一是病房告别。服务对象突然离世，家属到院后只见到其遗体，错过了最后一面，成为家属最大的遗憾。服务对象父亲、太太、10 岁的儿子到病房看见服务对象遗体时，震惊、失落、内疚、恐惧等情绪一并爆发，痛哭出声，医务社会工作者与医护人员一起疏导家属情绪。待其情绪稍微稳定后，医务社会工作者将病房作为告别间，重点陪伴并引导服务对象儿子了解与认识死亡，并带领其与服务对象道谢、道爱、道别。服务对象儿子完全没有心理准备面对去世的爸爸，第一反应是害怕，不愿意触碰遗体且全身僵硬。为了能尽可能减少其未来的内疚或恐惧感，医务社会工作者作为桥梁，一边牵着服务对象的手，一边牵着服务对象儿子的手，协助其"重建"联结，引导其倾诉想要爸爸回来、很爱爸爸等话语。后续也引导服务对象父亲及太太通过"四道"人生与服务对象完成告别。完成告别后医务社会工作者陪同服务对象父亲及太太到医生处沟通与处理各类医疗文件及经济结算。因服务对象儿子体力不支，由其他工作人员带领其到面谈室休息，并提供饮用水、食物支持。

通过即时性支持，响应服务对象家属因突然丧亲引起的生理、心理需要，在院内避免因激动、强烈身体反应等引起问题，通过实质食物、饮用水、独立的空间保护，让家属能较好与服务对象完成告别；为捐赠遗体后的哀伤处理打下了坚实的基础。

二是太平间告别。在完成死亡证明等手续后，服务对象遗体由太平间工作人员转运至太平间，3小时内转运到殡仪馆。服务对象太太和父亲需在转运至殡仪馆前，短时间内落实各项后事，医务社会工作者陪伴服务对象太太电话告知亲友丧亲消息，并邀请亲友协助家属提供支持，减轻绝望感。后续服务对象太太的好友、服务对象的表姐及时赶到太平间陪伴，完成太平间文件的签署并进行了简单的祭拜，因服务对象太太与儿子不去殡仪馆亲自处理后续事宜，医务社会工作者再次协助服务对象太太及儿子作最后告别，本次告别过程中，两人分别对遗体说出未来的计划与愿望，作鞠躬致意。最后，服务对象的表姐聘请了殡葬师协助家属处理后事，在后事的决策与具体开展中有了强力的支持。

三是协助遗体捐赠。服务对象家属均表示愿意支持其完成遗体捐赠的心愿，医务社会工作者提供了属地可接收遗体的4所大学：暨南大学、中山大学、南方医科大学及广州医科大学，供服务对象家属选择。在决定捐赠至南方医科大学后当即联系大学工作人员，反馈与厘清捐赠流程，协助服务对象家属填妥捐赠表格，在院内与病区、医务科沟通，因法律要求，服务对象遗体需先到殡仪馆才可与大学完成遗体捐赠对接。医务社会工作者在服务对象家属清晰了解捐赠目的、捐赠流程与捐赠后注意事项后，作为主要沟通者与大学、殡仪馆保持沟通，并及时向服务对象家属进行反馈。当天下午在殡仪馆完成遗体交接，服务对象自此成为无言老师，逝者心愿的实现让家属能在哀恸中找到意义与价值。

（2）院外关怀支持服务。保持跟进，协助服务对象家属表达哀伤与失落，逐步度过哀悼期。医务社会工作者在服务对象离世后第三天、一周、一月的时间节点均有联系服务对象的太太与父亲，关心并了解其当下的生活与情绪。

服务对象父亲表示："虽然心里仍有不舍，但会安慰自己儿子的离去是早日解脱，没有拖累家庭。儿媳与孙子每天都有回来看望，其他亲友也会致电问候。"他完成遗体捐赠后在悼念网页留言，自觉能慢慢接受服务对象离世的事实，学会放下，情绪慢慢平复，生活也逐步恢复如常。几次跟进联系中，医务社会工作者察觉服务对象父亲由痛哭到平静讲述，情绪有了明显的平复。

服务对象的太太则会不定时在大学的悼念网页上留言，保持与服务对象"对话"，日常交流生活，也从其他人的留言中获得鼓舞与感动，朋友都会语音或电话与其联系，帮助其纾解哀痛。日常陪同儿子到天台看星星，引导其写信给服务对象，装进漂流瓶中放置到家旁边的小河，以寄哀思。服务对象离世 4 天后，服务对象儿子已能正常上学，其间有家委会志愿者与同班同学的陪伴。几次跟进联系后，医务社会工作者察觉服务对象太太和儿子在面对压力、哀伤时，逐渐有了应对的方式，目前生活已恢复如前。

（三）走出伤痛，走向新生活

1. 案例背景

（1）基本资料。泉哥（化名），47 岁，广东佛山南海人，已婚，育有两女。公交车司机，有固定收入。

（2）背景资料。

①服务对象病情。服务对象在 2019 年确诊患有肺癌，一直在南医肿瘤科接受口服化疗药、标靶药治疗，家庭经济压力较大。2020 年肺癌多发转移，病情恶化，开始接受化疗，8 月，出现骨髓抑制，血小板低，无法进行化疗及放疗，身体状况逐渐转差。

②家庭状况。服务对象已婚，育有两个女儿，母亲健在，家庭关系良好。另有一个哥哥，但兄弟关系不和，日常生活中较少往来。服务对象太太有固定工作，但在服务对象患病后，已辞去工作，全心全意照顾服务对象。服务对象大女儿在汕头读大四，未来计划报考研究生；小女儿就读本地高三，即将参加高考。

③经济状况。服务对象有固定工作，有医保报销及发放基本工资。服务对象所在的村每年有股份分红，金额不大，但能勉强维持家庭成员的生活开销。服务对象由于治疗，已花费全部积蓄，且因为骨髓抑制，服务对象需要每天打一针将近 1 万元的自费针，有较大的经济压力。

④情绪及心理状况。服务对象完全知悉并了解自己的疾病，对目前的身体状况及疾病情况基本接纳。对无法治疗、病情可能逐步转差表现出正向豁达。但是对未来太太、女儿后续的生活安排较为担心。身为一家之主，担心妻女因自己的离世伤心难过，无法走出困境，不愿在妻女面前谈论生死及疾病。但同时也表达由于与哥哥的关系恶劣，担心未来哥哥会骗走母亲的钱财与自己的股份，提出希望在生前进行财产分配。

服务对象的太太为主要照顾人，对服务对象目前状况较为消极和无奈，在接触过程中大部分时间都在哭泣，心理及照顾压力巨大。

2. 案例分析

（1）疾病的照顾和安排。服务对象为末期癌症患者，在未来无治愈可能，倾向做舒缓治疗，控制疼痛。并且服务对象的情况每况愈下，可能需要长期卧床，生活逐渐无法自理，需要有专人照护。

（2）财产及身后事安排。服务对象对自己的财产、股份安排有一定的计划，不放心太太和两个女儿，担心其未来无法得到合适的物质和经济保障；希望可以在生前做好财产的分配。

（3）家属的心理状态及支持。服务对象太太对服务对象可能即将离世的现实表现出不接纳、消极，且对未来失去家庭支柱的家表现出无助；服务对象同时也担心，两个女儿均处于升学的重要阶段，自己离世可能对其心理及日常生活造成一定的困扰，影响以后生活。

3. 服务计划

（1）服务目标。围绕善终、善别、善生三个维度，为服务对象及家属提供介入服务，让服务对象及家属接纳死亡并安然度过生命的最后阶段。

善终。帮助服务对象缓解身体不适，家属得到专业的护理建议及指导，使服务对象在疾病的晚期能得到适切的照顾，走好生命最后一段路，有尊严地离开。

善别。协助服务对象和家属完成服务对象的愿望，减少服务对象的遗憾。

善生。协助服务对象家属缓解负面情绪，释放照顾所带来的压力；而在服务对象离世后，运用丧亲家属反哺的手法，提供哀伤辅导，为服务对象家属提供支持和鼓励，促成其恢复正常生活、学习。

（2）服务策略。

善终维度。联合医疗团队，围绕服务对象疾病晚期的疼痛情况，提供个性化的舒缓及镇痛治疗，协同护理人员为服务对象主要照顾人提供专业的护理建议及指导，让服务对象在院内、院外都能得到适切的照护，提高生存质量。

善别维度。运用"黄昏小册子"（南医为善终病人印制的手册）引导服务对象对自己的身后事做好妥善安排，接纳死亡。并且与家属一起完成服务对象的愿望，让服务对象减少遗憾，帮助服务对象有尊严地离世。

善生维度。服务对象离世后，为家属搭建支持网络，提供多方支持，提供哀伤辅导服务、丧亲家属反哺服务等，让服务对象家属能更好地回归到正常的生活、学习中去。

4. 实施过程

（1）第一阶段：处理善别——善用"黄昏小册子"，引导说愿与圆愿。

社会工作者根据科室医护人员转介，首次在病房中接触服务对象，服务对象已被诊断为肺癌全身多发转移，需要长期卧床。并且由于早前化疗导致骨髓抑制，血小板低下，无法进行下一次化疗，病情恶化。在接触过程中，社会工作者了解到，服务对象对自身现状及疾病已基本接纳，并且对死亡较为豁达坦然。经过几次的病房关怀探视及面谈后，服务对象与社会工作者建立了一定的关系。

此后，社会工作者运用"黄昏小册子"为服务对象及家属进行介入及辅导，引导服务对象思考自己的愿望。服务对象向社会工作者传达自己希望回家离世的安排和期望提前做好生前财产分配想法。

此阶段，社会工作者重点针对服务对象财产安排、公证等问题进行分析与沟通。由于服务对象病情严重，无法到公证处进行公证，社会工作者根据服务对象的情况向公证处工作人员咨询相关流程，并向服务对象家属进行解释，陪伴家属进行前期的公证了解、公证手续办理等。最后由公证员上门帮助服务对象立下遗嘱，做好财产分配，完成心愿。

（2）第二阶段：处理善终——医护社联动，帮助病人走好"最后的路"。

服务对象希望最后的日子和离世可以在家中安度，但由于需要长期卧床，未来家中仅有服务对象太太进行居家照护，照顾压力大。社会工作者联动医护人员，为服务对象制订个性化的舒缓治疗方案，并且由专业护士为服务对象家属提供日常照护的专业知识及指导，包括如何翻身、如何处理服务对象疼痛等情况。运用线上"问诊"的方法，定期了解服务对象回到家中的情况，及时给出相应的护理方案和照顾建议。社会工作者也定期通过电话、微信等方式，为服务对象的太太进行情绪疏导，协助舒缓照顾压力及引导其正向面对现状。并且在社会工作者的介入下，学习如何分配时间，平衡个人需要和照顾角色。

服务对象在最后的日子里，得到了科学、妥善的照顾。最终，服务对象在家人的陪伴下在家中安详离世。

（3）第三阶段：处理善生——多方协同，一起疏导家属丧亲情绪。

服务对象在家中离世，由家属陪伴在旁。服务对象离世后，太太一直处于哀伤中，且情绪波动较大，甚至影响自身内分泌系统，导致身体多处出现不适。对此，社会工作者为服务对象太太提供陪诊服务，借此之机，接触服务对象太太，评估哀伤状况，进行哀伤面谈辅导，协助服务对象太太舒缓因丧亲衍生的不良情绪，并为其提供科学的舒缓情绪方法。针对服务对象的身后事和财产处理问题，社会工作者提供了相应服务，协助服务对象太太梳理现况，制订未来计划。

除个人支持，社会工作者联动同路人志愿者、社区社会工作者力量，丰富服务对象太太支持网络。为其提供丧亲家属反哺服务，安排同路人志愿者上门家访，分享丧亲经历，鼓励服务对象太太积极应对新生活和参与社区活动。处理社区转介，让社区社会工作者为服务对象的妻女提供社区关怀、定期家访、社区活动等服务，引导服务对象太太走出逆境，正向面对丧偶生活。

5. 案例评估

总体目标达到。

（1）善别维度。协助服务对象及其家属获悉遗产公证、确立遗嘱的相关流程资讯，享受公证处特殊上门服务，帮助服务对象成功立下遗嘱，完成心愿。

（2）善终维度。服务对象太太得到专业的护理知识指导，让服务对象在最后的日子里能得到较好的护理，有尊严地在家中离世。

（3）善生维度。通过多方的服务，服务对象太太度过哀伤期，找到一份新的工作，能成功"接棒"一家之主的位置，为未来生活制订了计划；学会了舒缓压力的方式，正面面对丧偶后的生活；积极进行社交活动，定期与朋友聚会，定期到社区参与活动；回归正常的生活、工作，并且正向面对未来。

五、成效与反思

（一）项目成效

1. 跨团队深度协作构建晚期病患 + 家属关怀支持的服务体系

项目以个案服务体系为基础，运用团体辅导手法，在院内开展多元化主题活动，运营同路人病友团体，联动社会多方资源，组成"社会工作者 + 医护 + 志愿者 + 病友团体 + 社会资源"的"4 + X"的服务链。项目围绕病人及家属在疾病晚期及逝者离去后家属的生活提供全程"一站式"支持服务，为病人及家属提供量身定做个性化的服务计划，满足病人因病出现的不同类型、不同程度的需求，促进生命关怀的实现。

2. 助力医院重视及构筑优质人文服务品牌

项目与院方各部门及临床科室通力合作，从院内环境布置、图书阅读区域设置等硬件配套，到日常个案、查房、转介评估服务，病房氛围改善活动等软件工作；从院内的生命教育宣传、"黄昏小册子"制作与重点个案展示交流等工作，为医院优质人文服务品牌提供了全维度的支持，同时将优质的服务真正带给有需要的病人与家属。

3. "五全"服务启动、创新、不止息

项目参考港台善终服务设计，在本土实施"五全"支持服务，在病情告知、病人及家属对死亡的接纳程度、社会大众对死亡的接纳程度、团队在治疗与善终间的权衡等方面，修正与探索服务的可能性。项目在过往 10 年以个案为重点，以点带面推动服务模式的建立与运作，未来也将继续创新与持续尝试，建立本土化与新院区的善终与哀伤支持服务。

（二）服务反思

1. 全方位支持服务的必要性

在晚期病患及家属的服务中，社会工作者扮演着多重的角色，是服务的提供者、支持者、资源的整合者，关注的着眼点是全方位的。社会工作者统筹服务对象在身、心、社、灵的各方面需求。制订介入计划，包括联动医生护士为服务对象制定姑息处置办法，减轻身体不适；为服务对象链接各方资源完成心愿，让服务对象感受到生命的温暖，有尊严且无憾地离开等。

另外，在照顾临终的服务对象时，家属往往承担着巨大的压力，这种压力包括身体、精神、经济上的压力。社会工作者除了关注服务对象本身的需要外，也关注服务对象家属的需要，及时为其链接资源、疏导情绪等。家属能更好地照顾自己，服务对象也能得到更好的照顾。让服务对象能安然度过生命的最后历程，家属也能做到无遗憾地陪伴。

2. 全程不止步于死亡

正常的哀伤，就是指内疚、自责、失落、悲痛甚至愤怒的情绪并伴随相应的行为改变。服务对象家属表现最为明显的是悲痛和愤怒。社会工作者提前告知家属患者病情的走向，让家属对患者的病情恶化有充分的心理准备，避免产生强烈的心理打击。辅导的服务不止步于病人的离世，家属有预期性哀伤的反应时，在真正面对失落的事实时，在重新接受服务对象离开后衍生的一系列生理、心理、生活上的问题时，社会工作者需要提供行动协助、哀伤辅导等服务，协助家属度过哀伤期。社会工作者运用"以生命影响生命"的信念，实现助人自助，在服务对象离世后，善用丧亲家属反哺服务，提供同路人义工的资源进行介入支持跟进。陪伴丧亲家属更坦然接受病人离世事实，重拾其对生活的希望，重新回归生活。

3. 生命教育任重道远

善终服务的目标是希望能在服务对象离世前，减轻身体、精神上的痛苦，感受到来自家庭、社会的温暖，最后平静且无憾地离开。社会工作者可开展不同的生命教育主题服务，促使更多的人了解善终服务，了解"全人"照顾的含义，提高末期病患的生存质量，让更多的人尊重患者本身的意愿或决定，让患者能有尊严地离开，让留者适应生存。

参考文献

马文敏. 该如何抚慰丧亲家属——在非安宁疗护专科病房临床实施哀伤辅导经验谈 [J]. 中国医学人文，2021（6）：66-67.

第五章　医院中的志愿服务与医务社会工作

一、服务背景

启创社会服务团队于 2009 年 6 月正式开启医务社会工作服务，是广东省首批开展医务社会工作服务实践与探索的机构。目前，启创医务社会工作服务团队与广东省的省、市、区、镇（街）各级多家医院合作开展驻点项目服务，重点关注因病致困的特殊困难群体，以癌症与慢性病患者及其家属为重点服务对象。在过去 10 多年的实践经验里，启创医务社会工作者发现以乳腺癌、结直肠癌为首的癌症患者和以慢性肾脏病、糖尿病为首的慢性病患者因疾病治疗周期长、无法治愈、病因复杂等情况，面临着疾病适应、身体外观异化、治疗痛苦、经济压力大、家庭角色和社会关系转变、日常生活习惯改变等挑战，甚至出现焦虑、抑郁、绝望等情绪，对后续生活失去期盼，身体和心理层面上承受着各种折磨，生存质量每况愈下。

近年来，抱团抗癌更是盛行。2014—2015 年，中国抗癌协会癌症康复会组织了 17 个城市 1 万名乳腺癌患者进行了生存质量状况的研究项目，该调查显示，经常参加癌症康复组织活动的乳腺癌患者，生存质量要远远高于自己待在家中的生活质量。因此，同路人病友志愿服务应需而生，服务依托病友互助团体而开展，大都由一群以促进本身福祉和权益作为共同目标的病友及家属组成，他们有着共同的困难经历，互相倾诉、互相鼓励，并通过同路人病友志愿者的关怀、经验分享和资讯交流，解决所面对的各种问题，形成较紧密关系，共渡难关。也有研究表明，同辈互助可以减少病友的社会孤立感，获得情感支持，建立康复信心。

慢病方面，现阶段同伴教育在慢性病管理中的研究越来越多。王吉平等人认为，同伴教育可提高糖尿病与高血压病人的部分自我管理行为；张淑清等人认为，同伴教育在维持性血液透析病人中可产生正面引导作用；田兴等人认为，同伴教育有助于病人疾病管理自信心的提升。同伴教育是指因各种原因具有共同语言的人，如相同的性别与年龄、相同的生活环境和文化氛围、相同的社会经历和地位，这些人在一起分享信息、观念或行为技能的教育形式，同伴之间可分享知识经验，进行信息互补，得到评价认同，提高彼此相对应的情感。由此衍生慢性病同路人病友志愿服务，以同伴教育为首要内容，促进有效慢性病管理，对提升慢性病治疗效果、减少并发症、改善病人心理健康等方面发挥着重要作用。

于是，启创社会服务团队在驻点医院积极发展同路人病友志愿服务，以病友互助团体为载体，开展同路人病友志愿服务的服务队建设与培力、服务开展等工作，以提升病友生存质量。

二、同路人病友志愿者特点及服务需求

同路人病友志愿者是指具有相同疾病、抗病经历的病友，在治疗后达到身心恢复良好、病情稳定的状态下，为病友、社区居民提供疾病知识和抗病经验分享等服务的志愿者。他们具有以下特点及服务需求。

（一）同路人病友志愿者兼顾着病人与志愿者的双重角色

同路人病友志愿者既是病友，也是志愿者，兼有双重角色。当在志愿者角色主导的情况下，他们尽心尽力，愿意投放有限的时间与精力提供各类志愿服务，但也存在服务超负荷的情况，让同路人病友志愿者身心疲惫。也会有病友健康状况逐渐衰退或骤然转坏的时候，病人的角色便会凸显，自愿或被迫暂时抽离志愿者角色，将手头上的志愿服务交由其他志愿者跟进，或寻求其他人士协助。然而，长期处于病人角色也会增加他们本人的无力感，因此，需要注意平衡同路人病友志愿者的病人与志愿者角色，避免适得其反，影响同路人生命质量。

（二）同路人病友志愿者健康及医疗状况

曾患癌症、慢性病等各类重大疾病，经过一定周期的治疗，经历治疗带来的副作用不适、生活习惯改变等，现身体已经恢复良好，达到稳定状态。

如乳腺癌治疗后进入康复期的病友，确诊终末期肾脏病后走过维持性血液透析诱导期的病友等。在治疗过程中，他们已获得一定的行之有效的疾病管理方法，能以身说法，分享相关抗病经验。随着现代医学手段的进步，他们的生存期延长，后续有较好的生存质量，仅需定期复查或固定周期治疗，无须密集性治疗。但在志愿服务过程中，也需要顾及同路人病友志愿者身体的特殊性，避免开展超出他们身体限制的服务，比如，乳腺癌术后、结直肠癌术后病友不适宜搬 5 千克以上的重物，服务中则不建议安排他们搬重物、做高难度的场地布置等工作。

（三）同路人病友志愿者心理状态及需求

著名医学博士、生死学大师库伯勒 – 罗丝曾描述了人对待哀伤与灾难过程中的五个独立阶段，分别为否认期、愤怒期、协议期、绝望期、接受期。常规同路人病友志愿者已经历以上五个阶段，达到疾病接纳、心理情绪稳定的状态，对后续生活有期盼，积极应对。

近年，积极心理学也开始逐步关注疾病带来的积极效应——疾病获益感（benefit finding），这是一种认知和行为适应过程，指患者从疾病或创伤等消极生活事件中感知到个人的、社会的、心理的以及精神上的益处，可以带来积极效应，缓解压力带来的伤害，改善患者情绪，提高对疾病的适应能力，维护心理健康。此外，疾病带来的另一个积极效应是自我管理效能感，是指患者在应对疾病相关症状、治疗、生理和心理社会变化中，对管理疾病以及生活方式改变的能力所拥有的自信心。自我管理效能感与疾病获益感相辅相成，呈正相关。这意味着对疾病管理自信心越强的患者从疾病中获得的积极作用越多，能以积极的态度正视疾病的患者也能更好地管理疾病。一般同路人病友志愿者均拥有一定的疾病获益感和自我管理效能感，其"双感"获得是一个循环过程，在付出中感受到成就，在成就里更愿意付出和有更多输出，即"双感"需要保鲜，同路人病友志愿服务则是这保鲜的动能之一。

（四）同路人病友志愿者社会回归状态及需求

中国抗癌协会肿瘤防治科普专业委员会指导人民日报社《健康时报》与觅健联合发布的《2019 中国癌症患者生存质量白皮书》显示，在参加调研的患者中，超 54.55% 的患者需要病友交流互助，从一定程度上表现出癌症患者面临的社交难题。这说明，从医院到社区，癌症康复患者面临着一道大坎儿，他们有社会回归的需要和社交的需要，慢性病患者亦然。同路人病友志愿者大多为康复阶段或稳定阶段的患者，因此，他们同样面临着社会回归和社交的需要，同路人病友志愿服务恰好提供了一个过渡适应的机会和平台。

三、常规同路人病友志愿服务设计与内容

（一）一般同路人病友志愿服务目标

促进抗病经验交流与分享，为新确诊或有需要服务的病友提供经验支持和情感支持；

引导同路人病友志愿者反哺回馈社会，树立服务意识，服务同类病友及有需要的群体；

提升同路人病友志愿者自我效能感和疾病获益感，促进社会回归；

重塑病友新形象，加强社会人士对疾病、病友的正面认知与关爱支持。

（二）常规服务内容

1. 同伴教育

（1）参与病友资讯制作，从过来人、体验者角度提供适切的就诊、疾病管理、心理调适、生活安排等建议；

（2）产出病友故事，把抗病经验、精神传播给更多有需要的同类病友；

（3）开展"一对一"个案探访，现身说法，分享经验。

2. 网络支持

（1）参与病友微信交流群建立与运营工作，保持与病友联络，建立互助网络，促进经验交流、情感支持；

（2）参与组织病友聚会活动，营造氛围，搭建平台，促进病友相互间的交流与互动；

（3）参与组织病友康娱活动，如舒活瑜伽班、舞蹈班、合唱团、手工班等，丰富病友生活，助力病友身心舒适；

（4）参与节日关怀探访、家访等服务，为困难病友和医护人员提供关怀支持。

3. 社会倡导

（1）参与社区健康宣教工作，加强疾病科普，提升居民疾病预防保健意识和丰富预防知识；

（2）参与社会倡导和政策倡导，为同类病友群体争取政策福利、辅具减免优惠等。

四、实务案例

（一）"粉红之家"乳癌同路人病友志愿服务培育与发展

"粉红之家"成立于 2011 年 12 月 17 日，由广东省佛山市南海区人民医院乳癌相关专科医护人员发起成立、由佛山市南海区启创社会工作服务中心的医务社会工作服务团队提供培育支持，致力于为广大乳癌病友及家属提供互助平台，促进各方资源整合，共同协力实现乳癌病友的身、心、社、灵全人康复。团体内部成员一起有笑有泪，共患难同成长，彼此间感情日渐深厚，"粉红之家"也逐渐成为她们的第二个"娘家"。经 10 年发展，"粉红之家"从一开始只有 10 人的小组发展成为 200 多人的大家庭，依托于团体发展，成功培育了 40 多名同路人病友志愿者，她们是互助团体管委会骨干，是瑜伽和舞蹈表演队成员，是手工义卖队成员，是抗癌故事集里的"明星"，她们带着多重角色，既是病友也是志愿者，尽己之力，分享经验，传播正能量，带着病友自助、互助，回归社会。

1. 培育路径

（1）吸引参与。通过医护人员推介、社会工作者服务接触、病友间宣传、个案挖掘等形式，宣传同路人病友志愿者服务，吸引康复病友参与。

（2）增强互动。通过定期开展多元化康娱活动和聚会活动，增强互动交流，维系成员间的关系以及成员与团体间的关系。

（3）加强培力。通过能力建设课程、社会工作者放权体验等方式，提升同路人病友志愿者服务意识及能力。

（4）助力发挥。通过资源链接搭建展示平台，引导参与社会公益服务，重塑乳癌病友新形象，进一步发挥社会影响力，开展康复支持资源募集、社会政策倡导等工作。

2. 发展过程

（1）吸引参与。这是一个持续吸纳病友参与同路人病友志愿服务的过程。在病友团体组建的初期，医务社会工作者运用驻院服务的优势，借助医护力量吸引最初一批同路人病友志愿者参与，其后通过医护人员转介、社会工作者服务接触、病友间宣传三大方式持续吸引新康复病友加入同路人志愿者行列。在团体发展的不同阶段，这三大方式所发挥的效力是有差异的。在服务建立的最初期，医务社会工作者刚在院内崭露头角，甚多服务对象不认识医务社会工作者，或者只有一次两次的印象，服务对象对医护人员的信任度高于医务社会工作者，这时候，医护人员的推介尤为重要，亦是吸引参与的主要方式。其后，当同路人病友志愿者队伍壮大到一定程度时，医务社会工作者在院内已有一定的根基和知名度，医护人员的转介效能开始减弱，重点转为医务社会工作服务接触推介。医务社会工作者通过日常查房和个案服务，以"一对一"的方式，为乳癌病友提供心理辅导、适应支持等，解决乳癌病友的康复支持需要，传播"粉红之家"理念，吸引康复病友参与同路人病友志愿者服务。后期，在医务社会工作服务接触的基础上，病友间的宣传也是吸纳新成员的重要方式。这时候，社会工作者的服务能让部分资深同路人志愿者对志愿服务有较为深刻的了解，并认可服务理念，她们在病友间极力推介，从而再吸纳一批新成员加入。

（2）增强互动。这是一个情感维系和增强同路人病友志愿者凝聚力的过程。通过为病友志愿者提供交流的机会，增强互动，提升凝聚力。医务社会工作者定期开展各类主题康娱活动和聚会活动，以维系成员间的关系以及成员与团体间的关系。

在初期，活动形式以基础的早茶聚会、出游活动、节庆主题手工坊、生日会等康娱类活动为主，旨在通过活动的契机让服务对象有聚首交流的机会，增强互动频率。其后，发展到第三年的时候，聚会活动的铺排有所加密，从每季度一聚增加到每月或每周一聚，在季度团体大聚会的基础上加插针对小群体的每月一次志愿服务活动和每周一期兴趣班，增强积极分子与同路人志愿者服务队的联结。在活动设计层面上亦有所深化，例如，医务社会工作者会在恒常的出游活动设计中添加团建元素，参加者通过完成互助任务以加强新旧病友志愿者之间的联结，同时也深化了新加入的病友志愿者对志愿服务的认识。

（3）加强培力。"粉红之家"发展到第三个年头的时候，在册登记人数近200人，活跃的同路人病友志愿者近20名，她们是一批优秀的抗癌同行者，身体状况稳定，已回归正常社会工作与生活，具有一定的抗病经验及心得。于是，这一阶段，医务社会工作者重点加强同路人病友志愿者的培力工作。施行这一层面的工作，医务社会工作者需关注病友志愿者的意识层面，让她们深知"她们是受助者的同时也可以是施助者"，运用优势视角和赋权，通过搭建实践平台，鼓励同路人病友志愿者积极尝试，增强其自我效能感和疾病获益感。

随后，在医务社会工作者的一路扶持引导下，同路人病友志愿者们逐渐开始参与系列服务，在实践中逐步成长，具体包括三个方面：一是"一对一"结对的同伴教育服务，二是骨干志愿者参与互助团体的管理工作，三是团体整体对个体康复的网络支持服务。

首先，"一对一"结对的同伴教育服务。医务社会工作者为同路人病友志愿者开设探访技巧、面谈技巧等主题能力建设课程，让同路人病友志愿者具备基本的沟通关怀能力，并不断提供电话探访、节日探访、家居探访、病房探访服务，让同路人病友志愿者实践关怀探访、同伴教育等工作，以提升能力。

其次，骨干志愿者参与互助团体的管理工作。恰逢"粉红之家"实行了团体再组织化发展，通过举办骨干竞选会议，投票选出了9位骨干病友志愿者。医务社会工作者从能力建设课程提供和社会工作实践督导双维度提高骨干的团体事务管理能力，通过策划团体聚会活动、商议制定团体标识物和团体章程等实践，强化骨干成员的团体管理能力，当中的责任与担当触发了骨干成员参与团体事务管理的积极性。这一过程中，医务社会工作者惊讶地发现，骨干对团体管理逐渐有了自己的想法，会主动向医务社会工作者建言献策，提出服务优化建议。例如，为提升聚会活动设计的意蕴，骨干们建议组织成员挑战10千米徒步活动；为增强团体自筹能力，骨干们建议成立粉红之家手工店。

最后，团体整体对个体康复的网络支持服务。医务社会工作者通过开展非结构性小组，组织资深的同路人病友志愿者进行康复治疗相关主题性讨论，整合他们的抗病经验，编写《乳你同行，从容面对》乳癌疾病应对小册子；通过个案采访，整理资深同路人病友志愿者的抗病心路历程，编写病友故事集《破茧重生　华丽蜕变——"粉红之家"11位乳癌朋友康复路上的故事》；

建立"粉红之家"QQ群、微信群，运用同路人病友志愿者的力量开设线上互动交流和咨询支持。由此建立互助团体支持网络，为新确诊病友提供身、心、社、灵的全方位康复支持。

（4）助力发挥。这是一个升华的过程：一是引导同路人病友志愿者参与社会公益服务，实现助人模式的提升转变，从团体内部的互助延伸至外部的施助；二是提升同路人病友志愿者的自信与魅力，通过资源链接搭建展示平台，重塑乳癌病友新形象；三是进一步发挥群体社会影响力，运用群体力量进行康复支持资源募集、社会政策倡导等工作。

首先，引导同路人病友志愿者参与社会公益服务，实现助人模式的提升转变，从团体内部的互助延伸至外部的施助。医务社会工作者通过组织同路人病友志愿者参与社区里的各类志愿服务，引导同路人病友志愿者运用"粉红之家"手工店所得的团体基金开展爱心行动，帮助社会其他有需求的群体，如探访社区独居老年人、开展社区健康宣教等，以实现助人模式的转变。

其次，提升同路人病友志愿者的自信与魅力，通过资源链接搭建展示平台，重塑乳癌病友新形象。这方面的介入，医务社会工作者侧重采用鼓励和筑台尝试的方法。通过手工、瑜伽、舞蹈兴趣班的学习和展示，提升同路人病友志愿者的自我效能感和促发其内心的成就感，从而帮助服务对象提升自信和魅力，建立健康、阳光、乐观的乳癌康复病友新形象，改变公众对乳癌病人的传统认知。

最后，进一步发挥群体社会影响力，运用群体力量进行康复支持资源募集、社会政策倡导等工作。"粉红之家"发展到第五年，拥有了能向外界展示的舞蹈队、瑜伽队、手工导师、故事分享的抗癌天使，义卖、表演、故事分享、生命故事集发布等多元化的展示，医务社会工作者积极开展外联工作，不断帮助同路人病友志愿者争取对外展示的机会，成功吸引了社会各界人士的关注，当地知名媒体纷纷前来采访报道，传播乳癌群体的声音。公益资源置换计划顺应而生，在医务社会工作者的带领下，同路人病友志愿者整合医护人员关于乳腺术后压力绷带的改良意见和病友的使用感受，运用群体力量向社会筹集资源支持压力绷带的改良制作，改善绷带使用不适的问题，为每一名新确诊乳癌术后患者减免200元的绷带购买支出，缓解治疗经济压力。

3. 探索成效

（1）"数"看成效。"粉红之家"经过近10年的发展，共开展36场定期聚会活动，共服务 1750 人次，为同路人病友志愿者提供见面交流的机会，增强凝聚力和归属感。近 10 年的时光，80% 的病友志愿者依然能坚持参与活动。

开展 41 场多元化主题支持活动，共服务 1289 人次，包括丝网花手工制作兴趣班、舞蹈兴趣班、瑜伽兴趣班、同路人病友志愿者服务小组、骨干能力培训课程等内容。成功培育 40 名同路人病友志愿者，其中包含 9 名同路人病友志愿者骨干、9 名舞蹈表演队成员、12 名瑜伽表演队成员、12 名抗癌明星、11 名手工义卖队成员以及 6 名病友志愿者导师。通过与公益慈善平台合作，进行手工品售卖，共筹集 8138.1 元团体经费，其中 621.6 元捐赠至南海慈善会"与爱同行一公里"项目，支持困难病友的回院治疗交通费，不仅服务乳癌群体，还惠及其他有需要的社会困难群体。

开展同路人病友志愿者服务 65 次，共有 450 人次同路人病友志愿者参与服务，惠及 10100 人次患者。具体有院内外关怀探视、节日关怀探访活动和社区健康宣教活动、爱心义卖、公益徒步、志愿者骨干策划活动等形式。

（2）"质"看成效。同路人病友志愿者个人成长方面，在"粉红之家"如重获新生，在从事同路人病友志愿者服务过程中，犹如"助人自助"，对乳癌疾病、生活、生命有新的认识和计划，完成了从康复期到社会回归的过渡和适应。

"粉红之家"同路人病友志愿者团体发展方面，团体人数日渐庞大，同路人志愿者能力持续提升，诞生了一批同路人志愿者核心骨干，发布生命故事集《破茧重生 华丽蜕变——"粉红之家"11 位乳癌朋友康复路上的故事》，展现了乳癌病友新形象，扩大了团体的社会影响力。

（二）"同心童行"特殊儿童家长同路人志愿团体会员制的运用与效用

广东省佛山市南海区妇幼保健院在佛山市南海区卫生健康局的指导和支持下，于 2016 年 12 月启动了特殊儿童家庭助力支持计划项目，由佛山市南海区启创社会工作服务中心承接运营。项目选取医院儿童康复科（以下简称"儿康科"）为重点驻点服务科室，通过"1+4S"模式，重点为脑瘫、精神发育迟缓和自闭症的患儿及其家属提供康复支持。自项目开展以来，医务社会工作者持续为儿康科家长们提供多元化的支持服务，在第一年形成了定期的儿康科家长聚会经验分享会制度；次年合并不同病种的家长互助团体成立

"同心童行"家长互助团体，并实行会员制；在第三年底通过"社会工作者推选+家长自荐"的方式形成家长同路人理事会，对团体进行整体的管理；走进第四年，在逐渐成熟的会员制运行支持下，团体理事会成员根据家长和患儿们的特性，定期开展聚会活动、同路人经验分享、家长同路人志愿服务等多元形式服务，发挥同路人力量，反哺支持同路患儿和家长，逐步成了项目的一大特色和亮点。

1. "同心童行"特殊儿童家长同路人志愿团体会员制章程

随着互助团体的逐渐发展壮大，为管理好团体，规范团体会员的入会制度，社工部与理事会协商制定了规范的互助团体章程，团体成员共同遵守。

（1）宗旨。旨在通过定期家长聚会、同路人经验分享、家长同路人志愿服务等方式，建立患儿家属的互助平台，整合多方资源，共同协力提升特殊儿童群体综合福祉。

（2）会员的权利与义务。

①会员的权利：

定期的家长聚会、外出活动；

可获得免费的意外险保障（仅限外出活动时可享受）；

可拥有活动的建议权；

支付10元会服费，可获得专属会员服一件；

会员对互助团体理事会的工作拥有监督权。

②会员的义务：

遵守章程，热爱团体，维护团体的利益和形象，不做有损团体及成员利益的事情；

会员之间守望相助，相互鼓励，相互支持，尊重他人的隐私；

积极参与团体与社会工作者部组织的活动；

积极对外宣传团体，让更多同类患儿家庭受惠。

（3）组织架构及职责。本团体实行会员制，由理事会进行整体管理（首届理事会成员于2019年12月由"社工部推选+家长自荐形式"产生），如图5-1所示。

①理事长职责：

参与团体重大决策；

作为团体代表出席、参与活动或发言；

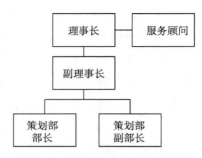

图 5－1　互助团体组织架构及职责

分派协调团体内部工作。

②副理事长职责：

团结会员，关心会员，维护会员之间的关系；

统筹团体的活动安排；

负责转发社工部的推送；

协助处理"同心童行"家长交流群的入群申请；

召开理事会会议。

③策划部（副）部长职责：

"同心童行"家长同路人志愿团体日常活动的宣传及报名；

收集会员对活动的意见及建议，并向理事会、社工部反馈；

协助策划团体各类活动。

④理事会会议机制：

会议出席人员：理事会成员、社会工作者、会员代表；

会议频次：每季度一次；

会议议程：各理事会成员汇报工作情况，会议前收集会员反馈的问题并在会上协商解决办法，未来工作安排及重点，社会工作者总结；

会议记录：会议由理事会成员轮流进行记录，存放在社工部。

⑤理事会换届：

理事会任命期为一年，每年12月举行换届选举，选出新一届的理事会成员。

⑥理事会福利：

为理事会成员及其患儿购置每人一份的外出意外保险（期限为一年）。

（4）会员条件。

在南海区妇幼保健院儿康科接受康复治疗的患儿家属；

积极参与活动，每年至少需参与 3 次以上的团体活动；

热心帮助他人，乐于分享；

自觉遵守团队的规章制度，自觉维护团队名誉；

如一年内没有参加至少 1 次的团体活动，由社会工作者了解原因后确认是否需退会；

如已离开医院或已确认不再参加活动，会员将视为自动退会，会员资料作销毁处理。

（5）加入办法。联系社会工作者填写团体会员申请表并提交，社会工作者核实信息后通过申请并拉进群；成为会员后，缴纳 10 元会服费用，首次参加活动前一周可领取会员服一件。

2. 会员制下的"同心童行"家长同路人志愿服务团体运行状况

团体经 4 年时间的发展，目前已有 55 个亲子家庭，累计服务 900 人次，在会员制的带动下，形成了"以旧带新"的模式，经验丰富的成员积极带动新成员或是新确诊疾病的患儿家长融入团体、积极参与团体服务，促进团体的良性发展，也让团体形成了自己的文化。

（1）定期家长聚会。团体通过定期家长聚会及经验分享活动，促进同类病患儿家属的认识和交流，让彼此之间感受到支持和接纳。在经验分享会中，同路人家长志愿者分享康复技巧和减压技巧，给予同路患儿家属经验支持，增强家长们对抗疾病的信心和坚持治疗的信念。

（2）理事会成员培育。"同心童行"互助团体经过 4 年的发展已经聚集了一帮积极性、自主性、活跃度较高的家长，乐于参与活动，并有意识地进行组织管理，医务社会工作者也给予了家长们成长的机会，让家长们学习和策划活动，开展活动。因此，通过理事会成员管理角色的培育、家长骨干培训等形式，提升团体自我管理意识和能力，推进团体进一步成熟发展。

（3）集体外出活动。医务社工部每年组织同路人家长志愿者开展集体外出活动，并招募院内医护义工同行，保障安全。在院外轻松愉悦的环境氛围下，家长与患儿得到身心调节，也可借此之机与医护人员沟通交流，增进了解，形成了普遍认可的会员福利。

3. 会员制方式对家长同路人志愿服务团体发展的正向影响

（1）采用会员制有利于家长们了解自己的权利与义务。家长互助团体章程的建立，详细说明了会员的权利与义务，有利于快速帮助新加入的会员了解团体的性质和作用，明白自己的角色与需要做的事情，对新旧会员都有引导和规范的作用，更好地维护团体的发展。

（2）会员制的运行对家长参与服务有激励的作用。制度明确规定加入团体需做到的事情，会员家长们入会前需了解清楚团体的章程。如热心帮助他人、乐于分享、积极维护团队的荣誉等，而会员家长们也身体力行地践行着团体的章程，积极参与团体的建设，通过家长会员的身份做义工，服务到更多的同路人，同时也向不了解团体的家长们介绍团体的特色与职能，将同路人邀请到互助团体中，给予朋辈群体支持。

（3）会员制的运行有利于为家长们树立榜样。团体章程清晰罗列了团体的构架、组织人员的职责等，为理事会工作的推进提供了明晰指引，让理事会成员得以分工明确、各司其职共同管理团体事务，同时接受团体会员的监督，在监督下，理事会成员积极遵守章程、履行职责，起到了榜样作用，为团体成员树立了典范。

五、成效与反思

（一）有别于一般志愿者服务，同路人病友志愿者服务需注意发挥其治疗性功能

一般志愿者服务，多为解决社会问题、服务社会，但同路人病友志愿者服务由于参与成员的特殊性，服务中需注意发挥其治疗性功能，既要为志愿者所服务的对象"疗心"，也要为病友志愿者自身"疗心"。那么，如何发挥这个治疗性功能呢？在身、心、社层面，可通过提供同路人情感支持、资深病友抗癌经验分享以及相关抗病资讯提供等直接支持来实现。在灵性层面，更加注重促成同路人病友志愿者的成长转变，期望他们有新的生活感悟和对待生命的新看法，帮助重建康复新形象和新生活。巧妙的聚会活动设计体验、同路人病友志愿者与服务对象之间"生命影响生命"式的互动在潜移默化地促进灵性成长。

（二）从病人到同路人志愿者的蜕变并非一蹴而就，需要多方面引导促成

成为同路人志愿者是有门槛、有条件的，不是每一位康复期或稳定期的病友都可以成为同路人志愿者，都适合成为同路人志愿者，从病友蜕变为同路人志愿者，需要有相关抗病经验积累、具有正向心态、拥有分享技巧、拥有同理心技巧等方方面面的综合能力。大部分同路人志愿者也并非一开始就能达到以上标准，是在医务社会工作者的引导、培力下逐步形成的。培力与引导的手法可以是多元的，可以是个案，也可以是小组、课程等，当中也需要医务社会工作者的专业触觉，发散思维寻找可切入引导的小口。未来，可逐步探索出系统的培育课程，利用积分奖励的形式鼓励学习成长，也可考虑运用考核制，保障同路人志愿者的质量。

（三）善于调度资源助力同路人病友志愿者培育

病友志愿服务一般配备 1 名专职医务社会工作者或兼职医务社会工作者跟进，这需要医务社会工作者发挥资源调度能力，为病友志愿服务发展争取最大的资源支持和平台支持。同路人病友志愿服务培育常用的资源可分为社会工作者同工、医疗系统伙伴、社会公益伙伴以及康复病友几个方面。专职社会工作者需懂得向工作团队寻求协作，借团队之力发挥更大效力；为弥补专业不足，医务社会工作者可借用医疗系统伙伴的专业医学和护理知识，也可借用社会公益伙伴的特长技能，丰富同路人病友志愿者的培训资源；专职社会工作者在此是抽离"一线"的，需拓宽工作视角，运用资源管理思维，承担管理角色开展工作。最重要的也是最不可忽略的是同路人志愿者骨干资源，他们拥有一定的人生阅历和解决问题的能力，若是善于引导和发挥，提供平台让他们建言献策、锻炼能力，会让同路人病友志愿服务的培育发展工作事半功倍。

参考文献

[1] 王吉平，吴慧芳. 同伴教育对乡镇社区糖尿病和高血压患者自我管理行为的影响 [J]. 护理学杂志，2016，31（13）：4-7.

[2] 张淑清，刘兰霞. 同伴教育在维持性血液透析患者自我健康管理的影响研究 [J].

中国医学创新，2014（14）：97－99.

[3] 田兴，袁媛，李星，等. 同伴教育在血液透析患者液体自我管理中的应用［J］. 中华护理教育，2018，15（8）：576－580.

[4] 吴会军，鄢建军，杨建国. 同伴教育护理模式对维持性血液透析病人自我管理和钙磷代谢影响的研究［J］. 全科护理，2020，18（18）：2286－2288.

[5] 赵娅，汪红英. 乳腺癌患者疾病获益感及自我管理效能感的相关性研究［J］. 当代护士（上旬刊），2020，27（4）：24－26.

[6] 苏晓慧. 病友志愿者服务对行乳腺癌改良根治术患者心理应激、希望水平及生活质量的影响［J］. 护理实践与研究，2021，18（3）：355－358.

[7] 裘佳佳，胡雁，黄嘉玲，陆箴琦. 乳腺癌康复互助志愿者病友支持方式的应用及效果［J］. 中华护理杂志，2008（8）：690－693.

[8] 曹晓娜，吕兰芳，徐晓英，等. 癌症义工"现身说法"在住院癌症心理障碍患者中的实施体会［J］. 护理学报，2011，18（21）：70－72.

[9] 安新荣，薛海波，刘长梅，等. 同伴支持教育对初诊2型糖尿病患者心理灵活性、自我管理行为的影响［J］. 齐鲁护理杂志，2020，26（19）：20－22.

[10] 卢玮，吴文湄. 医务社会工作多重服务逻辑的合法性路径研究——以深圳市儿童医院为例［J］. 学术研究，2019（6）：64－71.

[11] 林万亿. 社会工作当代理论与方法［M］. 台北：五南图书出版社，2013.

[12] 张锦芳，黄瑜如. 连想疗法与游戏治疗［M］. 上海：华东理工大学出版社，2018.

[13] CRENSHAW D A，STEWART L. 游戏治疗理论与实践的综合指南［M］. 王晓波，译. 北京：中国轻工业出版社，2021.

下篇：

医务社会工作
扩展领域

第六章　精神障碍与医务社会工作

第一节　"五位一体"精神康复社会工作服务模式

一、服务背景

（一）服务的重要性及必要性

精神疾病在全世界都是一个不容忽视且难以解决的问题，在我国也是如此。我国人口众多，且随着经济快速发展、竞争加剧、压力增大等原因，人们的精神疾病患病率也明显持续增高。数据显示，截至2019年，我国在册严重精神障碍患者人数已达550余万。深圳市2017年底累计登记在册的严重精神障碍患者4万余例，报告患病率3.58‰，呈上升趋势，病种以精神分裂症和双相情感障碍为主。严重精神障碍患者包括六大类：精神分裂症、双相情感障碍、偏执型精神障碍、分裂型情感障碍、癫痫所致精神障碍、精神发育迟滞（伴发精神障碍）。大部分患者均反馈缺乏社区康复服务资源，部分患者不愿意定期去医院复诊和服药，发病频繁，社会功能严重缺损，家属监护无力，家庭矛盾多发，无法回归社会，甚至有发生肇事肇祸情况。如何使精神康复工作管理到位和服务有效，服务和管理不再是"两张皮"而是融合在一起是迫切要解决的问题。

（二）深圳发展精神卫生社会工作的缘起

2015年，深圳被纳入首批全国精神卫生综合管理试点城市。深圳市精神卫生综合管理试点工作的总体目标为：创新机制、创新服务、创新管理。从

2016 年起，深圳市逐步规模化培育精神卫生专职社会工作者队伍，与以往残联组织购买精神康复项目从目标到模式都有很大不同，社会工作者第一次正式融入区、街道、社区三级层面的严重精神障碍患者管理工作，融入精神障碍患者的管理系统，这类社会工作者被称为精神卫生专职社会工作者，除了开展专业社会工作服务外，也被赋予在配合试点工作时共同进行探索的使命和责任。

严重精神障碍患者在社区康复越来越受到政府及社会的重视，深圳市为贯彻落实广东省综治办等 11 部门出台的《关于加强严重精神障碍患者救治救助工作的实施意见》精神，出台《深圳市精神卫生综合管理试点工作方案》，各有关部门认真履职，积极作为，形成了政府领导、多部门齐抓共管协调联动的综合管理机制，同时社区层面建立了严重精神障碍患者"五位一体"救助帮扶机制等，为促进工作有效开展，推动社会工作者在"五位一体"现有机制中起到了协调、参与的作用，主要负责严重精神障碍患者的个案管理，部分区例如龙岗区的精神卫生社会工作者还发挥了协调、促进社区"五位一体"工作组更黏性合作的重要功能。

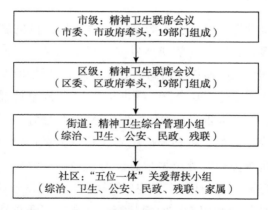

图 6-1 深圳市精神卫生综合管理组织体系

2017 年，深圳市卫计委、市民政局等联合印发《关于引入社会工作者加强基层严重精神障碍患者服务管理工作的意见》，提到向社会组织购买专业服务，引入精神卫生社会工作者，要求各区按照每 50 名患者配备 1 名社会工作者的标准配置等，充分保障了精神卫生社会工作者提供直接专业服务的空间，市、区、街道级各精神卫生项目不断发展壮大，专职精神卫生社会工作者已近 900 人。

（三）深圳市鹏星社会工作服务社发展简述

从 2016 年开始，深圳市鹏星社会工作服务社（以下简称"鹏星"）陆续运营了龙岗区、龙华区、大鹏新区的精神卫生社会工作项目和精神卫生综合管理社会工作项目，另外还运营了深圳市康宁医院精神卫生项目和精神康复者家属资源中心。根据每个采购方的需求、各区服务对象特点等研发了不同的特色项目，和现有的管理、服务系统融合，和机构过往运营精神残疾人和家属服务经验相结合，在实践中探索了适合本土化的精神卫生社会工作服务理念、模式和具体方法，主要为六大类严重精神障碍患者及家属以及其他类型的精神障碍患者和家属提供专业社会工作服务。

二、服务领域特点

（一）服务主要人群

深圳市 2017 年底累计登记在册的严重精神障碍患者 4 万余例，报告患病率 3.58‰，呈上升趋势，病种以精神分裂症和双相情感障碍为主。严重精神障碍患者包括六大类：精神分裂症、双相情感障碍、偏执型精神障碍、分裂型情感障碍、癫痫所致精神障碍、精神发育迟滞（伴发精神障碍）。这一群体及其家属就是社区精神卫生社会工作者主要的服务对象，同时也服务六大类之外的精神障碍患者、疑似精神障碍患者等。

（二）问题和需求

由区慢性病医院、街道综治办购买或者使用的派驻在街道、社区的精神卫生社会工作者在大量的电访和实地走访过程中，了解到严重精神障碍患者在社区康复中，患者和家属都面临许多困难及问题。绝大部分精神障碍患者因疾病丧失社会功能，没有朋友，失去工作和学习的机会。他们自我封闭，禁锢在自己的世界里，有的甚至不出门，与世隔绝。而作为精神障碍患者的家人，十分担心患者因疾病问题与社会脱离太久而无法融入和适应。家人需要长时间照顾患者，同时还要遭受社会大众的歧视，家属逐渐失去信心与耐心，易造成患者及家属关系紧张，出现沟通障碍，彼此背负巨大的情绪压力。当患者与家人关系不和，他们彼此之间互不理解，甚至出现正面冲突时，精神障碍患者感受不到来自家人的关爱和理解，不利于他们的康复。同时，为解决这些问题，患者所需要的资源（服务、政策、物资、专业人员等）隶属不同的资源方，而受自身能力或者病情影响，患者很难主动获取各方资源。

因此，非常需要街道、社区、家庭三个层面整合管理与服务资源，打通社区康复的"最后一公里"，因此整合精神卫生社会工作的专业优势，运用专业手法，参与或协调政府体系下的"五位一体"关爱帮扶小组，联动社区、社会公益资源，提供整合性的服务与柔性的管理就非常必要。

三、服务内容

（一）服务理念

复元理论对精神康复者来说，就是重新认识自己，建立正面自我形象，重建有意义的生活的康复过程。从复元理论视角看待精神康复者，不是只看到疾病和问题，而是把康复者看作完整的"人"，尊重康复者作为人的尊严，相信人的潜能和价值，强调整全的生活，认为精神疾病≠康复者个人，精神疾病只是生命的一部分而不是全部，康复者同样有多重角色和身份，每个角色和身份都可以正向地发展，都拥有价值和意义。

复元道路上，精神康复社会工作者应联动"五位一体"工作人员，共同以复元视角将服务与管理并轨，推动精神卫生/精神健康服务与管理，促进精神健康/精神卫生康复者管理和服务的精准化、专业化、规范化，促进精神康复者乃至家庭的复元。

（二）服务目标

为严重精神障碍患者营造良好的社区康复环境，提高精神障碍患者和家属对精神疾病的认识，为患者及家属提供社会功能康复服务以及促进病情管理服务等，促进患者家庭关系和谐，整合资源协助患者挖掘自身的潜能，发展技能，从而提升自信心，能融入社会；同时完善社区层面的服务、管理系统网络，促进社区更和谐稳定。

（三）服务模式及具体内容

1. 服务模式

鹏星精神卫生社会工作领域总督导綦峥峥带领团队在实践中总结出了本

土化的精神卫生社会工作服务，即"管理与服务并轨运作模型，'五个化'具体操作模式"，用专业整合服务搭建起精神康复者的社区支援服务网，促进精神康复者更好地在社区康复。"五个化"是指随访服务常态化，建立信任关系；康复服务精准化，满足多元需求；专业服务多样化，促进社会融入；转诊护送高效化，提高救治救助；政策落实规范化，助力幸福民生。

2. 具体内容

精神卫生社会工作者作为个案管理员，以需求为导向，为病情易复发、家庭关系紧张等有需求的精神康复者和家属提供个案管理服务，将个案平分为重点个案和普通个案，对个案每月进行 2 次上门跟进，与精神科医师、社区精防医生、心理咨询师等组成多元化团队共同制订和实施个案管理服务计划，为个案提供个体化、专业化、持续化的社区康复服务，提供个案随访、复诊联络、药物管理、心理辅导、身心健康教育、朋辈支持、团体康娱或减压活动、政策咨询、应急处置以及家属服务、社会倡导等服务，确保个案管理服务的有效性、稳定性和持续性，提升精神障碍患者的病识感和自信心，恢复一定的社会功能。同时，也为辖区的精神障碍患者及家属链接更多的资源，获取政策支持，从多方面促进患者在社区更好地康复和发展。

一般领域的社会工作者通常都是提供专业服务，很少能参与针对特殊群体的日常管理工作，而精神障碍患者社区管理这一难题，因为社会工作者的介入而变得柔性、精准，更受服务对象的认可。具体而言，社会工作者通过定期走访、排查，对街道实际在册管控的严重精神障碍患者实行统一管理，为各社区定制统一的患者档案封面，用封面颜色区分严重精神障碍患者和既往高风险严重精神障碍患者，切实做好严重精神障碍患者分类纳管，规范各社区严重精神障碍患者工作台账。同时为健全患者动态监管机制，建立患者一人双档的管理模式，精神卫生专职社会工作者和各社区"五位一体"帮扶小组分别对患者的面访记录进行归档整理，重点做好严重精神障碍患者的行动轨迹、日常生活状态、思想行为动态等的随访记录，常态化完善严重精神障碍患者档案，保障日常管理和服务不割裂、相融合、双到位，严重精神障碍患者在社区康复真正可行且有效。

另外，为了改变精神障碍患者和家属很难寻找到合适的社区活动的情况，社会工作者为辖区的精神障碍患者及家属提供了多方面的康复活动，包括园艺活动、家庭照料讲座、心理减压活动等，例如，开展心理健康讲座，对精神障碍患者家属提供心理支持辅导，让他们学会舒缓情绪的方式与技巧；精神障碍患者及其家属一起动手制作园艺小盆景，舒缓压力，结交朋友。同时期开展社区宣传活动，以群众喜闻乐见的方式做好精神卫生科普知识宣传工作，全方位、多渠道引导群众理性看待精神障碍患者，提高群众的认知水平和接受度，及时为社区居民答疑解惑、消除误解，为精神障碍患者重新回归社会营造良好的康复环境。这些丰富多彩的康复和宣传活动受到了辖区精神障碍患者及家属的广泛欢迎。

四、实务案例

（一）"乐同行，战疫情"精神康复者及其家庭支援服务项目

2020 年面对突如其来的新冠肺炎疫情，鹏星派驻龙岗区南湾街道的精神卫生社会工作者策划并执行了"乐同行，战疫情"精神康复者及其家庭支援服务项目，为南湾街道辖区有特殊困难的精神康复者提供精准化、专业化、精细化服务。结合疫情防控政策，积极开展线上线下服务，加强与康复者及家属的交流与互动。

一是保证服务不断层，创新多元服务方式。疫情期间，隔离疫情不隔离爱，精神卫生社会工作团队开通咨询热线，为有需要的精神康复者、家属和社区居民提供线上咨询服务 2856 人次。二是保证服务无死角，解决痛点难点问题。在疫情防控期间，重点对 11 名康复者及家属给予一对一的"贴身服务"；通过分区、分类满足在深、在老家康复者的取药需求，提供分散分流到指定社区取药、上门送药等精准化服务，对经济困难、出行不便等 26 名康复者，提供寄送药物服务。三是保证服务无间断，丰富居家康娱服务。精神卫生社会工作者通过爱心企业筹措物资，提供上门慰问服务并发放防疫物资 100余人次；开展 5 期线上康娱活动，涉及居家挑战、制作美食、家庭互动、线上微课等内容，提高精神康复者及其家庭的互动性，传递居家战"疫"的正能量，增强了居家战"疫"的凝聚力。

（二）"园治你心"精神康复者减压之旅项目

"园治你心"精神康复者减压之旅项目是鹏星驻南湾街道精神卫生社会工作团队研发和执行的特色项目，主要是为业余活动较少、社交退缩、社会机

能退化的在社区的精神康复者和家属，提供的一系列减压、社交等多维度康复的项目。

该项目已经持续开展近 4 年，在南湾街道辖区为精神康复者和家属搭建康娱服务平台，以园艺治疗为手段。2020 年该项目包括插花、微景观绿植等 4 场室内活动、1 场户外活动及 1 场交流总结会，惠及 97 个精神康复者家庭。通过感受植物的生命与力量，锻炼动手能力，有效缓解了康复者和家属的精神压力；通过设置互动与制作环节，提供互助平台，有效促进了康复者和家属的交流与分享，强化辖区精神康复者及其家属之间的沟通，深受参与者的喜爱。

该项目的服务方法和服务模式：一是项目将复元理论引入园艺活动，将单一的园艺服务与复元理论、户外拓展相结合，多维度、多元化地支持项目。二是项目建立互助、减压平台，促进精神康复者及其家庭缓解压力，对社区更有归属感，更好地在社区康复。三是通过项目服务为辖区精神康复者和家属营造了一个平等良好的氛围，为创造"共建、共治、共享"的亲和性社会打下良好基础。

（三）党建引领，构建精神康复者的社区支援服务网

党建引领精神卫生社会工作专业服务发展，是鹏星在深圳市龙岗区南湾街道践行的又一服务特色，探索了"党建＋服务品牌"，即党建引领构建精神康复者的社区支援服务网。

1. 党建引领专业服务，促进服务融合

机构党支部和南湾党员社会工作者组织精神康复者和家属参访深圳市中共党史学习教育基地，一同学习深圳改革开放史，不忘老一辈的精神和付出的努力，传承先辈"拓荒牛"精神；邀请精神康复者和家属参加多场 DIY 永生花、鲜花篮、微景观等活动，感受鲜花的生命力、汲取大自然的力量；组织精神康复者和家属观看党史视频，回望党的发展历史，珍惜来之不易的幸福生活；观看爱国教育电影《攀登者》，感受登山队员舍生忘死、顽强拼搏的精神。有康复者深有感触地说："党员身先士卒，敢于担当，带头冲锋。一个民族的复兴、国家的强盛，需要所有人向着同一目标努力攀登！我们也要一起努力实现康复的攀登。"

同时，党员社会工作者亮身份，开展多种形式的慰问活动。党员社会工

作者始终关注辖区特殊群体在疫情中的困难和需求，帮扶重点困难患者，参与困难群体的救助帮扶，急困难人群之所急。为多方满足困难群体的需求，提升困难群体抗击疫情的能力，机构党支部和党员社会工作者链接爱心企业为贫困患者家庭发放防疫物资（口罩、洗手液）、生活物资（米油）数百份，编织起更大、更密、更有温度的关爱网。驱散疫情的阴霾与疾病带来的伤痛，在关爱网的覆盖下服务对象绽放出久违的笑容，写下了感谢信，是肯定，是赞许，也是党员社会工作者不懈的动力与追求。

2. 创新"云"康娱服务，拓宽服务方式

机构党支部联动社会工作团队，借助"云平台"优势，创新"云服务"内容，以趣味性强、互动性强、康娱性强的"云活动"，如线上居家挑战赛、心理健康微课、我画你猜、趣味厨房等，传递居家战"疫"正能量，增强居家战"疫"凝聚力，得到了康复者和家属的一致好评。

3. 开展社区宣导服务，转变思想观念

为推动南湾街道辖区内精神健康宣传，呼吁社会大众关注心理健康，大力培育自尊自信、理性平和、积极向上的社会心态，形成理解、接纳、关爱精神康复者的良好氛围，鹏星机构党支部与社会工作团队联合进社区、进企业、进学校，开展社区宣导服务，现场设置心理减压测试，增强居民对自身心理健康的关注，积极推动社区精神卫生工作发展，共建人人尽责的社会治理共同体。

4. 搭建义工服务平台，促进互助融入

搭建义工服务平台是精神康复者预防、治疗、康复的有效形式，一个义工服务平台形成一个完整的服务闭环时，就能够有更多机会挖掘精神康复者的潜力，发挥康复者的优势，提升康复者的自我效能，扩大康复者的社交支持网络等。鹏星机构党支部和社会工作团队以服务对象的需求为导向，开展了精神康复志愿者服务，以"培训—实践—指导—融入"模式，搭建友好、和睦、学习的平台，通过培养自主愿意加入志愿者的精神康复者成为"领袖""带领者"，带动社区精神康复者搭建自助互助的社会支持网络，为融入社会和就业过渡做好充分的准备。例如，为解决精神康复者取药难的问题，南湾精防社会工作团队以"党员＋社会工作者＋义工"的"一员双工"联动模式，邀请部分康复者参加精神康复者义工服务项目，精神卫生社会工作团队指导康复义工协助做好指引、查找和递送已配好的药物等服务，部分义工

"领袖"充当情感支持者,为有需要的精神康复者提供支持和帮助,精神康复义工服务项目有效缓解了部分康复者渴望沟通交流、参与社会服务的机会,进一步巩固了精神康复者的社会支持网络,增强了自我效能感和社区融入。

（四）典型个案

案例一：小龙（化名）,25 岁,2015 年初被确诊为双相情感障碍,无工作。社会工作者在走访中发现小龙平时较懒散,无工作,整日待在家中,无所事事。社会工作者慢慢介入小龙的生活,小龙从最开始对社会工作者排斥、抗拒、不信任、衣着不整洁、不愿意出门到信任社会工作者,开始规律服药,愿意自己去复诊,愿意同社会工作者分享自己的一些情绪感受。有一次,小龙因父母将他一人留在深圳而情绪激动,一度想轻生,社会工作者及时发现,在半夜与社区工作人员一同上门走访,及时制止了其焚火自杀,目前小龙已经找到工作。在一年多的个案跟进中,社会工作者运用复元理论,采取个案管理手段,为小龙提供资源链接、政策支持、心理疏导,让小龙能更好地在社区康复。

案例二：小欣（化名）,女,29 岁,患有分裂型情感障碍,10 岁时首次住院,至今已住院 7 次。鹏星社会工作者刚接触小欣时,她不爱出门,也没找工作,天天窝在家里。交谈了几次后,社会工作者才知道小欣的内心其实非常渴望工作,渴望认识新朋友,渴望结婚生子,但她担心自己的病情反复会失去工作,没人愿意和她做朋友,不会有人想和她结婚。在她情绪不稳定或遇到问题时,社会工作者总会及时出现,鼓励她规律服药,为她申请免费服药补贴,陪她定期复诊。近两年来,小欣的病情逐渐好转且越加稳定,变得越来越善于沟通,不惧外出了。如今她已有了工作,还步入了婚姻的殿堂。她很开心自己不用再住院,真实感受到了未来可期。鹏星社会工作者给予了她改变的力量,陪伴她一步步实现"普通人"的梦想。

案例三：小嘉（化名）,女,30 岁,单身,本科学历;喜欢做手工、运动,会弹钢琴,信仰基督教;精神残疾二级,双相情感障碍,偏执型人格障碍。鹏星社会工作者针对小嘉长期待在家中,没有朋友,没有人际交往,家属不理解,长期精神压力大的情况制定了多元化介入策略。鹏星社会工作者联合康复中心的心理咨询师给小嘉提供每周一次的心理咨询,帮助小嘉治疗内心创伤,稳定自身情绪。同时,社会工作者鼓励小嘉走出家门,到社会工作者所在的康复中心参与康复训练。帮助小嘉制订康复计划，恢复社会功能；参与朋辈支持小组，寻找朋辈支持，建立与朋辈群体的支持系统；邀请小嘉母亲参加家属照顾技能培训营，学习相关照顾技巧，与社会工作者更好地配合帮助康复者。经过一年的个案跟进，小嘉的状态变得稳定起来，在状态出现波动的时候会及时找社会工作者以及心理咨询师寻求帮助，各方面的社会功能恢复正常，也交到了朋友。社会工作者发现小嘉的身上有不少的优点，本科毕业，能力较强，会弹钢琴。因此，社会工作者邀请小嘉加入康复中心的义工队伍，服务其他康复者及家属；协助小嘉总结自身的康复经验，利用自身过来人身份与社会工作者一同帮助居家严重精神康复者。经过评估，小嘉的康复情况优异，状态稳定，各方面社会功能基本恢复。

五、服务成效

（一）创新机制管理模式：凝聚"五位一体"，管理与服务并行

原有的街道、社区精神卫生管理和服务主要合作系统暨社区关爱帮扶小组（"五位一体"）机制中并没有专业社会工作者的位置，原本主要以日常管理和常规服务为主，引入精神卫生专职社会工作者后，社会工作者作为纽带发挥了协调者的作用，助力管理更到位，同时提供专业服务，促进精神障碍患者康复及家庭复原。具体来说，社会工作者主动积极配合区级联席会议、街道精神卫生综合管理小组、社区"五位一体"小组，协助小组组长，协调不同部门联动，使筛查排查、登记建档、社区访视、应急处置、救治救助等管理工作得以更好地实现，促使社区"五位一体"联动机制更快速、有效地发挥作用。同时，社会工作者在具体工作中促进各方信息交流与共享，及时交换数据，掌握患者动态，保证工作的高效，减少严重精神障碍患者漏管失控的情况。社会工作者还通过与不同部门的积极沟通和合作，完善原有的模式，使严重精神障碍患者应急处置实现规范化、标准化。例如，社会工作者运用社会工作专业手法、技巧，以柔性的方式，配合其他工作人员将存在肇事肇祸风险的严重精神障碍患者紧急送往康宁医院救治救助，保障了患者自身以及其他社区居民的安全。

关键是社会工作者要同时整合社区的服务资源，开展严重精神障碍患者的服务工作，将管理和服务有机结合，双轨并行。通过以严重精神障碍患者

和家属的需求为本，密切跟进，开展多样化的康复服务，从而建立起良好的信任关系，有效促进了日常工作的管理，凸显了服务型管理的成效。服务和管理，看上去是两个模式两种思维，其实本质都是以严重精神障碍患者为中心，抓住这个中心，在服务与管理并行的过程中达到平衡，这充分体现了专业社会工作的作用和社会工作的价值。

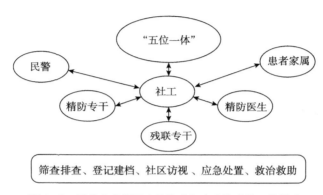

图6-2　鹏星在龙岗区南湾街道和布吉街道的工作模式

（二）创新服务模式，促进社区康复服务的规范化、专业化

首先，鹏星机构重视社会工作团队专业化，不断提升团队服务水平。坚持"引进来、走出去"策略，采取"学习—内化—输出"的方法，有效提升社会工作的专业水平。一是常态化的月督导、月培训、月个案会议以及在香港机构开展实习。二是坚持创新理念，在吸收学习成果的同时举一反三，将各类知识、政策和技巧以及不同系统的理念，如精神疾病、社会工作（含复元理论、个案管理理论等）、社区精神障碍患者综合管理等，有效糅合及平衡，并融入日常服务。另外，机构规范了社会工作者的工作程序、服务表格和流程，制定了新社会工作者的入职指引，制定了危机管理制度（含社会工作职业安全、服务对象危机情况的介入）、精神卫生社会工作服务指南等，保证了服务的专业化、规范化。

随着精神卫生专职社会工作团队专业化水平的不断提升，优质的专业服务凸显在个案及社区康复服务的规范性、专业化中。通过社会工作者联动管理系统并提供直接服务，精神障碍患者得到有效救助，逐步实现精准康复，改变巨大。患者的病识感、依从性增强，在疾病康复、社会功能康复等方面得到不同程度的改善，发展了潜能，树立了自信。患者的照顾者对其接纳度及照顾能力提升，有效舒缓压力，紧张的家庭关系得到缓和，一定程度上减轻了家庭经济负担，初步建立起社会支持网络。

其次，在实际工作中，除了总结"服务与管理并轨模型"外，还总结出全新的工作模式"五点四化"，即一个中心、两个方向、三个要点、四方资源、"五位一体"以及随访常态化、救治高效化、服务个性化、救助人性化。具体而言，一个中心指的是以服务对象（严重精神障碍患者及家属）为中心；两个方向指的是主要工作方向是精神障碍患者"社区康复"和"救助管理"；三个要点指的是患者核查、社区探访、政策落实；四方资源指的是鹏星精神卫生社会工作团队与区慢性病医院及南湾、布吉街道综治办相互合作；社区"五位一体"，协同开展工作，实现多方面信息共享，促进了精神卫生综合管理工作的开展，"五位一体"指的是社会工作在"五位一体"体系中起到的桥梁和纽带作用。

以随访常态化为例，根据属地管理原则，深圳市龙岗区南湾街道和布吉街道各社区"五位一体"帮扶小组与精神卫生专职社会工作者对全街道在管的既往高风险严重精神障碍患者进行常态化的上门排查走访，确保掌握现实情况，如其服药情况等。社会工作者坚持人性化服务理念，融合实际管理规则和社会工作专业方式，主动出击，制定灵活应对策略，着重加强源头稳控。以救助人性化为例，社会工作者主动积极宣传精神障碍患者和家属需要的政策内容和申请流程，在街道和社区层面促进了政策的有效执行，让社区精神障碍患者获得政策保障，为精神康复患者在社区的康复和发展提供了保障和支持。对主动求助或者在社区发现的流浪精神障碍患者，联系相关部门，引导患者前往救助站，切实保障辖区流浪患者得到及时救助就诊。精神障碍患者在精神卫生社会工作者提供药物管理、个案管理的基础服务上，病情趋于稳定。对偶尔不稳定的患者，精神卫生社会工作者及时掌握动态情况，及时送院治疗，同时协助应急处置，因发病引起的肇事肇祸率大为降低，因肇事肇祸衍生的社会矛盾纠纷显著减少，保障了患者个人安全及公共安全。

第二节 社区精神康复社会工作服务

一、服务背景

社区精神康复社会工作，采用社区康复的模式，通常在社区内依托相关的服务中心、居家康复等平台，由专业社会工作者及其他工作人员一起，与医疗机构联合，共同为服务对象提供身心健康、功能恢复、社会融入、人际关系恢复等服务，以起到康复的作用。其服务对象通常称为精神康复者（罹患精神障碍的人士），在工作中，服务对象也包含精神康复者的家属及其他有需要的人士。

深圳市南山区惠民综合服务社成立于 2008 年，是深圳市第一家为精神康复者及其家属提供专业服务的社会服务机构，至今已有 10 年的精神健康服务经验。

二、服务领域特点

（一）精神康复者及其特点

精神康复者是指一个人在内外环境不利因素的影响下，认识、情感、意志等精神活动及行为出现不同程度的障碍，通过对其药物治疗后，疾病得到有效控制而进入康复阶段的群体。

由于精神障碍种类较多，每种精神障碍的表现特征也不同，总结概括精神康复者的共同特点是一件比较困难的事情，本书尽量尝试概括精神康复者比较普遍的特点，但不单纯指具体某一类精神康复者。精神康复者的特点主要有：①社会功能逐渐退化；②长期吃药难以坚持；③遭遇疾病的折磨，心理压力大；④存在病耻感或否认有精神疾病两个极端；⑤生活环境局限；⑥低自尊和低自信等特点。

（二）精神康复者面临的困难

1. 遭遇社会歧视和排斥

由于社会对精神障碍的标签化甚至污名化，致使该群体在很大程度上受到了社会歧视，令他们难以融入社会，平等参与社会生活，甚至影响了精神康复者的成婚率。比如世俗的偏见使精神康复者的婚姻状况成为难题，即使病情缓解后也很难找到合适的对象，甚至可能长期独身，即使是已婚者，发病后离婚率也极高，再婚困难。同时，社会歧视与排斥极易使精神康复者产生不良心理状态，如低自尊和低自信，这都不利于他们的心理社会功能的康复。

2. 就业/就学困难

目前精神康复者的很多需求得不到满足，特别是在就业、就学等方面存在不少的障碍。比如学龄儿童因患有精神疾病而无法入学，成年人因患精神疾病找不到工作或面临失业等。

3. 家庭经济负担重

部分药物不在医保范围，加上长期服药，部分精神康复者伴有其他疾病。因此，精神康复者家庭就医支出的负担较大。部分精神康复者无法工作，导致没有收入，精神康复者及其家庭面临较大经济压力，很多家庭甚至可能"因病致贫"。

4. 精神康复资源缺乏

在精神障碍的康复方面，与发达国家相比，国内精神障碍康复模式比较单一，康复方法陈旧，社区精神卫生服务发展相对较缓慢。

精神康复者群体现实生活中所需要面对的困境和所需要的资源均存在不同程度的不足。例如，社会工作服务、心理健康服务、就业资源、康复资源、医疗资源等。以精神康复社会工作资源为例，精神康复社会工作多聚焦精神康复者社会功能的恢复，在康复服务的过程中，除了个案辅导之外，还需要配合以相应的生活训练、社交训练、功能恢复训练、职业训练等，需要相应的服务场域和社会环境。尤其是职业康复训练，精神康复社会工作者需要提供职业康复训练来提升康复者的职业技能、职业意识、职业习惯等，但是目前深圳乃至全国都相对缺乏为精神康复者开放的就业资源，例如庇护工场、正式的就业岗位。模拟职业虽然有较好的效果，但是真正社会回归仍然是一场攻坚战。

5. 社会支持系统薄弱

当前由于公众对精神康复者的认知不足以及接纳程度较低，精神康复者融入社会困难，常常受到不公正待遇；精神障碍医疗康复资源不足、社会福利与社会保障制度以及相关法律政策不完善，导致精神康复者的生存权、教育权、就业权等方面难以得到充分的保障。因此，无论是精神康复者还是其家庭的社会支持系统都比较薄弱。

6. 精神康复者缺乏家庭照顾

家庭是情感维系的重要纽带，是精神康复者实现康复的重要场所，良好的家庭关系有助于精神康复者的康复，相反则会加速病情的恶化。有的精神康复者，由于家庭成员照顾的责任重，家属缺乏精神障碍相关知识，加上病耻感较强等原因，而将其关在家中限制他们的人身自由；有的父母年事已高无法照顾；有的被家属驱赶或诱骗到外地抛弃，任其流浪等。因此，家庭和社会都有责任给予精神康复者照顾和关爱。

（三）精神康复者的需求

1. 精神康复者对自身疾病认知的需求

一些精神康复者对自己疾病的病因、症状以及服药后的身体与情绪反应等方面了解不足，特别是对精神障碍有些错误的认识，因此有些精神康复者会有病耻感，或者有些精神康复者（如精神分裂症患者）在发病期间行为异常、精神错乱而失去意识；有的康复者不认为自己有病而拒绝治疗。社会工作者应帮助精神康复者对其自身疾病有正确的认知，才能促使他们更好地进行康复。

2. 药物管理的需求

精神障碍治疗与康复周期长，甚至是一个终身康复过程，需要坚持吃药，如未按照医嘱私自增减药、换药或停药，则容易导致病情加重或复发。曾有精神康复者私自增减药、拒绝吃药、不按时吃药，需要有人监督。因此，帮助精神康复者进行药物管理，按时按量服药，对维持病情的稳定，促进其康复是十分重要的。

3. 身体健康管理的需求

精神康复者病情容易反复、需要长期服药，给身体健康带来一定的影响。如很多严重的精神障碍者有可能出现目光呆滞、嗜睡、肥胖等症状，因此，精神康复者有健康管理方面的需求。

4. 心理辅导的需求

精神康复者容易产生情绪问题，当找不到恰当的宣泄途径，他们可能会出现某些攻击他人或自残的行为；有些精神康复者发病期间会出现幻觉、思维混乱等症状，而导致一些不理智行为的发生。让康复者痛苦的是当病情稳定后，他们可能会对自己的行为产生愧疚感、羞耻感。加之社会环境的歧视，精神康复者往往表现出低自尊和不自信，所以精神康复者在治疗疾病的同时也需要心理辅导，帮助他们合理地宣泄不良情绪，树立积极正向的认知。

5. 经济需求

精神康复者家庭有突出的经济需求，这是由收入减少和支出增加等方面因素造成的。一方面，由于精神康复者就业困难或无法就业，家庭中的主要照顾者无法外出就业等原因导致家庭中的劳动力锐减，使得家庭无经济来源或经济来源途径单一；另一方面，在精神康复者持续康复过程中需要花费高昂的康复费用，而家庭成员因为照顾因素难以就业，收入减少，家庭经济入不敷出。

6. 回归社会的需求

精神康复者在社会功能、职业发展、社会生活等层面均受到一定程度的损害，使得他们与社会互动不畅、社交能力退缩、社会功能减弱，同时，家庭和公众对精神障碍的认知不足，导致部分精神康复者存在与社会脱节的情况。精神康复者作为社会人，与其他公众一样具有人际交往、学习与就业、团体归属、情感交流等方面的权利与需求，回归社会是精神康复服务的重要目标。

7. 友好的社会环境的需求

由于公众对精神障碍的认知不足以及部分舆论宣传导向的偏离等问题，导致公众对精神康复者存在误解，缺乏相对友好的社会环境。友好的社会环境对精神康复者而言有着重要的意义，家庭和公众对精神康复者的了解、认知和接纳均可以给精神康复者带来良好的心理感受。

三、服务设计与内容

（一）精神康复社会工作的服务目标

精神康复社会工作的目标在于，帮助精神康复者生活在最少限制的场所内并获得较高的生存质量，达到个体主观期望较高的功能水平，同时尽可能免于精神障碍的困扰。因此，在微观层面，要帮助精神康复者进行康复治疗、提供心理和社会支持、链接社会资源、促进服务对象的进步和发展、恢复和重建社会功能、重新参与社会生活；在宏观层面，要正确地宣传导向、倡导制度和法治建设、维护精神康复者的合法权利、提高其社会地位，保障精神康复者平等地参与社会生活的权利，从而达到提高精神康复者生活质量的最终目的。

（二）精神康复社会工作的主要服务内容

1. 身体、心理健康层面

（1）药物管理。社会工作者协助医护人员进行药物管理，促使精神康复者按时按量服药，特别是缺乏监护人的精神康复者，社会工作者更要对其服药情况进行监督，且监督其定期到医院复诊或拿药；同时也要防止药物滥用（过量服用），减少对药物的过度依赖，帮助其减轻药物副作用的影响。

（2）规律的作息时间。社会工作者协同精神康复者家属帮助精神康复者制定规律的作息时间表，养成良好的生活作息习惯。

（3）运动健身。社会工作者与精神康复者协商制订健身计划，减轻因服用精神类药物而对身体机能带来的影响，同时增强身体抵抗力，减少其他疾病的发生。

（4）情绪管理。社会工作者可以通过个案辅导、情绪管理小组、专题讲座等方式帮助精神康复者学习认识情绪、表达情绪和管理情绪的方法等。

（5）康乐活动。社会工作者可以通过文艺小组、美术小组、手工小组、外出旅游等康娱活动，培养精神康复者的兴趣爱好，愉悦他们的心情，提高生活质量。

（6）心理辅导。社会工作者或心理咨询师通过心理辅导，帮助精神康复者缓解焦虑、抑郁等负面情绪，减轻其心理压力，修复其心理创伤，恢复良好的心理状态和生活体验。

（7）其他有利于其生理、心理健康发展的服务。

2. 个人能力与价值层面

（1）生活技能培训。社会工作者可向有需要的精神康复者提供衣食住行、金钱管理、婚恋教育等生活技能训练。社会工作者根据精神康复者的需求，开展一系列以就业和经济独立为目的的训练及服务，具体包括职业技能培训、职业模拟训练、过渡就业、支持性就业。

（2）经济援助。社会工作者针对精神康复者的经济需求开展一系列服务，如协助精神康复者申请特殊门诊、获取免费服药、残疾人补贴，协助经济贫困且符合社会救助政策的精神康复者家庭申请监护人补贴、低保补助等。

3. 关系层面

（1）人际关系。社会工作者协助精神康复者提高人际交往质量，建立和维护他们的社会关系，如互动交流、联谊交友、竞技比赛、人际交往讲座、人际交往小组等。

（2）社会支持。社会工作者构建"以个人为中心，家庭、社区、社会为平台"的社会支持网络体系，为精神康复者提供支持性网络搭建服务，如家庭联谊、参与社区活动、家庭探访等。

（3）同伴支持。社会工作者通过开展同辈间互动、合作活动，引导精神康复者相互关爱，如同辈互助小组、同辈探访等。

4. 希望和价值层面

（1）建立自信。社会工作者运用优势视角、积极诠释、增能等理论或技术，帮助精神康复者挖掘潜能，消除病耻感，树立自信，重新获得有希望的生活。

（2）生活计划。社会工作者协助精神康复者树立生活理想、制订及执行生涯规划等，以促进其未来生活质量提升，获得有价值、有意义、有希望的生活的一系列服务。

（3）重建自我价值感。社会工作者通过鼓励精神康复者参加志愿者服务、参加社会活动等方式，帮助精神康复者重建自我效能感，实现自我价值。

（4）艺术生活。社会工作者运用园艺、舞蹈、音乐、创意、美术等艺术手段丰富精神康复者的艺术生活，进而提升生活品质的一系列服务。

（三）精神康复社会工作的核心服务策略

1. 精神康复社会工作的复元理论

20 世纪 70 年代，美国开展了公民权益运动及残疾人权利保障运动，认为每个人都是自主的、都应有机会参与社会活动，鼓励每个人都参与。20 世纪80 年代，一些精神健康专业人士提出了精神障碍者是"生还者—消费者"的观点，将精神障碍者由"疾病角色适应环境"转为"重建不同的生命"，美国成立了许多精神障碍人士的自助组织，强调以能力为本，精神障碍者要使自身的生命变得有意义，达到整体健康。20 世纪 90 年代，美国制定了复元为本的精神康复政策，为精神康复者及专业精神康复服务机构的工作人员制定了相应的工作手册。这标志着精神康复逐渐由传统模式向复元模式转变，由注重疾病症状的缓解向兼顾康复者的成长与发展转变，不再将精神障碍者视为"病人"而是普通的"人"，认可他们是自己精神康复的专家，可以处理自己的问题。关于复元（Recovery）理论的理解，安东尼（Anthony）认为复元理论是"一种与个体密切相关的、独特的过程，在这个过程中个体的态度、价值观、情绪、目标、能力和角色等发生变化；是一种生活方式，这种方式下个体虽受疾病限制但仍感到满足和充满希望，并能作出贡献；复元理论包含了超脱精神疾病的灾难性后果而不断成长并在生命中找寻新的意义和目标"。因此，复元是个体自我感觉满意的深沉独特过程，在这个过程中，个人改变其目标、角色、价值、感受，它让个体的生命具有新的希望及生活方向，能让个人跨越精神障碍的痛苦和困难。

复元理论的基本内容有 10 项。

一是自主自决。强调精神康复者是自己生命的享有者和决策者，相信他们能够行使他们的选择权，决定自己的康复历程，同时能承担选择的结果。

二是个体化服务。认为每个精神康复者的需求都是不同的，复元理论的开展应该以个体的特点为基础。

三是赋权。精神康复者拥有权利，可以自主选择适合自己的康复服务，可以参与有关其康复的所有决定，可以和其他人一起生活，表达他们的愿望。

四是整体性。复元理论强调整体，认为精神疾病只是个体生命中的一小部分，而不是全部。复元不聚焦于消除症状或稳定病情，而是着重于个体全方面参与，注重覆盖生活的不同层面，强调个体作为整体的重要性及个体的各个部分相互依存。

五是起伏中成长。个体的康复不是一步一步逐渐上升的过程，而是有起伏的，在这个过程中，精神康复者可能遭遇挫折或病情复发，但这些困难都是个体成长所必需的。

六是重视个体优势。强调建立和发展个人的资源，个人内在所具有的多种优势和能力。通过建立优势，重拾自信，使个体能够以新角色重新参与生活。

七是同伴支持。精神康复者相互之间不但可以分享自己的康复经验和生活技能，同伴的成功经验更可成为榜样，同伴支持鼓励精神康复者互相效仿、互相学习并勇于作出尝试。

八是尊重。尊重每一位精神康复者的价值，尊重每一位精神康复者的独特性，不因其患有精神疾病而歧视。

九是个人责任感。精神康复者有照顾自己、参与自己精神康复的责任，他们需要在康复过程中体验和明晰自己，并将复元理论中学到的经验赋予意义。

十是希望。复元理论提供美好的愿景，相信精神康复者可以跨越困难和障碍。希望是复元的推动力，可以帮助启动整个复元过程，并使其延续。

复元与传统的精神康复的不同之处在于，传统精神康复重视缺陷，希望能弥补缺陷，恢复功能。而复元理论重视长处，强调发现个人的潜力，即在接受精神障碍的同时，努力发现自身生命新的意义，过一种有幸福、有贡献的积极人生。

因此，复元理论在精神康复社会工作领域更加强调精神障碍是个人生命经历中的一种过程，通过建立希望、自尊、支持性的人际关系、赋能社会融入、功能恢复以及重建生命的意义，让精神康复者有机会重获新的有意义的人生。因此，复元理论与社会工作专业理念不谋而合，所以在精神康复社会工作领域被广泛运用。

2. 精神康复社会工作的常用理论

（1）积极心理治疗理论。

1969 年，诺斯拉特·佩塞施基安在德国创立了积极心理治疗工作体系。与从疾病出发、把康复者看成是问题的传统的工作方式有所不同，积极心理治疗从人的发展的可能性和能力出发，强调每个人天赋的潜能在解决问题中的重要性。积极心理治疗中的积极这个概念，意思是说治疗并非首先以消除人身上现有的功能紊乱为准，而是首先在于努力发掘康复者身上存在的多种能力和自助潜力。积极心理治疗拓展了积极心理健康的实践领域，被广泛应用于医疗、心理咨询、社会工作、教育、人力资源、企业管理等领域。近几年，积极心理治疗已被用于精神康复者的临床心理干预，并取得了显著的效果，目前正在被社会工作者应用并推广。

积极心理治疗主要致力于服务对象的两种基本积极力量：认识能力和爱的能力。积极心理治疗认为，人的问题是由于这两种基本能力在不同的文化条件下分化为每个人的现实能力时而发生冲突的结果。一是激发人的认识能力。积极心理治疗致力于帮助精神康复者抛弃对自己古怪行为的传统认识，取而代之使他们建立起一种积极认识，并使精神康复者在日常生活中对这种积极的认识抱有始终的坚定性。二是激发人的爱的能力（包括爱人与被爱的能力），也就是激发精神康复者的积极情感能力。积极心理治疗把精神康复者在各种关系中产生的消极情感当作一种自我保护模式，并提倡用积极的方式来对它作出解释。在实践中积极心理治疗常常用积极情感来消解人的消极情感，或者在被治疗者的消极情感中寻找积极的成分。因此，积极心理治疗应用在精神康复社会工作中，总是以激发精神康复者的积极情感为工作重心之一，并通过这些积极情感所形成的个人长久资源来使精神康复者得到自我恢复和自我实现。

积极心理治疗认为，人的生活由以下四个领域组成，人在这四个领域中自动平衡地发展可以使人拥有最大可能的健康。一是身体感觉领域，包括身体和情绪感觉相关的各方面，例如精神康复者的健康年龄、心情等；二是成就领域，关于某方面成就的各要素，例如精神康复者的生活自理能力、照顾能力，获得经济收入的能力及财力等；三是关系领域，包括精神康复者与家庭、伴侣及社会群体的关系等；四是未来领域，直觉和幻想可以超越现实，能够囊括生活中一切事物乃至对将来的设想，包括精神康复者的价值观、对未来的期待、对艺术的追求等。

社会工作者将积极心理治疗应用于精神康复社会工作的时候，注重其四大领域的平衡发展和症状意义的积极诠释。从健康、经济、关系、艺术及希望等层面助力精神康复者回归社会，并调动精神康复者的内在能力促使其拥有有健康、有能力、有融入、有希望的生活。

（2）认知行为治疗模式。

认知行为治疗模式是将认知治疗原理和行为治疗原理结合一体的一种治疗模式，它是行为治疗流派中的一个重要组成部分。最初的行为治疗来自20世纪初心理学家巴甫洛夫的经典条件作用理论和20世纪30年代斯金纳的操作条件作用理论，以及20世纪70年代班杜拉提出的社会学习理论，强调人的认知在学习中的作用。近年来，认知技术已同各种行为治疗技术相结合，形成了一种理论和实践体系——认知行为疗法，主要内容有艾利斯的理性情绪理论（BEBT）、贝克的认知治疗理论和梅肯鲍姆的认知行为纠正理论（ST）

等。其理论基础是认知理论和行为理论。在社会工作领域，施瓦茨在1982年对认知行为矫正概念进行了总结，认知行为治疗在社会工作领域中被广泛运用。

认知理论认为，人的情感、行为及其反应均与认知有关，认知是心理行为的决定因素，心理障碍的产生原因是各种内部和外部不良刺激所致，同时情绪和行为的改变也可以影响认知。学习理论则认为，人的一切行为包括适应性行为和习惯，都可以通过学习而获得，即使是适应性行为和习惯；反之，不良行为也可通过学习得到。认知行为疗法是两者的结合，它认为，认知过程决定着行为的产生，同时行为的改变也可以影响认知的改变，认知行为治疗模式是一种以问题为导向的短期治疗模式，关注服务对象的此时此地的经验和感受。认知行为治疗模式是以人的认知和行为作为关注焦点的治疗模式，它包含两项基本的原则：一是认知对人的情绪和行为有着重要的影响；二是人的行为能够影响人的思维方式和情绪。认知行为治疗模式有以下三类：一是认知重组治疗，不恰当的思维会带来情感和行为的困扰，心理治疗的目的是确定一个适应的思考方式；二是应对技巧治疗，侧重于面对各种应激情景时，提供系统的方法和技术；三是问题化解治疗，是将认知重组，治疗亲人的关心、安抚、引导和帮助。

（3）生理－心理－社会医学模式。

生理－心理－社会医学模式最早是由美国罗彻斯特大学医学院精神病学和内科教授恩格尔（G. L. Engel）1977年在《科学》杂志上提出，他在题为《需要新的医学模式：对生物医学的挑战》的文章中批评了现代医学即生物医学模式的局限性，他指出，生物医学模式关注导致疾病的生物化学因素，而忽视社会、心理的维度，是一个简化的、近似的观点；这一模式太过教条化、死板化，忽视人的社会性，不能解释并解决所有的医学问题，甚至会走向极端，与医学目标渐行渐远。为此，他提出了一个新的医学模式，即生理－心理－社会医学模式。

生理－心理－社会医学模式是指建立在系统和整体观之上的医学模式，它要求医学把人看成是一个多层次的、完整的连续体，也就是在健康和疾病的问题上，无论是致病、治病，还是预防及康复等方面都应将人视为一个整体，要综合考虑生理的、心理的以及社会的各种因素的综合作用。生理－心理－社会医学模式是目前在精神康复领域中最受欢迎和使用最广的模式，该模式认为人是由生理因素、心理因素、社会因素共同构成的一个统一整体，生理因素、心理因素、社会因素会互相影响、相互制约，所以生理－心理－社会医学模式不再以康复者生理意义上的痊愈作为康复或健康的核心定义，而更加强调康复者的生活、职业和社会功能的全面恢复。

四、实务案例

（一）服务对象情况简介

服务对象玉姐（化名），1965 年生，女，精神分裂症，退行症状明显，病史 40 年。广东人，初中学历，家有 8 个兄弟姐妹，排行老五，7 女 1 男，最小的是弟弟。16 岁时患病，20 岁结婚，结婚后生有 3 个孩子，2 女 1 男，最小的是儿子，现居住在深圳，与老公、子女们一起生活。

丈夫曾大哥（化名）作为服务对象的主要照顾人，对服务对象很照顾，认识服务对象以来，他一直与服务对象四处奔走，去不同地方寻找治疗方法。常常向社会工作者询问改善方法，对工作人员的工作总是尽力配合。服务对象的情况能有进展，她丈夫的作用实在非常重要。

服务对象会在床上大小便，一直都要家人伺候，子女有时感觉很辛苦、很委屈，很心疼父亲，说父亲这么多年很不容易。

服务对象的爸爸在她小时候对她管得很严，常有打骂的情况，而服务对象在学校与同学的关系似乎也不太好，因为丈夫说她在学校也被同学欺负、孤立过，对她有一些暴力行为。服务对象初中时是班上的文娱委员，喜欢唱歌跳舞。

她 16 岁时退学，想与同学一起外出打工，但因家中需要她帮忙务农，没有成行。

第一次发病前，服务对象父亲因她不愿协助家务而用绳鞭打她，被打后服务对象哭着跑到家附近的后山一直没有回来，到深夜她被家人找到。当时服务对象是一副受惊吓的表情，当夜回家后发高烧，不睡觉，大小便失禁。一段时间后，她常发脾气、骂人、打人，打骂的对象都是父亲，家人遂把她送进广州精神病医院医治，被诊断为精神分裂症，出院后她的症状有所缓解，也没有了大小便失禁的情况。

20 岁时，经家人介绍认识了现在的丈夫，当时服务对象问丈夫是否愿意娶她，并说希望婚后到丈夫的家乡定居。这样，二人结婚后便到丈夫的家乡去了。丈夫的家乡在山区，服务对象在他家乡时常感到害怕，并要求回自己的家，但当时夫妇二人没有回去，服务对象在那里先后生下 3 个孩子。她在第一个孩子出生之后，开始不与人沟通且不出房门。到最后一个孩子出生后，她只躺在床上，大小便开始失禁不能自理，出现严重退行性状态。后来丈夫带服务对象与子女到深圳居住，而服务对象也开始就医，但情况一直没有很大的改善。

当社会工作者与服务对象初接触时，服务对象眼神呆滞，走路时像木偶，手臂摆动僵直，坐下来时手会有一些无意识的动作，表情像一个被责骂的小孩。服务对象与人无言语交流，生活不能自理，晚上睡觉时大小便失禁，白天每隔 10 分钟左右就会自己去洗手间上厕所，偶尔会自己笑，会喃喃自语，偶尔会开口唱歌，有时身边的人能听清楚歌词，但歌词的意思未必能让人明白，家人说有时她是把自己的名字重复在唱，有时则是唱 20 世纪 70 年代的歌曲。

（二）案例分析

1. 创伤经历

在服务对象的经历中，可见几次明显的创伤，有重大创伤事件，也有微小创伤。

（1）后山事件。

重大创伤事件，如服务对象 16 岁在家乡后山遇到的事。虽然没有人知道实际上发生了何事，但服务对象的家人说，当时服务对象表情恐慌，状态及眼神紧张，那时服务对象应该是处于一个急性应激状态。

急性应激反应是由于突然到来且异乎寻常的强烈应激性生活事件或在持续困境的作用下引发的一过性精神障碍。多数患者的发病时间与精神刺激有关，精神症状在遭受刺激后数分钟或数小时出现，数日至 1 周内缓解，部分患者可持续 1 个月，经及时治疗，预后良好，可以完全恢复，不幸的是服务对象并没有经历这个过程，后来出现分离性木僵。

后来经家人照顾了一段时间后，服务对象是有好转的。可见在服务对象的丈夫初识她时，服务对象仍能说话及交流，仍能问丈夫是否愿意娶她及跟丈夫到他的老家去生活。而当创伤在其脑中再次浮现、带来打人骂人等行为时，提示她处在创伤后应急障碍（PTSD）中。

（2）山区生活。

丈夫老家在山区，日常生活的环境不停唤醒当年的"后山创伤"，而那时她常常独自一人在家，经历了很长一段时间的孤独，得不到需要的关怀与支持，再加上反复经历与所受创伤有关的刺激，才使服务对象最后走向幼儿程度的退行来保护自我。

（3）三次生育经历。

服务对象先后生育了三个孩子，每个孩子的出生都仿佛令她的状况下降一层。服务对象从第一个孩子出世之后，便不与人沟通，且不出房门，到最后一个孩子出生后，逐渐只躺在床上，大小便开始失禁，不能自理。在孩子小的时候，服务对象还曾经把孩子掉到地上。这说明案主最初经历的创伤可能与性有关。服务对象由于没有机会对之前所经历的伤害性事件好好处理，而亲密生活中的画面唤起了经历伤害时的记忆，以致夫妻生活与生子过程让服务对象经历了又一次创伤。

（4）生活中的微小创伤。

服务对象的父亲在她小时候对她管得很严，常有打骂的情况，而服务对象在学校与同学的关系似乎也不太好，因为丈夫说她在学校也被同学欺负、孤立，对她有一些暴力行为。"后山创伤"之前，父亲因为服务对象不愿意做家务而鞭打服务对象也是诸多微小创伤的延续，绳锯木断、水滴石穿，诸多的微小创伤在服务对象心里勒下了深深的伤痕。

2. 退行性症状的分析

退行性症状是服务对象的主要症状，也是影响其生活质量的重要因素。服务对象的退行性症状因其创伤经历而起，最初的"后山创伤"后服务对象表现出了退缩行为，并在婚姻、生子的过程中越加严重，从创伤后应激障碍走向了精神分裂，症状也从退缩行为走向了退行性症状。

除了病理学的意义之外，社会工作者更加看重症状的功能以及其背后蕴藏的服务对象的能力。换句话说，社会工作者可以将症状看作是服务对象自我疗愈、躲避痛苦的"招"，虽然这个招式并不高明，但没有这招的作用，服务对象将面对更大的痛苦。

服务对象退行性症状的主要功能之一，是自我保护。就像前面推知的，服务对象当初所受的痛苦与性有关。服务对象的潜意识中，退行成为小孩子，是一种青春少女最能减少自己性魅力从而避免伤害的方式。服务对象退行性症状的另一个显见的功能，是给别人更多的机会照顾她。例如，在最初的创伤后，她获得了家人的照顾并因此得到了好转，再如后面几十年丈夫对她不离不弃的关照。这些关爱，是她被爸爸鞭打的时候很难奢望的。一个孩子，她对关爱的渴望甚至难以在意识层面直接表达，而要在经历了重大创伤后通过症状的方式来乞求获得，可见，家庭的教养方式会影响到人的身心健康及终身幸福。

从积极的层面看待服务对象的退行性症状，可以发现其中蕴藏着服务对象的能力，包括通过弱小来获得关爱的交往能力、与他人建立亲密关系的渴望、允许自己依赖他人的能力等。而发现服务对象具备这些能力，无疑可以促使社会工作者更好地开展服务工作。

3. 服务对象曾经作出的努力

细品服务对象的经历，不难发现，她为自己的人生作出了非常多的努力。

到丈夫的老家去生活，可以说是对创伤环境的逃避，但新生活展开后，她意识到山区环境因与她创伤的环境相似，会不时唤起她的回忆，所以她提出了要回去，希望离开当下的环境。与丈夫结婚，并且询问丈夫是否愿意，可以看作是服务对象对亲密关系的尝试，由于这个勇敢的尝试，服务对象收获了创伤后重要的成长，并因此获得了往后几十年的相伴。在梦中，当意识沉沉睡去，潜意识会帮她继续自我拯救。丈夫说她常常在睡梦中拳打脚踢，自己常常被殃及池鱼、鼻青脸肿。可以想象梦中柔弱的她一次次地对侵犯进行着反抗，这是 16 岁那年她曾经努力但并未奏效的，余生，她都不曾放弃反抗。

4. 关于服务对象丈夫的分析

20 多年里，曾大哥无微不至地照顾着妻子，一个人撑起五口之家，辛苦不言而喻。他自己每次外出务工的时候，都必须把妻子反锁在家里，除了担心服务对象在外面到处乱跑外，同时也怕她把家里的家具或电器砸坏。在妻子重病期间，也有不少人劝他离婚再娶，但都被他拒绝了：这样做对不起妻子，他说他"能够读懂妻子的眼神"。

区政府、街道办事处等各级政府多次向他们这个历经磨难的家庭伸出援助之手，解决了他们很多的实际问题。"我一直都相信妻子会有一天好起来的！家里的贫穷会慢慢改变的"。

面对这个可敬可爱的大哥，我们看到了坚强的背后他的付出和脆弱。长期的照顾压力和生计奔波，让他的身心需要喘息；作为康复者的家属，他也需要更多的照顾技巧；很多的付出不被人理解，他需要一个懂他的同伴群体；他对未来的生活充满了希望，需要有人和他共同规划。

（三）介入

1. 关于服务对象的介入

（1）积极的关怀。

介入的初期，主要是营造关怀的环境，提供给服务对象的环境，是让服务对象拥有安全感的环境——接纳、关注、关怀、安慰的社会环境，从而让脆弱的本我振作起来，最重要的是服务对象的周围环境要从隔离、漠视改变为一个关怀和安慰性的环境。关怀让服务对象在极度隔离退缩、逃避甚至压抑中能够在别人的接纳下重回现实，慢慢地把压抑中的创伤、痛苦经历和感受释放出来，重新在现实中寻回自己的定位和功能。

（2）用关系拉动行为。

每一任服务玉姐的社会工作者都要经历漫长的与她建立安全信任关系的过程。关系建立后，玉姐在丈夫之外就又增加了一个伙伴，每一个社会工作者在被玉姐接纳后都欣喜雀跃，这也是服务对象在亲密关系上的不断成长。

（3）现实感的营造。

服务对象常常处在解离状态，意识与现实分离，而增加她对现实刺激（听现实的声音、看现实的颜色、感受户外的凉风、安全的身体接触等）的感知，可以起到增加其现实感的作用。

（4）用成就感替代无力感。

在玉姐关于创伤的记忆里，她是弱小的、无助的、被伤害的。社会工作者发掘她生命中的资源，增加有力的、有成就感的记忆在玉姐心中的体验。例如，玉姐喜欢唱歌，特别是20世纪70年代流行的歌曲，放音乐、陪伴她哼唱、邀请义工合唱等，有时玉姐还会随着音乐自乐起舞。这些都与她平时的木头人状态相距甚远。

（5）医疗协助工作。

通过日常服药管理、发病早期预警、定期邀请医护人员开展医学评估等方式，协助医生开展服务，促进服务对象康复。

2. 关于服务对象丈夫的介入

精神康复者家属工作作为精神康复工作中最重要的一环，在玉姐家里表现得尤为突出。社会工作者为曾大哥在身心、增能、减压等方面均开展了相应工作。

（1）喘息服务。社会工作者为曾大哥提供喘息服务，在与玉姐建立关系后，不定期帮助曾大哥照看玉姐；社会工作者在为玉姐开展训练的同时，安排曾大哥参加娱乐活动、家属同行活动等。

（2）康复技巧。邀请相关社会工作者、医护人员、其他家属开展家属康复技巧的培训和交流，使家属间的经验得以流动，使家属们收获专业康复知识，提高了康复技巧。

（3）减压服务。邀请曾大哥携手玉姐一起参加娱乐活动，同在生日会上当寿星、同游漓江山水、同走深南大道，通过娱乐活动减轻心理压力、充盈对未来的希望。畅游漓江之后，回到入住的酒店，曾大哥看着墙上的竹子装饰和社会工作者说："原来我也能住这样的好屋子，我要回家把家里好好布置一下！日子可以更好地过！"

五、成效与反思

（一）服务成效

经过服务，玉姐和曾大哥有了以下明显改善。

服务对象由只同家人接触，开始可以与陌生人建立关系，逐渐接触社会；

服务对象由从来没有走出过所居住的区域，到可以跟着老公一起坐公交车到中心，生活范围有所拓宽；

服务对象由不讲话，极少或偶尔唱歌，到每周都到中心唱歌、跳舞，可以与外界有简单的沟通，进行简单的回应；

服务对象现阶段在家中每隔 10 分钟左右上一次厕所，但到中心的路上和到中心时可两三个小时上一次厕所。

类似玉姐与曾大哥的精神康复者家庭，经过服务，更加融入社会、身心康健、规律治疗、丰沛生活技能、重建生活希望的还有很多。精神康复社会工作服务，已经成为自精神康复医疗服务、心理服务之后的又一支有力的康复服务队伍。

（二）经验与反思

1. 看到"人"而非"病"

与传统的以医疗为主的精神康复服务更多看重精神康复者们"病"的部分不同，精神康复社会工作服务更看重他们"人"的部分；在精神康复社会工作者眼中与其谈论病症，不如谈论症状及其背后的功能和蕴藏的能力，对精神康复者及其家属而言，更有实践的价值，也更能带来改变的希望。无论精神障碍的程度如何，他们都有权利获得公平的对待、享受社会的福泽、承担自身的角色、获得有意义有价值的人生。

2. 家属工作与康复者工作并重

在精神康复的过程中，家属工作是精神康复工作不可或缺的一环。鉴于家属是精神康复者主要的照顾者和主要的影响者，并且是与精神康复者有着亲密关系的重要他人，家属的生活状态、心理状态、照顾技能以及对生活的期望，直接影响着康复的效果，所以工作中，往往是康复者服务与家属服务并重。面对初次接触的康复者家庭，家属就是打开家庭大门的钥匙，面对踟蹰不前的康复者，家属往往是康复的推动者和催化者。从某种意义上讲，家属工作的质量直接影响着康复者服务的成效。

第三节　主动式社区治疗（ACT）模式的本土实践

主动式社区治疗，又称为 ACT（Assertive Community Treatment），是目前在世界范围内得到广泛认可的重性精神障碍患者社区康复模式之一。它主要是为精神功能严重受损、病程持久、病情反复、社会功能严重缺失的社区重性精神障碍患者而专门设计的一种高度整合的服务模式。作为社区精神康复服务模式的舶来品，想在本土落地实践，需要多方面的努力推进，深圳作为国内首先引入 ACT 服务模式的地区，有其深刻的社会背景和现实需求。

一、深圳开展 ACT 模式服务的背景

（一）精神卫生资源匮乏，需要创新服务模式

深圳市是我国改革开放最前沿的城市，在经济快速增长的同时，出现了

医疗资源严重匮乏的现象，特别是代表精神卫生水平重要指标的精神专科人均床位数远低于"北上广"等一线城市，病床周转率却名列前茅，平均住院天数更是只有 26 天。由于住院床位数紧张，导致大部分患者在经过急性期干预，症状得到基本控制就要返回社区接受门诊治疗和社区康复。因此，对精神障碍患者及其家庭来说，社区治疗与康复就显得尤为重要，特别是社区重性精神障碍患者，由于病程比较持久且病情经常反复，情况更是如此。这样，探索精神疾病的社区康复就成为摆在深圳市卫健委面前亟待解决的重大公共卫生难题。ACT 模式倡导组建多学科专业服务团队，将临床诊疗和社会功能康复结合起来，主动在社区层面为严重精神障碍患者提供个性化的综合服务，这种模式为深圳探索社区精神障碍患者服务提供了新的视角。

（二）政府支持，精神卫生中心重视

2011 年，深圳市精神卫生中心引进了加拿大多伦多大学西奈山医院的 ACT 服务经验，决定在全市试点推行 ACT 模式服务。2012 年，ACT 项目落地深圳市区级精神卫生中心，南山区精神卫生中心等成为首批试点单位。在西奈山医院 ACT 团队经理 Wendy Chow 女士和 Samuel Law 博士的指导下，深圳市组建了 ACT 服务团队，开始正式尝试 ACT 服务。随着 ACT 服务的逐步展开和不断完善，服务成效日益显现，得到越来越多的社会关注。2015 年，ACT 服务项目被纳入深圳市民生工程，深圳市卫计委制订并下发了《深圳市主动式社区治疗（ACT）项目实施方案》，作为进一步规范 ACT 服务的指导性文件。

（三）社会组织发展壮大，提供了人力资源和专业服务支持

深圳市是国内最早开展社会工作专业化发展的试点城市，2007 年底"1 + 7"文件形成，社会工作在深圳获得快速发展。到 2012 年，已经形成了涵盖残障、学校、医院、司法、社区等专业服务领域的社会组织，为 ACT 服务项目落地社区提供了专业的社会工作人力资源保障。

（四）南山区开展 ACT 模式服务发展历程

深圳市南山区慢性病防治院精神卫生科成立于 1999 年，是南山区唯一一家集精神专科门诊诊疗和社区精神卫生防治工作于一体的专业科室，2010 年

南山区慢性病防治院挂牌南山区精神卫生中心，负责全区精神疾病防治与心理卫生工作。构建市（市级精神卫生中心）、区（区级精神卫生中心）、社区（社区健康服务中心）三级精神卫生服务网络，资源均衡配置，服务网络有效融合，部门、社会、家庭、个人协同到位，实现精神疾病防治能力、精神卫生综合管理能力、居民心理健康素养明显提升，精神卫生服务能力水平走在全国前列。基于精神卫生服务网络，开展了严重精神障碍管理、各类人群心理健康服务、服务平台搭建、心理危机干预与应急处置等工作。

所以，南山区慢性病防治院精神卫生科作为深圳市最早落地 ACT 项目服务的区级精神卫生机构，承担了严重精神障碍患者综合服务模式的新探索。与南山区招商街道职康试点合作，共同探索 ACT 服务的本土化实践。前期入组 ACT 服务项目的会员只有 5 名，分别由精神科医生和心理咨询师负责。2013 年 3 月，南山区慢性病防治院自主招聘了 2 名专职社会工作者，正式组建起包括精神科医生、护士、心理咨询师、心理治疗师、药剂师、社会工作者等多学科的服务团队，ACT 服务项目的会员数也增至 15 名。社会工作者的加入使 ACT 服务项目所要求的高频率面访成为现实，也为服务项目的精细化管理提供了保障。2014 年，南山区 ACT 服务项目开始通过购买社会工作服务拓展专业服务范围，3 家机构的 20 余名社会工作者成为 ACT 服务项目的兼职工作人员，ACT 服务项目的会员数增至 64 名，同时结合示范社康工作等创新举措，ACT 服务项目的内容得到了丰富。为了保证服务的稳定性和连续性，2015 年南山区 ACT 服务项目根据实践要求调整了社会工作服务的购买方式，分别就 2 名专职社会工作者和 2 名兼职社会工作者的服务进行购买，平衡专职和兼职社会工作服务的要求，ACT 服务项目的会员数增至 85 名。同时，结合实际情况，南山区 ACT 服务项目采取了会员分级管理制度，优化资源组合，突出重点个案服务。南山区慢性病防治院的 ACT 服务项目的本土化探索有力推动了我国 ACT 服务的发展与实践，为我国本土化的重性精神障碍患者社区康复提供了有益经验。

二、服务领域特点

（一）服务对象困难复杂

社区严重精神障碍患者是一类生活在社区并且有着特殊需求的人群，他们被诊断患有严重精神障碍，一方面面临复发风险高、康复困难大的挑战；另一方面又处于支持条件弱、改变意愿低和求助渠道少的困境，是社区精神障碍患者中最急需帮助的一类困难人群。他们的生活状况不仅关系到他们自身及其家庭的生活安排，也关系到社会的公共安全。因此，针对 ACT 开展的专业服务是保障社区困难人群"托底"服务中的"托底"。

（二）服务模式高度整合

ACT 作为一种资源高度整合的服务模式，是根据社区重性精神障碍患者个性化的服务需求而设计的，目的是帮助患者在有效管理疾病症状的基础上实现社会功能的全面康复，使患者重新获得社会生活的自尊感和自信心。在这样的要求下，ACT 模式需要高度地多专业整合，即组建多学科团队才能为患者提供服务保障和资源保障。

（三）服务方式倡导主动

ACT 服务模式最大的核心动力是多学科服务团队主动到患者熟悉的社区环境，给患者及其家属提供服务。由传统被动开展服务到主动提供服务的转变，给服务对象带来更好的服务体验，提升了患者对服务的获得感。

（四）服务时间长期存在

ACT 服务模式的长期性，主要由精神障碍的疾病特点所决定。严重精神障碍作为慢性疾病的一种类型，目前并没有特效药，药物也只能缓解其精神病性症状。受个人服药依从性、家庭成员看待疾病的态度以及生活事件的影响，都可能导致患者疾病复发，住院治疗、社区康复，循环发生。所以，社区精神康复的现实意义是让患者尽可能延长稳定期，通过长期的康复训练，逐渐融入社区，回归社会。

三、服务设计与内容

ACT 模式作为国际上相对成熟的社区精神康复服务模式，有严格的标准和服务流程，南山区在开展 ACT 模式服务时，也基本上参照加拿大 ACT 服务团队的做法，当然在患者选择和服务上，也根据中国的国情作出了相应调整，也是 ACT 模式在南山本土化的实践探索。

（一）患者的筛查与评估

1. ACT 服务对象的筛选

南山区 ACT 项目工作团队需要借助当地的精防系统，主要通过精防部门的门诊诊疗、新发报病以及社康转介三种方式发现有需要的重性精神障碍患者，找到 ACT 项目工作团队的潜在会员。具体而言，作为由区级精防机构组建的 ACT 项目工作团队（慢性病医院 ACT 项目工作团队），它的会员来源主要有下列三条途径：其一，由市级精神卫生中心下转的康复者；其二，由社区卫生服务中心上转的康复者；其三，首次到区级精神卫生中心诊治的康复者。

有了这些潜在的会员名单后，ACT 项目工作团队就需要针对这些潜在患者做进一步筛选，之后才能确定最终入组的会员名单。入组筛选的标准有下列三项：诊断、危险等级、生活状况。

重性精神障碍患者特别是那些刚出院、病情又不稳定的患者，是入组首选的组员。那些已经出现或者可能出现危害他人行为的患者，也是 ACT 项目工作团队重点关注的组员。这样，危险等级的评估就成为入组的一项筛选标准。此外，尽管有些患者肇事肇祸的风险并不高，以阴性症状为主，但是，如果这些患者在社区生活中缺乏生活照料，而且病情控制状况也不佳，就很容易出现危险，他们也是 ACT 项目工作团队重点关注的服务对象。

2. ACT 服务对象的评估

ACT 作为一种由多学科团队提供整合式服务的模式，它需要在会员入组时从不同学科出发对其开展多专业的系统综合评估。从国际一般经验来看，ACT 项目工作团队在患者经过筛选入组后，需要从精神症状、身体健康状况、药物和酒精使用状况、社会功能水平、日常生活安排、就业就学情况以及家庭和社会关系状况七个方面对其进行多专业的综合评估。常用的测量量表以及 ACT 项目工作团队的基本分工等方面的总体情况见表 6 - 1。

表 6-1　ACT 患者入组综合评估内容列表

评估类别	评估表格	评估者
精神症状 （患者）	简明精神量表（BPRS）	精神科医生 门诊护士
	服药态度量表（DAI）	
心理状态 （患者/家属）	汉密尔顿焦虑量表（HAMA）	心理咨询师
	汉密尔顿抑郁量表（HAMD）	
	建议使用：焦虑自评量表（SAS）、抑郁自评量表（SDS）	
社会功能 （患者/家属）	社会功能评估量表（WHO DAS Ⅱ） 日常生活能力量表（ADL）	社会工作者
	建议使用：社会适应功能评估表	

3. 共同制订服务计划

ACT 团队成员会在评估后，共同商讨患者及其家属目前面临的问题和困难，并将问题进行排列，找到首要解决的问题和困难，当然服务计划的制订，最好获得患者及其家属的认可，或者邀请他们一起制订计划，这样才会令制订的计划更有可行性。

（二）服务内容

根据社区严重精神障碍患者及其家属的需求提供服务。服务内容主要涉及病症管理、风险管理、日常生活能力训练、家庭支持、社会参与和职业康复六个方面。由于每名患者的情况不同，ACT 项目工作团队需要根据患者的实际康复状况制订有针对性的六个方面的综合康复计划，围绕康复者日常问题解决能力的提升开展个性化的综合服务。

1. 病症管理

作为一种社区康复模式，ACT 项目的一个很重要的作用就是帮助患者进行病症管理，维持会员精神症状的稳定，在此基础上提供进一步的康复服务和支持性服务。与住院治疗不同，ACT 服务属于社区康复，它的工作场景是会员日常生活的社区，无法依靠医护人员的监督和管理，而需要 ACT 项目工作团队的介入帮助会员培养良好的病症管理的能力，包括按时按量服药、定期复查以及疾病复发的预防等，日常服药是病症管理的重点，也是预防疾病复发的基本保障。因此，ACT 项目工作团队在开展个性化的综合服务时，需要关注会员的病症管理状况，并且把会员的日常服药管理作为服务的重点，注意观察会员的服药状况、服药态度以及药物副作用对身体的影响等不同方面，提升会员的服药依从性以及病症的管理能力。

在帮助会员学习病症管理时，ACT 项目工作团队的专业人员首先需要做的是协助会员准确描述自己的症状和真实感受。由于会员的认知功能常常因精神障碍的影响而受损，导致他们无法准确描述自己的症状；有些时候在家人的干预下，他们无法直接讲述自己的真实感受。当然，是否能够准确描述症状也反映了会员的病情自知力，不同会员的病情自知力是不同的。因此，ACT 项目工作团队的专业人员在对会员访视过程中就需要借助一定技巧协助会员排除干扰，真实地描述自己的病症感受。

2. 风险管理

风险管理是重性精神障碍患者在社区康复的一项重要服务内容，它主要包括肇事肇祸行为的管控以及疾病复发的预防等。由于重性精神障碍患者在社区康复过程中面临很多方面的挑战，而且有些挑战不是能够预测并能有效规避的。

3. 日常生活能力训练

与精神障碍社区康复的其他服务模式相比，ACT 有一个显著特点，即它将会员在日常生活中的自我照顾和问题解决能力视为整个社区康复服务的核心，关注在急性症状之外，重性精神障碍对会员生活造成的长期、全方位的损伤以及如何对此进行修复。ACT 强调，在会员的社区生活场景中开展日常问题解决能力训练的服务，能够帮助会员有效应对日常生活中的不同压力，减少病症复发和重新住院的风险，提升会员的社区生活质量。

社区重性精神障碍患者日常生活能力训练的内容一般包括基本自理能力（穿衣、吃饭等）、个人卫生管理能力、家务劳动能力、基本购物能力、交通出行能力、财务管理能力等不同方面。其中需要特别注意的是，ACT 强调康复训练应尽可能安排在会员的日常生活场景中进行，即在平时的日常生活中，以问题解决为导向，学习生活所需的基本技能。因此，ACT 项目工作团队在什么时候协助会员解决什么问题、学习什么技能，是由会员在生活场景中的此时此刻的实际需求决定的，需要结合会员的这些实际需求设计好服务介入的计划安排。

4. 家庭支持

我国本土的 ACT 项目工作团队，首先需要改变看待会员家庭的视角，不是把会员或者家庭作为一个分析单位考察他们的康复需求，而是把会员放在"家庭 – 社区"的日常康复环境中，理解会员和家庭的需要，这是一种"人在情境中"的场景化分析。

就会员家庭而言，ACT 项目工作团队需要把他们理解成由不同家庭成员相互影响而形成的一个重要的非正式支持单位，特别是会员与家庭主要照顾者之间的互动关系，是整个家庭关系的核心。会员的病症不仅给会员造成很大的生活压力，也同样给家庭主要照顾者带来不小的生活负担。实际上，在我国的本土 ACT 实践中，不仅会员需要从中学习成长和改变，家庭主要照顾者同样也需要相应地作出调整和改变。只有这样，会员和家庭成员才能走出相互责备的怪圈，在社区康复过程中形成积极的家庭支持关系。

5. 社会参与

ACT 项目的社会参与是指患有重性精神障碍的会员走出家门参与社区或者社会的各项事务和活动，逐渐开放自己的内心，建立和加强家庭之外的社会支持。社会参与也是会员社区康复中的一项重要任务，包括如何适应社会的公共生活、如何与他人建立信任的关系、如何在公共场合表达自己的意愿以及如何在公共场合处理与他人的冲突等。显然，这样的社区康复任务在医院的模拟"安全环境"中是无法做到的，也很难真正帮助会员提升自信心和自主性，回归正常的社会生活。

6. 职业康复

在职业康复中，ACT 项目工作团队的核心任务是培养会员两个方面的能力：职业生活场景中的问题解决能力和职业生活的规划能力。前者注重职业生活中面临的具体问题的解决，包括招聘消息浏览、简历撰写、面试中的对答、上下班交通工具的乘坐、工作压力的排解等，需要 ACT 项目工作团队及时跟进和现场指导；后者关注会员自身职业生活的规划和安排，包括如何选择职业岗位、如何规划职业的发展以及如何持续学习等，需要 ACT 项目工作团队有意引导和全力协助。

四、实务案例

（一）助力重获新生

1. 基本资料

阿明，男，47 岁，高中毕业后选择当兵，18 岁发病，至今近 30 年。其间有 3 次住院治疗经历，一直服用药物控制症状，会自行调整药物和药物剂量。平时在工疗站做康复，已婚，有一女儿（收养）。对医护人员有很强的心理戒备，不愿意和随访的医生交流。

2. 家庭背景

父母早期从深圳坪山迁往蛇口支援蛇口建设，家庭条件较好。在阿明 30 岁时，父母通过媒人介绍帮助阿明解决婚姻问题，由于各方面原因婚后没有生育小孩，而是领养了一个小女孩。目前父亲已经离世，母亲与弟弟同住，阿明和妻女住在父亲留下的房子里。

3. 问题分析

阿明精神症状基本稳定，日常生活基本能够自理。入组评估：BPRS（简明精神评估量表）评估 17 分，有明显精神病性症状；社会功能量表评估 84 分，社会功能尚可，但是一些行为表现影响了自身进一步康复。具体行为表现为有自行调药的行为；自卑、不与他人交流互动；对精神卫生专业人员有抵触情绪；家庭支持系统缺失，夫妻关系不和睦。

根据优势视角理论分析，阿明具备改变的潜能。所以，实现增能是让阿明入组的最重要原因。

4. 社会工作者介入，提供层次性服务

（1）增加访视频率，重新构建关系。刚开始阿明对社会工作者的态度很冷漠，每次打招呼都没有回应，更别说进行访谈。增加访视频率之后，社会工作者还是主动热情和他打招呼，无论他是否有回应。随着见面的次数增多，阿明的态度发生了微妙的变化，由最初的冷漠变为点头示意。

（2）主动参与阿明在工疗站的活动，寻找共同的话题。社会工作者主动陪伴阿明看电视、锄大地（打牌），了解阿明喜欢的电视频道以及娱乐休闲方式，并增加自己在这方面的知识，在活动期间偶尔发表自己的见解，引起阿明的注意，这样慢慢积累了共同的话题。

（3）巧用地域语言交流，拉近彼此距离。在接触过程中，社会工作者了解到阿明善讲粤语，和家人也都用粤语交流。社会工作者在之后的问候和交谈中也用粤语进行，阿明表现比之前配合，也没那么紧张。而且社会工作者对阿明的称呼由直呼"阿明"变成"明哥"，成功拉近彼此之间的距离。

（4）访视面谈，鼓励阿明表达观点和感受。关系建立之后，社会工作者在访视面谈时鼓励阿明表达自己的观点和感受。阿明比之前主动配合，慢慢打开了自己的心扉：自己不愿意说话的原因是害怕说错话，特别是自己普通话说得不好，容易产生误解。而对精神卫生专业人员的抵触情绪则源于两年前的"换药风波"，那段经历给阿明带来了很大的影响，也是导致其变得沉默寡言、不与外界交流的直接原因。为缓解阿明说普通话表达不清的顾虑，社会工作者主动推荐自己成为他的翻译，在每月领药时提前告知社会工作者，社会工作者可以陪同，这样可以减轻阿明的压力，同时也消除了他的顾虑。

（5）从小事做起，尝试改变。阿明经常穿一双露出脚趾的球鞋外出，无论天气好坏从不更换，一到雨天经常淋湿，然后只能提着鞋子，光着脚丫走路。社会工作者注意到了这个细节，在一次雨天后见到阿明又没有穿鞋，就自然切入主题，从安全的角度出发，与阿明分析光脚走路的坏处。从而提出改变的建议，阿明很快就采纳了，第二天即换穿一双较好的透气凉鞋。

（6）搭建沟通桥梁消除误解，改善医患关系。阿明主动告知社会工作者前来领药的具体时间，社会工作者作出工作安排，并利用这个机会，消除阿明之前的误解，缓解了他对医护人员的抵触情绪，改善医患双方的关系，同时也获得了阿明的进一步信任。

（7）邀请和鼓励阿明参加各种活动，提升人际交往能力。社会工作者邀请阿明参加 ACT 项目宣讲会、参观深圳博物馆、参加生日会等活动；鼓励和陪同阿明参加街道残疾人运动会（乒乓球混双、打毽球、田径 100 米）；在活动和比赛中提升阿明与人沟通交流、团结合作的意识和能力。随着参加活动次数的增加，阿明的人际交往能力得到明显改善，变得愿意与人沟通，愿意表达自己的观点和感受。

在团队的努力下，阿明学会了表达自己的康复情况，有效提高了服药依从性，精神病性症状获得较好缓解，只需服用维持治疗的药物剂量。BPRS（简明精神评估量表）分值稳定在 10 分以下，社会功能量表评估分值在 65 分，个人在言语表达和人际交往方面改变较为明显。

5. 案例心得体会和反思

尊重和接纳是构建良好关系的前提。大部分精神疾病患者都是敏感和自卑的，在接触过程中需要注意自己的态度、语言（声音和语速）、表情、肢体动作，让服务对象感到被尊重和被接纳，在平等沟通的基础上，较容易构建起良好的关系。

陪伴也是一种服务，是让服务对象接受服务的助推剂。陪伴是一种无须言语的支持和理解，也是对服务对象生活的直观体验。懂得陪伴，可以让服务对象更好接纳自己，同时，也接纳社会工作者开展的服务。

灵活运用相同语言、地域文化、风俗习惯、个人爱好等背景资料，更容易获得身份认可，同时为访视创造话题，有利于开展服务。

（二）使精神障碍患者顺利回到生活轨道

1. 基本信息

姓名：梓林（化名）。

年龄：22 岁。

性别：女。

疾病诊断：精神分裂症。

服务对象 1991 年出生于广东揭阳，10 岁时随父母来深。服务对象有三个弟妹，她排行老大，另有两个弟弟和一个妹妹。2012 年就读广州某大学幼教专业，同年 10 月首次发病，父母曾带服务对象回老家养病，其间让服务对象烧香拜佛求神明保佑，也曾请道士作法，并让服务对象喝下道士的烧符，病情未曾好转。2013 年初家属将服务对象送至深圳康宁医院诊治，诊断为精神分裂症，予以药物控制。经过住院治疗病情稳定后一直在家休养。服务对象服药依从性较弱且有抗拒心理，在父母监督下服药。

2. 服务对象现状

经济状况：服务对象全家收入依赖汤粉店，店里没有外请员工，全部由家人打理，经济收入尚可。

生活环境：汤粉店商住两用，除了春节期间店面暂停营业之外全年无休，深圳文体和康乐设施很多，但家人较少出去游玩。

人际交往情况：服务对象的主要社会交往圈集中在校园，休学在家后，基本上不与同学和老师见面，人际交往极其有限。

2013 年 8 月，南山区主动式治疗项目组尝试为其提供服务。

3. 服务对象的需求评估

（1）初次评估主要通过简明精神评估量表（BPRS），服务对象评分为 36 分，仍有明显的精神病性症状；社会功能评估（WHO DS Ⅲ）评分为 98 分，社会功能呈现衰退，特别是人际交往尤为显著。

提升服药依从性，控制精神病性症状以及制订相应的康复训练计划成为主要目标。

（2）更高层次的需求。建立关系后进一步评估了解到服务对象有与初次评估时不一样的想法。

服务对象对生活学习真实想法的表达，意识到自己有能力实现自己想要的生活和学习规划，并且将其优势扩展，建立新的应对环境的生活模式。

服务对象想要重新回归大学校园，和同学一起读书，一起毕业，一起拿着毕业证找工作，更想和同学一起享受大学校园的美好生活，可以兼职，可以参加社团，可以参加各类活动等。

服务对象想要掌握沟通交流的技巧，以便平等地和父母进行沟通交流，坦诚表达自己的想法，并及时回应父母的担心和忧虑等。

4. 社会工作者的介入过程

社会工作者依据优势视角理论的五个原则六个程序对个案进行相应介入。

（1）第一阶段：介入并建立有效的关系。

社会工作者第一次接触服务对象并不那么顺利，服务对象对有"精神卫生"和"心理咨询"等字眼的医院异常敏感，拒绝到任何医院就诊，即使被父母以别的理由带到医院门口，当意识到可能去看精神科时，也会转身离开甚至对带她前来的家人大打出手。

社会工作者接触到患者家属，是源于主动式社区治疗的项目宣介会。服务对象的妈妈和弟弟带着无奈前来，宣介会结束后，服务对象的妈妈向社会工作者倾诉了服务对象的各类异常行为，通过妈妈的描述，社会工作者觉得这是一名很严重的精神疾病服务对象：不愿意服药，拒绝和人沟通，不承认自己有病，爱睡懒觉，经常大吵大闹。基于服务对象的拒绝排斥态度，主动式社区治疗团队决定主动上门了解情况，和服务对象建立关系。

①初次上门访视，身份灵活应对。第一次接触服务对象，社会工作者和医生以食客身份走进服务对象家的汤粉店，服务对象沉默地站在那里，社会

工作者和医生点好汤面坐下后，服务对象将做好的汤面放到社会工作者和医生桌上，社会工作者以食客身份询问汤底的做法和配料搭配，服务对象均能给予回答且态度友善。

服务对象：我们的汤底都是大骨汤，很新鲜的。调料有很多种，这种油炸的蒜末（到里间亲自拿了一碟）最香啦。枸杞叶很贵的，但也很新鲜。

社会工作者在初步介入打开话题之后，一般由服务对象陈述，服务对象说出自己的想法、感受。正如"优势视角"所谈及的介入的技巧，社会工作者需制造很多积极的反馈和营造确认的氛围，强调服务对象个人的优势。

社会工作者：看你这么熟悉店里的情况，一定做了不少事情。枸杞叶很贵的，店里汤面价格这么便宜，还坚持用枸杞叶，不容易啊，很多店面都用别的青菜代替啦，不过也难怪你们家生意这么好。

服务对象：还可以吧！

社会工作者：你这么漂亮，又这么懂礼貌，一定帮了店里大忙。

……

当然与服务对象关系的建立并非一朝一夕可以达成。其实协助服务对象适当表达自己的想法并进行正面回应亦是一个有效的帮助，亦会促进服务对象—社会工作者的信任关系的提升。

社会工作者：你这么青春洋溢，应该还是学生吧，是兼职吗？

服务对象：在读大学，现在是休息时间，主要是在店里帮忙。

社会工作者：大学生做义工很流行哦，对啦，我们单位偶尔组织活动也需要义工，你能过来帮忙吗？

以闲聊大学生活和日常事情拉近距离，再以义工为切入点，吸引服务对象走出家门，参加活动，再通过活动找寻自己的意义和价值。服务对象对做义工的建议表示接受，但还是很谨慎地问了具体是做哪些方面的义工。医生和社会工作者决定以普通大众的知识宣传为切入点，避开敏感字眼，服务对象虽然跃跃欲试，但还是担心不已，医生和社会工作者鼓励其即将上大学的弟弟一起参加义工活动，服务对象这才欣然同意。

社会工作者目前所关注的都是服务对象当下的感觉和处境，主要是在介入过程中"适应服务对象的节奏"，鼓励服务对象以渐进形式实现自己的义工价值和被需要的感觉。

②创造机会，实现"义工"活动诺言。做义工的机会很快来临，主动式

社区治疗项目要组织会员参观深圳博物馆，社会工作者积极邀请服务对象和其弟弟一起参加，在分配义工名单时，社会工作者将服务对象放在自己这一组，往返路途的大巴上也与服务对象同坐。社会工作者将一些简单的任务安排给服务对象做，比如给会员发水、发零食等。

参观过程中，社会工作者和服务对象一组，共同行进，服务对象会根据所见所闻，分享自己的观点和感受，社会工作者适时给予回应。服务对象会在自己喜欢的位置，让弟弟帮忙拍照，整个参观过程时不时地传来服务对象的笑声。回程途中，工作人员特别介绍了服务对象的义工身份，并建议大家对服务对象和其弟弟表示感谢。这次义工之行巩固了服务对象的能力感，提升了服务对象的自尊感。

通过这次活动，主动式社区治疗团队和服务对象、社会工作者和服务对象的有效关系基本建立。所谓有效的关系是指社会工作者与服务对象建立有效关系是为了提升他们的自我价值和自我肯定，正如优势视角提出的那样"关系的建立是基于有效的协助"。

（2）第二阶段：列出优势清单。

社会工作者第二个月进行家访时，家属提及服务对象想要回学校重新读书，并认真收拾行李，家人劝阻不住。社会工作者在进行面谈前，罗列了服务对象的优势清单。

优势清单是利用服务对象依赖或已经依赖的优势去解决现在的困难和满足需求。主要包括认知、情感、动机、应对和人际等。但优势清单并不是经过几次面谈就可以被建构出来的，它是一个持续的过程，下面是社会工作者依照在服务对象身上了解到的信息来填写的优势。

①认知。服务对象对读书、毕业、工作的关联性有很深的认识，觉得通过大学学习拿到毕业证可能会有更好的工作，比如幼教或者培训班老师等。对大学专业课程的知识以及英语、计算机等也有一个较清晰的认知。

②情感。服务对象对学校群体和大学校园有着很深的感情，渴望回归学生群体，和同辈一起享受大学的美好生活，在访谈中，服务对象会流露出对课程、兼职、社团和活动的向往。服务对象对家人很依赖并且能够理解家人的情感表达，服务对象觉得父母很辛苦，同时也在力所能及地帮他们分担事情。

③动机。服务对象回归学校的动机非常强烈，来源于三个方面：一是自己有非常强烈的读书渴求，想重新回归大学校园；二是家庭层面，服务对象

诊治和读书的费用来源于家庭，想大学毕业找到工作之后尽可能地回馈家庭；三是同学影响，服务对象参加同学聚会，或者与同学电话沟通时，对同学描述的生活很向往，激起她重新回归校园的勇气。

④应对。服务对象对整个重回学校的流程和需要应对的事情，准备可能不足，但已有足够的勇气和信心去处理和面对即将到来的所有事情，包括困难和挫折。但需要主动式社区治疗团队给予协助。

⑤人际。服务对象有同学、朋友和家人，能够试图理解朋友和家人的感受，并主动表达自己，在店里帮忙时会以友善的姿态和食客打交道，表现较好。服务对象的周边资源包括主动式社区治疗团队、家人、同学、大学班主任、大学心理咨询辅导老师、舍友等。

这个优势清单让社会工作者的目光集中于服务对象的各种优势上，同时也发现了可以支持服务对象实现回归学校的一些资源。

（3）第三阶段：目标的制定。

优势视角下的目标结合了服务对象的需求，社会工作者的目的在于坚定服务对象在做决定和选择时的自信。服务对象所做的决定很重要，不管该决定大小，社会工作者的目标是向个人提供持续的系列的选择。

在有效关系的巩固过程中，社会工作者与服务对象建立个案的目标。此个案的目标虽未与服务对象进行书面确认，但社会工作者在见面的过程中依据服务对象个人意愿及社会工作者的评估进行了目标方案填写。

长期目标：重新回归大学校园，并适应学校学习节奏和生活状况。

短期目标：一是社会工作者鼓励其积极与父母沟通表达自己的真实意愿和想法，并通过坦诚交流，回馈父母的担忧和焦虑，努力在回归学校读书态度上与父母保持一致，并为服务对象回归学校共同努力；二是社会工作者通过宣教协助服务对象对服药有较清晰的认识，并且按时服药，确保回归学校后病情稳定和身体健康，在返校读书期间，如果服务对象自觉不对，要及时与班主任、心理咨询师以及主动式社区治疗项目社会工作者取得联系；三是服务对象需要做好入学的准备工作，包括熟悉并执行回归学校流程，课程学习安排，与舍友相处技巧，和老师、心理咨询师保持联系，与家里建立长期联系机制等；四是服务对象熟悉往返学校和家里的出行路程，并能够顺利出发和抵达。

（4）第四阶段：资源获得。

服务对象在与家人坦诚交流，提出自己重回学校的想法，并用实际行动消除父母担心自己不按时服药的忧虑后，家人和主动式社区治疗团队一起行动为服务对象回归学校作出努力。

一是社会工作者协助服务对象父母与学校取得联系，表达服务对象回归学校的意愿，学校表示需要服务对象的主治医生和单位出具相关证明。

二是主动式社区治疗项目团队的医生经单位同意，为服务对象出具了服务对象病情现状说明，并鼓励服务对象回归学校。

三是社会工作者协助服务对象父亲以随行者身份观察服务对象重回学校的情况，父亲描述：从巴士、火车购票到转站候车，服务对象均是独立完成的，对线路也很清晰，如遇不确定的，会有礼貌地询问路人并作出正确选择。

四是社会工作者协助服务对象与家人、主动式社区治疗团队建立联系机制。服务对象每天与父母通过电话沟通，讲述自己在学校发生的事情，并告知父母自己的感受。主动式社区治疗团队帮服务对象申请针对非户籍的一项救助政策，每月可给予一定金额的服药和化验检查补贴，社会工作者和医生可借每月一次的服务对象就诊机会与服务对象交流。

五是服务对象在学校与老师、同学和舍友相处融洽，暂无问题。认真学习专业课程，并利用业余时间开展兼职。

（5）第五阶段：继续合作。

基于服务对象不愿意接受社会工作者主动访问的意愿，社会工作者不主动联系服务对象，但服务对象表示如果有需要，会及时联系社会工作者。

服务对象放假期间返回深圳，到门诊拿药时，也会主动找到社会工作者，与社会工作者交流在学校的学习生活情况，服务对象会分享她取得的一些成绩和她参加的一些活动。例如，参加了学校的轮滑社团，会和同学一起滑轮滑，有的同学玩的都是高难度的动作，自己还需要努力；自己利用业余时间去必胜客做了兼职，遇到一些不好的顾客，自己尽可能处理，如果解决不了就去找大堂经理帮忙处理；自己还用兼职赚的钱为父母和弟弟添置了新衣服，家人都很开心。

社会工作者鼓励服务对象在学校积极参与活动，对她与同学、老师的和谐相处也表示开心，社会工作者更为看重她在面对问题和处理问题上表现出来的思路和态度，例如在兼职期间，服务对象觉得遇到不配合的顾客是正常的，但自己会尽力处理，如果还是处理不了，会寻找其他资源解决，包括上级等。

（6）第六阶段：脱离。

此个案目前还是主动式社区治疗服务会员，团队还会在服务对象需要时给予支持，目前服务对象的同学、老师及家人的支持关系顺利回归，可以给予服务对象更多的支持。

5. 服务成效评估

（1）理论指导实践，实践解决问题。社会工作者依据优势视角，不断地发掘服务对象的优点并加以肯定，例如服务对象在休养期间还能在店里帮忙，并且熟悉店里的所有工作，且服务态度非常友好；服务对象愿意积极参加一些活动，以义工身份做些力所能及的事情，提升自己的价值和存在感；服务对象坦诚与父母沟通想法，并对父母的担忧用自己的实际行动进行回馈，进而消除父母的忧虑。

社会工作者联系各种资源支持服务对象努力实现自己的真实意愿，包括申请服药补贴项目、给其提供义工机会，通过划船等活动与其构想回归学校的计划和可能，鼓励其有问题就近寻求大学班主任和学校心理咨询老师的帮助等。这种有效的实质性的帮助推动了社会工作者与服务对象关系的建立及巩固，服务对象在后来能与社会工作者主动倾诉并且清楚地提及自己的需求。

（2）成效工具评估。服务带动管理，需求紧扣要求。服务对象在积极配合药物治疗的基础上，简明精神量表评估 21 分，精神病性症状得到有效控制；社会功能量表评估 68 分，社会功能得到显著提升。

6. 案例心得体会和反思

问题视角转化为优势视角，将服务对象视为有能力的个体，并且从优势入手，一路鼓舞和强化服务对象的优势特长，不断提升服务对象的价值感和自尊感，同时提升其应对实现自己真实意愿过程出现的各类问题的能力和技巧。

社会工作者与服务对象的有效关系建立在有实质性的帮助基础上，信任有效关系的建立对服务对象真实表达自己的意愿和需求十分关键。社会工作者应该观察的不只是表现，更应该是表现下深藏的各种行为的原因，即既要看到冰山，也要看到冰山下面的所有，才能抓住个案的关键，切实帮助服务对象渡过难关。

优势视角，需要不断关注服务对象的个人经验、才能和意愿，不是私下界定服务对象需要和意志的权威人物，而是以社会工作者的角色，为实现服务对象的真实意愿，找寻和整合服务对象身边的资源。

五、成效与反思

ACT 服务模式是舶来品，深圳引入 ACT 服务模式，前期对照国外标准严格执行，但是在实际服务过程中，无论是对多学科团队服务时间，还是服务对象的接受度，都受到很大的挑战，这与中国的体制政策及传统文化有很大的关系，因此，在服务过程中团队探索了 ACT 本土化模式的服务成效和本土化社会工作专业逻辑与理论选择路径。

（一）南山区开展 ACT 服务模式的成效

南山区主动式社区治疗（ACT）模式先后入组严重精神障碍患者 100 余名，通过高频次的随访，将临床治疗和社会功能康复有效结合在一起，共同在社区层面为患者及其家属提供综合性服务，取得了一定成效，特别是在患者病情复发和住院天数方面成效显著。同时，患者病情稳定性和日常生活能力均有所提升，而且对社区精神障碍基本常识的知晓率，患者及家属对服务获得感方面也有积极影响。为 ACT 模式服务的本土化作了前期实践探索，也积累了一定的实务经验。希望能为正在快速发展的精神卫生社会工作领域的其他相关人士提供参考，以了解这类特殊群体的服务过程。

南山区主动式社区治疗（ACT）模式在多学科人员配置有限的情况下，尝试了分级管理等创新举措，在为患者及其家属提供个性化服务时，也充分考虑国内文化的影响，将患者及其所在的家庭作为服务对象，发挥家属患者病情状况预知的"前哨站"作用。同时，也对患者服务关系的建立和维持作了相应探索，取得了一定的成效，为社区精神康复服务中社会工作者的专业诉求寻找理论依据和逻辑脉络，尝试说明在精神卫生领域，社会工作者这个角色的专业性和不可替代性。

（二）ACT 本土化专业逻辑与理论选择路径

南山区主动式社区治疗（ACT）模式本土实践尝试以场景服务为特点、长期陪伴服务为脉络，回应精神障碍社区康复服务领域社会工作者解决服务专业性的困惑，使得社会工作专业服务变得更为清晰。严重精神障碍是一种复发风险高、康复困难大、支持条件不足、改变意愿低而求助渠道少的困难群体，社会工作者需要采取主动服务的方式，走进患者生活的社区和家庭，在患者的日常生活场景中提供及时的直接服务。深圳市社区精神康复服务团队主动走到精神障碍患者生活的社区，在患者的生活场景中开展专业服务，力图做到"第一现场、第一时间"实施社区康复。外展服务实际过程中有着自己显著的特征，具体而言包括场景化、生活化、综合化、主动化、朋友化五个特点。

1. 场景化

这里所说的场景，是指直接影响患者日常感受和生活经验变化的具体生活环境。它不同于我们平时所说的生活环境的概念，因为这样的环境未必能够直接影响患者的感受，更为重要的是，一旦运用环境概念，就与个人对立起来，忽视患者自身的感受。之所以强调生活场景这个概念，背后有这样的理论假设：每个人都是生活在自己特定的生活环境中的，不同的人有不同的与生活环境交流的方式。简单来说，生活场景就是个人生活的具体环境。显然，在这样的生活场景中开展专业服务与机构院舍中的专业服务不同，不是将患者从日常生活中抽离出来，针对患者某个方面的需要开展专业的服务，而是首先学会融入患者的日常生活场景，感受患者的生活感受，在患者的日常生活场景中开展专业服务，强调场景化和生活化。因此，入户随访成为外展服务的重中之重，包括随访的前期准备、人员搭配、身份介绍、访谈步骤和技巧以及相关注意事项，都需要尽量与患者日常生活场景相吻合。

2. 生活化

这种自然生活场景中的专业服务是在生活场景中开展的，需要随着生活场景的改变而改变，它本身就是自然生活场景改变的一部分。因此，生活化就成为这种专业服务的另一个重要特征。它意味着无论患者还是社会工作者都需要围绕生活的改变而设计服务，是一种以生活改变为导向的服务，注重服务的实用性和有效性。所谓实用性是指任何专业服务都是针对患者在生活场景中的困扰开展的，并能够给患者带来某种程度的生活困扰的解决；有效性则是指任何专业服务都能够给患者带来生活的改变，减轻患者在生活场景中的压力，提升患者对生活场景的把控能力。

在日常生活中帮助严重精神障碍患者，就需要社会工作者学会融入患者的生活场景，采取生活化的服务策略，把生活看作是变化的，学会在生活中随着生活的改变而一起改变。因此，患者自身的改变意愿和改变能力就成为社会工作服务的关注焦点，作为社会工作者不是去指导患者发生改变，而是发掘和调动患者的改变意愿和能力，在不断的行动安排和尝试过程中找到生活问题的解决方法，学会从多元的观察视角理解自己的生活安排。即通过陪伴，在患者的日常生活场景中实现专业服务的综合化和朋友化。

3. 综合化

在生活场景中开展长期陪伴的外展服务，将聚焦病症管理的医疗介入与关注生活技能提升和社会功能恢复的社会照顾相结合，同时，需要不同专业团队一起应对患者长期、复杂、个性化的困境和需求。也就是说，外展服务不仅包括患者日常生活自理能力的提升和社会支持关系的加强，也需要关注生理方面的用药指导，包括心理方面的风险管理。这样的综合化还涉及当下的服务介入与之后任务安排之间的关联，以保证专业服务的持续性和连贯性，能够跟随患者的步伐不断推动患者的成长改变，提供不同康复阶段的个性化服务，并且这种服务是能够满足患者多方面要求的、跨专业的综合化服务。

4. 主动化

主动化聚焦服务场域的变化，将严重精神障碍康复服务前延至社区，主动走进精神障碍患者生活的社区，在患者熟悉的生活场景中开展专业服务，做到"第一现场、第一时间"实施"精准"的社区康复。这与传统社会工作所注重的短时聚焦的服务不同，社会工作者不仅需要走进严重精神障碍患者的日常生活，与他们建立和维持长期稳定的专业服务关系，而且还需要学会在日常生活中陪伴他们，与他们一起寻找日常生活中阻碍个人成长改变的一个一个小问题，正是通过这样一个一个小问题的解决实现精神障碍患者社区康复的大转变。

5. 朋友化

作为自然生活场景中开展的外展服务实践，社会工作者不是作为"专家"，提供"专家式"的指导和训练，而是作为日常生活中的"朋友"，提供"朋友式"的建议和示范。这样，陪伴就成为这种专业服务最突出的特点之一，它不仅要求社会工作者与患者及其家人建立和维持良好的"朋友式"的专业合作关系。同时，"朋友式"的服务不仅会减轻患者社会污名的自我感觉，也可以让患者放下对抗或者包裹自己的面具，一起寻找问题解决的方法和途径。不过，需要注意的是，社会工作者又不同于患者的一般朋友，他们具有专业服务的要求，需要秉持专业服务的理念和原则，是一种类似朋友的关系。这样，朋友化也就包含了专业关系与情感关系、专业服务与日常生活、问题解决与生活改善、被动接受与主动参与、分享与倾听五个方面关系的处理。

在社会工作的实务领域里，与服务对象建立良好的关系是开展社会工作助人活动的前提，信任关系是专业关系建立的基础，严重精神障碍社区康复外展服务体现得尤为明显。与一般的专业信任关系不同，外展服务的信任关系是在患者生活的社区环境中建立起来的，而且伴随患者的整个康复成长过程。

长期陪伴的外展服务为严重精神障碍患者社区康复提供了一种新的解决思路，它是深深扎根于人们社区日常生活中的一种服务模式，它让社会工作者既是患者日常生活中的一位好朋友，又是专业服务的提供者；既是患者内心感受倾诉的对象，又是日常生活管理的有力协助者。这也许是国内精神卫生社会工作体现自身专业性的较好方式之一。

第四节　复原视角下精神卫生社区康复服务社会工作

一、服务背景

精神障碍作为一种大脑机能活动紊乱而引发的慢性疾病，会对患者个体的认知、情感和行为等活动产生不同程度的影响。长期以来针对精神疾病患者的治疗多以院舍服务为主，且住院治疗被认为是针对精神障碍的最佳治疗方式，服务对象在特定的治疗机构中，由专业精神卫生医生进行治疗。在接受院舍服务的过程中，由于精神障碍者长期住院，脱离了日常生活环境，容易导致其社会功能恶化，与社会处于一种脱节状态，引发一系列问题，如服务对象的依赖性、动力不足、缺乏独立自我等。在此背景下，美国率先开展了"去机构化"运动，精神卫生服务开始打破传统精神病医院封闭式的治疗模式。随着一系列精神病医院丑闻的曝光，英国在 20 世纪 60—70 年代开始了反对医疗机构护理运动，英美由政府发起并直接管理或引导的去机构化运动，推动西方发达国家精神卫生服务由医疗机构逐渐转移到社区环境。

我国于1986年由世界卫生组织（WHO）引入社区康复。2010年世界卫生组织的《社区康复指南》明确了社区康复实施原则，精神障碍社区康复主要包括全员接纳、共同参与、可持续发展和赋权四项原则，这为我国精神障碍社区康复服务的开展提供了一定的指导作用。

随着我国经济的发展及人民生活水平的日益提高，社会福利体系逐渐完善。为更好维护精神疾病患者的合法权益、满足精神疾病患者的迫切需求，2013年5月1日，《中华人民共和国精神卫生法》施行，这标志着我国精神卫生服务范围更广、质量更上一个台阶，精神卫生事业迅猛发展。当前，我国约有1600万重性精神疾病患者，约占总人口的1.23%。与此同时，还有很多隐性和轻度的精神疾病患者。据估计，我国现有各类精神疾病患者总数高达1.73亿，其中1.58亿人从未接受过任何专业治疗，许多重性精神疾病患者的救治救助、服务管理问题尚未得到有效解决，精神疾病的致残率较高，精神疾病给家庭和社会造成了严重的负担。如国家支持的重点科研项目"中国精神障碍疾病负担及卫生服务利用的研究"的结果显示，我国成人任何一种精神障碍（不含阿尔茨海默病）终身患病率为16.57%，12月患病率为9.32%。从病种来看，构成精神障碍的五类主要疾病中最高的为焦虑障碍（4.98%），其余依次为心境障碍（4.06%）、酒精药物使用障碍（1.94%）、精神分裂症及其他精神病性障碍（0.61%），65岁阿尔茨海默病终身患病率为5.56%。由此可见，精神疾病将成为重要的公共卫生问题和突出的社会问题，对我国精神卫生工作提出了巨大的挑战。

2015年，被称为精神卫生社会工作元年。时年6月，国务院办公厅发布《全国精神卫生工作规划（2015—2020年）》，明确了精神健康在全民健康工作中的重要地位，提出积极组建以精神科医护人员、社会工作者为代表的专业化精神援助队伍，搭建心理危机干预网络。以此为开端，国家出台了一系列有利于促进精神卫生社会工作发展的政策。如中共中央、国务院于2016年10月25日印发并实施的《"健康中国2030"规划纲要》；2017年10月26日，民政部、财政部、卫生计生委、中国残联印发《关于加快精神障碍社区康复服务发展的意见》；2018年5月，出台《严重精神障碍管理治疗工作规范（2018年版）》。随着这些政策的出台和实施，社会工作者被列入为精神障碍患者提供病房康复服务及社区康复服务的专门人员队伍，对精神卫生社会工作者的服务提供了指导，肯定了社会工作者在精神障碍患者康复服务中的重要作用，支持社会工作者开展精神障碍人员的社区康复服务。

二、服务领域特点

（一）服务对象特点

第一，带有疾病。与其他领域的服务对象不同，精神卫生领域的服务对象面临着精神疾病的困扰，对患者个体的认知、情感和行为等活动产生了不同程度的影响。

第二，与社会脱节。虽然早在 20 世纪社区康复就已被提出，但在我国精神卫生服务资源总量不足、资源配置不平衡的背景下，住院治疗依然是精神疾病的主要治疗方式之一。在这样的方式下，患者面临着脱离日常生活环境、与社会脱节的问题，社会功能逐渐弱化。

第三，存在社交障碍。当前社会对精神疾病患者存在负面的刻板印象，这些负面刻板印象直接导致精神疾病患者面临着社交障碍。如普通人戴着有色眼镜看待精神疾病患者，刻意避免与其进行正常交往，精神疾病患者难以进行正常的社交活动，同时也带来了病耻感的困扰。

第四，家庭照顾乏力。精神障碍患者康复周期漫长，并且伴随复发的风险和概率，需要家庭成员长期照看，给家庭带来了精神上和经济上的双重压力。

（二）服务对象的需求

第一，精神疾病康复的需要。精神疾病患者面临着精神疾病的困扰，而在回归社区之后，面临着精神疾病的康复和复发预防等需要，在此过程中，社区社会工作者需要为服务对象提供药物管理、精神疾病康复训练和复发预防、针对家属相关知识技能培训等服务。

第二，包容的社会环境的需要。当前我国社会大多数人存在着对精神疾病的偏见以及污名化，认为精神障碍患者应该关在精神病院，这样的想法也在影响着患者，使其产生病耻感，并影响社区康复效果，因此营造包容性的社会环境对精神疾病的康复有着正向的积极效果。

第三，社交需要。在普通大众对精神疾病妖魔化的刻板印象中，当患者回归社区之后，面临着社交障碍，人们会刻意回避与精神疾病患者的交往，导致患者难以进行正常的社会交往活动，难以获取朋辈群体的支持。

第四，就业需要。精神疾病患者回到社区后，面临着生存问题，即患者存在着就业的需要。应根据患者自身的兴趣和特点开展职业规划和就业技能培训，提供一些适合患者自身且在本地区生存发展的劳动技能，促使他们在本地找到合适的工作，从而获取必要的生活来源，减轻家庭及社会的负担，提升患者的生活质量。

（三）精神障碍患者社区康复

精神障碍患者的社区康复是指以社区为基础的康复，利用和开发社区资源，将精神障碍患者及其家庭和社区视为一个整体，采取一切措施，预防精神障碍的发生和促进精神障碍患者康复。与医院内康复不同的是，精神障碍患者的社区康复的"痊愈"标准并非仅仅是临床症状的消失，更重要的是使患者能够回归社会。其关注点不仅在于身体器质性康复，也强调患者社会功能的恢复。2010 年 WHO《社区康复指南》明确了社区康复实施的原则，主要包括全员接纳、共同参与、可持续发展和赋权四项原则。这些原则强调消除对精神障碍患者的歧视与偏见，将精神障碍康复人员及其家属纳入社区康复的规划、组织实施、决策和评估的全过程，自由作出自己的选择，以达到患者自立的目的。同时，强调精神障碍社区康复的可持续性、可发展性，保障患者利益获得的可持续性，从而为我国精神障碍社区康复服务开展提供了借鉴和参考。

三、服务设计与内容

（一）精神障碍社区康复目标

1. 总目标

协助服务对象重返社区，在社区预防精神障碍的发生和促进精神障碍患者康复，恢复社会功能，更好地融入社区。

2. 分目标

第一，预防精神障碍出现。对社区中发现的"具有精神障碍倾向或已经出现轻度精神障碍"的患者，应提供及时、规范的早期药物干预和全病程康复管理。不仅要有针对性地提供药物治疗，更要关注患者心理与行为障碍，以促进资源整合与让患者病情稳定，减少精神残疾的发生。

第二，激发个人动机，促进精神障碍康复。部分精神障碍患者，会出现精神和社会功能的衰退。需要激发患者对美好生活的向往，让患者看到希望，并逐步提升其应对疾病与管理自身的能力，提高个人生活自理与个人规划能力。同时，增进患者对自己的认识，发现自己的独特性，提升自尊和自信心，激发患者改变。

第三，营造良好环境，提高社会适应能力。从家庭层面看，需要协助患者建立良好的家庭关系，增强家庭其他成员对精神康复者的理解和支持；同时有针对性地对康复者家庭成员开展精神康复知识技能培训及心理辅导活动，以减轻家庭照料者的焦虑和压力。从社区层面看，需要营造反歧视的正面文化、建立同辈群体的社会支持网络、协助服务对象恢复社会功能；并协助患者重新熟悉家庭和社区，提高患者的社会适应能力。

第四，融入、回归社会，提升社会生存发展能力。精神障碍患者回归社会不是一蹴而就的，而是一个反复的过程。由于疾病带来的病耻感和社会偏见，患者在面对复杂的社会环境、处理不同的事件、适应不同的人际交往时，均面临着多重困难。需要在自身的努力及家庭、社区和社会工作者的支持下，不断克服困难，逐渐地适应社会，最终融入社会。

（二）主要服务内容与板块

第一，药物管理。针对出院继续药物治疗者，建立个人健康档案，记录药物的使用剂量等相关情况，及时跟踪，谨防药物紧缺及滥用发生。

第二，心理咨询。排除心理困扰和消极情绪，强化自我认知，排除心理障碍。

第三，就业辅导。举办就业指导活动为康复者答疑解惑，帮助康复者留意相关招聘信息等。

第四，危机干预。解决刻不容缓的难题，使其心理恢复至平和状态，安然地度过危机。

第五，技能训练。策划一系列技能培训课程，聚焦于发现康复者力量，培养康复者兴趣与才能，以提高康复者的社会生存能力。

第六，家庭教育。从患者家属角度出发设计方案，教授家属康复护理知识，帮助其了解康复者病情情况，为家属提供解压活动促使其排解焦虑和压力。

第七，互助组织培育。将面临同样困扰的患者联系起来，培育自助互助组织。

第八，社会救助。针对家庭困难或因危机事件陷入困境的康复者，社会工作者应及时链接社会资源，积极开展救助行动。

（三）核心服务策略

在实施精神康复患者的服务过程中，社会工作者主要采取复原行动策略，体现为以下四个方面。

第一，在突破病耻感中，营造包容的社会环境。主流文化对精神疾病的观点限制了患者主体性的发挥，社会工作者需要开展宣传、倡导与主题日等活动，普及精神康复相关知识。由此，让社区居民对精神康复社会工作和精神康复患者有清晰正确的认识，避免由于片面、碎片化的错误认识而引发污名化和恐慌。同时，让社区居民接纳和包容精神康复患者，营造良好的社区康复环境。

第二，以生计能力建设促进发展。针对有就业意愿且康复程度满足就业要求的精神康复患者，依据患者的兴趣和能力，开展职业生涯规划和相关职业技能培训，收集就业信息，链接相关爱心企业，助力精神康复患者重新就业。如此通过就业满足患者实现自身社会价值，建立基于劳动和职业联系而形成社交圈子；同时也能带来经济收入，满足日常生活需要，减轻经济压力，消除疾病带来的贫困。

第三，通过自组织建设促进自我增能。如开展精神康复小组，通过小组聚集面临同样困扰的个人，在小组内组员学习精神康复知识和技能，通过相互倾诉实现相互支持与鼓励。同时，在小组的基础上，建立精神康复互助组织，通过互助组织实现社区内精神康复群体的自助互助，表达群体所面临的问题和需求，以争取资源和维护自身合法权益。

第四，针对患者家属的支援与增能。家庭成员在长期照顾过程中往往面临精神上的压力，并需要相关康复技能和知识。对此，社会工作者需要开展互助小组，通过组员间的倾诉与支持来缓解精神上的压力，同时通过小组系统学习基本康复知识和技能。

四、实务案例

（一）案例背景

当今社会广泛存在着精神障碍的污名化现象。公众对精神疾病不了解，精神障碍患者的社会需求一直被忽视，致使精神障碍患者在治疗、康复和回归社会的过程中面临更大困难。通常而言，精神障碍疾病病程长、复发率高，甚至随着药物治疗的周期延长更是逐渐趋于慢性化，因此，出院后的社区康复尤为重要。如何做好严重精神障碍患者的在册管理，满足精神障碍患者在社区康复过程中的各种需求、处理好康复者群体与普通居民的关系，是社区精神卫生防治工作的重要课题。

L 社区共有各类精神障碍患者 80 余名，由精神障碍患者个体发病产生的个案及带来的连锁反应，影响着社区的邻里和谐及安全。为此，政府以购买服务的方式引入 3 名社会工作者，组建社区精神卫生防治团队。为了帮助康复者减轻精神障碍症状、恢复基本的社交功能、实现人生独立及体面地融入社区生活，L 社区社会工作者针对 20 余名精神障碍康复者，采用复原模式，聚焦康复者的自我层面、家庭层面和社区层面，设计了精神康复者联盟项目，以协助服务对象恢复社会关系，重建社会功能，回归社区。

（二）服务模式——复原模式

1. 理论模式：复原模式

伴随"去院舍化"运动和社区康复的兴起，20 世纪 80 年代出现了社区康复者运动。即让曾患有精神疾病的人通过自身的复原事迹来鼓励其他精神疾病患者，形成社区精神病患者同盟，由之前的精神疾病患者对"疾病角色适应环境"转为"重建不同的生命"。1993 年，Anthony 提出复原的理念是"一种与个体密切相关的、独特的过程，是个体的态度、价值观、情绪、目标、能力和角色等发生变化的过程；同时，这也是一种生活方式，在这种方式下，个体虽受疾病限制，但仍能感受到满足和充满希望，依然能够为社会和他人作出贡献"。20 世纪 90 年代以来，复原模式在欧洲和美国开始受到普遍重视，成为精神健康服务发展的新趋向。此时，人们开始逐渐相信，即使是严重精神疾病患者也能和一般社会成员一样重新寻回或者创造一种有意义的生活。2002 年美国开展了精神健康服务的调查和改革方案的设计，并于 2004 年将复原模式确定为全国精神健康服务改革的目标，提出复原概念的十大原则：自我指导、个别化及以个体为本、赋权、全人视角、非直线的过程、能力取向、朋辈支持、尊重、责任、希望。在复原视角下，复原模式将服务对象重新寻回有意愿的生活作为目标，强调患者的主体性与主导性，将精神疾病患者视作完整的人，强调多元需求本位，活动设计安排围绕精神病人的需求展开；同时强调在正常的环境中提供各类精神疾病康复服务，由他们自身确定改变的目标、方向以及路径，而服务提供者则扮演协助者角色，即协助满足患者健康发展的要求与必要的技能训练。由此，通过积极的、支持性的和增权的外部环境，来重建健康、能动的自我的过程。

2. 复原视角下社区康复的服务路径

精神疾病患者既是心理性的又是社会性的，面临诸多社会性和结构性压力，在社区康复中，普遍存在个人消极应对，社会支持力量薄弱，回归社区、社会阻力较大等问题。基于以上问题，L 社区社会工作者在综合评估社区精神障碍康复者身体条件的基础上，运用复原模式，针对 20 名精神障碍康复者，设计了以家居收纳为切入口的精神康复者联盟项目。在复原模式下，社区康复主要是社会工作者从个人复原、家庭复原和社区复原三个层面，聚焦精神康复者个人能力建设、家庭支持和回归社区，协助服务对象发展个人自主性、恢复社会关系，重建社会功能，最终回归有意义的生活。

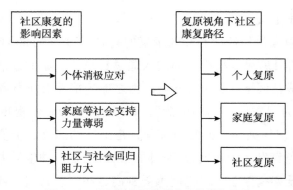

图 6 - 3 复原视角下社区康复的服务路径

（1）个人复原——从自我排斥到自立自强。

因为社会对精神疾病的标签化和污名化，致使精神康复者在回归社会中面临更多结构性、社会性因素，逐步建立起了自我排斥机制。在复原视角下，社会工作者在协助精神康复者社区康复的过程中，主要运用个案工作方法来改变精神康复者不合理或负向的认知行为，修复自我概念，提升自尊感，教导其思想控制的技巧；并在激发个人动机改变中进行自我赋权，以提升精神康复者的个人复原力。

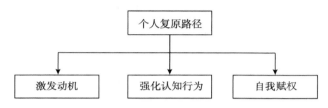

图6-4 个人层面复原路径图

在激发动机方面，社会工作者可以运用对焦、面质等技巧让服务对象清楚说出自己的行为与自己的基本价值观、人生目标、个人信念脱节或不协调之处，并通过内部矛盾来激发改变的动力。

在强化认知行为方面，社会工作者运用理性情绪治疗方法，帮助精神康复者认识到负性情绪是由于负面思想和信念所致，以改变其消极态度，教导思想控制技巧，改变患者"无可救药"的认知。

在自我赋权方面，通过家居收纳方法提升精神康复者的家居收纳能力，以代币制管理激励精神康复者不断学习，强化家居收纳技能。由此，协助服务对象修复自我概念及提升自尊感，减少自我伤害行为，重建健康的、能动的自我观。

（2）家庭复原——从隔阂（区隔）到信任支持。

家庭是精神康复者获得支持的重要来源，在社区康复中，社会工作者利用社区活动增加家庭成员互动，修复家庭关系，获得家庭支持。同时，将精神康复者的家庭组织起来进行精神卫生知识培训，缓解照顾者的压力和焦虑，建立家庭之间自助互助组织，成立家属资源中心，以此提升精神康复者家庭复原力。

在重建家庭内关系方面，社会工作者主要运用园艺治疗等社区工作方法，通过感受植物的生命力，加强家庭成员之间的互动，解开心结，来重建生命

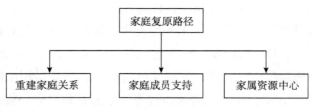

图 6-5　家庭层面复原路径图

信心，破除家庭成员之间的隔阂，强化家人对患者的鼓励和信任等。

在家庭成员支持方面，社会工作者要组织精神康复者家属进行精神卫生知识培训，缓解家庭成员照顾者的焦虑和压力，建立家庭成员之间的社会支持。

在家属资源中心方面，社会工作者主要运用联动等方法，组织精神康复者家属组建家庭互助的自组织，以实现精神康复者家庭的互相支持。

（3）社区复原——从社区排斥到互助关系建立。

因社会对精神疾病的污名化，精神康复者作为"边缘人"，在回归社区中面临着社区和自我的双向排斥。因此，在复原视角下的社区康复中，社会工作者要重新链接精神康复者与社区关系资源，建构同辈互助、同事互助、组织互助和文化支持等社区环境，以此恢复精神康复者的社会关系，重建社会功能，逐步回归社区和社会。

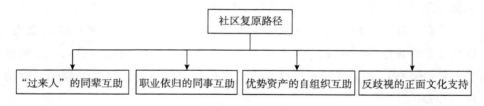

图 6-6　社区层面复原路径图

在"过来人"的同辈互助方面，应充分发挥精神康复者的"过来人"正面榜样的示范作用，为社区其他精神康复者提供宝贵的借鉴经验。

在职业依归的同事互助方面，为有就业需求的精神康复者开展生涯规划教育，并结合家居收纳技能，采取"激化就业动机＋过渡性就业＋完全就业"策略，以促进精神康复者就业。

在优势资产的自组织互助方面，通过"过来人"的同辈互助，推动社区精神康复者成立自组织，以自组织活动连接社区更多的精神康复者及其家属，从而在形成社群的过程中，进一步扩大精神康复者联盟。

在反歧视的正面文化支持方面，邀请精神康复者联盟成员在社区进行精神卫生知识宣传，解构传统病耻感的主流文化叙事模式，在宏观层面进行组织倡导，以形成宽容、友善、人性、正义的社区康复环境。进一步通过社会创新，创办家居收纳的社会企业，促进精神康复者的自立自强，实现以职业为依归的社区融合。

（三）项目实施

采用 PML 程序逻辑模式，推动项目的实施。

1. 项目目标

总目标：通过项目实施，促使 80% 以上的康复者掌握家居收纳技能并养成良好习惯。同时，成立一支"康复者联盟"队伍，反哺社区，实现社区融合。

分目标：一是提升康复者家居收纳能力，通过上门进行家居收纳指导，组织学习，实践指导 5 次以上，让 80% 的精神康复者掌握 2 项家居收纳技能；二是提升康复者社区参与，开展 3 次家属分享会，以家属带动精神康复者参加社区 3 场园艺治疗，吸引 80% 以上的患者参与；三是恢复康复者的社会关系，促进社区融入。针对精神康复者培训 15 人义工队伍，并对社区居民进行 3 次家居收纳的入户服务，反哺社区。在服务社区的基础上，组建家居收纳服务队，为社区居民服务，以促进精神康复者恢复社会关系，促进社区融入。

2. 项目介入

（1）个人层面。首先，社会工作者要与社区精神康复者建立良好的关系。社会工作者可以运用家访等方法，带领社区义工进行入户探访，关心精神康复者个人和家庭情况，了解他们的需求，最终与精神康复者建立良好的专业关系。其次，针对精神康复者因为药物副作用，社会工作者可以从精神康复者的日常生活着手，从家居收纳技巧入手，带领义工上门对精神康复者进行指导。通过代币制管理等方法，建立家居收纳激励机制，培养精神康复者的自主能力。最后，社会工作者要与精神康复者建立专业的个案关系，开展个案辅导，改变精神康复者不合理的自我认知，提升其自尊感及进行自我赋权，重建自主性，增强个人复原力。

（2）家庭层面。首先，通过家庭成员带领康复者一起参与园艺治疗，通过植物的生长来感受生命力，以培养家庭的自信心和对生活的掌控感。同时，在参与园艺治疗中，可以增加家庭成员和康复者互动，恢复家庭关系和家庭的支持功能。其次，对精神康复者家庭进行精神卫生方面的知识培训，缓解家庭照顾者的压力和焦虑。最后，召集精神康复者家属开展家属支援计划，建立家属自助互助组织，如搭建家属互助网络，成立家属资源中心，增加家庭复原力。

（3）社区层面。首先，在家属资源中心的支持下，对家居收纳技巧掌握较好的精神康复者，通过家属联动精神康复者，参与社区义工队伍，上门为有需要的居民提供家居收纳指导。从指导精神康复者掌握家居收纳技巧，到精神康复者服务社区居民来反哺社区，增强社区复原力。其次，以精神康复者服务社区为案例，开展"过来人"计划，在社区进行精神卫生知识科普，对精神疾病去标签化，增加精神康复者的社会参与。如通过精神康复者的社区参与和社区互动，组成精神康复者自组织，联动社区形成精神康复者社群，最终带动更多的精神康复者组成精神康复者联盟，营造良好的社区康复氛围。最后，联合社区义工队伍进行社会倡导。如以家居收纳为突破口，创办家居收纳的社会企业，促进精神康复者回归社会，解决精神康复者的就业需求，恢复其社会功能，最终复原有意义的生活及实现自我价值。

3. 项目产出

（1）上门探访。对20名精神康复者探访4次，提供访视、慰问和家居收纳指导，提升家居环境。

（2）组建义工自组织。培养15名康复者，使其具备家居收纳技能，组成家居收纳指导义工队，服务社区居民，反哺社区。

（3）社区活动。开展园艺治疗活动5次，精神康复者义工培训3次，家属分享会3次，社区宣讲活动3次。

（4）项目长效机制。形成精神康复者联盟项目管理手册，规范精神康复者义工组织和家属资源中心的运作，形成反哺社区的长效机制。

五、成效与反思

（一）项目成效

1. 个人层面

首先通过上门探访，与精神康复者互动，建立了专业关系；其次通过家居收纳上门指导，采用代币制管理方法，培养和提升了精神康复者的家居收纳技能；最后通过个案辅导，修复精神康复者的不合理认知和自我概念，进行自我赋权，恢复精神康复者的自主性，促进个人复原。

2. 家庭层面

首先通过园艺治疗，加强精神康复者与家属之间的互动，感受生命的力量，重建了自信心及家庭关系的支持；其次通过组织精神康复者家属，进行精神卫生知识培训，缓解了照顾者的焦虑和压力，提供了家庭内知识性的支持；最后建立精神康复者家属自助互助组织，成立家属资源中心，增强了家庭之间的互助性支持，促进了家庭复原。

3. 社区层面

首先通过"过来人"计划，邀请精神康复者在社区开展精神卫生知识宣传活动，解构社会对精神疾病污名化的文化叙事，营造关爱友好的社区环境；其次成立社区精神康复者的自组织，增加社会参与，恢复社会关系，实现从"自组织连接更多的精神康复者"形成社区联盟；最后以精神康复者自组织为主体，从家居收纳入手，上门为有需求的社区居民开展家居收纳指导，在反哺社区中促进了精神康复者社会功能的恢复。通过社会创新，以家居收纳为依托，创办社会企业，实现了以职业为依归的社区融合，促进其社区复原。

（二）项目特色

一是以家居收纳为切入点，通过代币制，为康复者提供一定的物质激励，协助其培养良好的家居习惯，提升康复者的生活技能。

二是通过园艺治疗，一方面借助植物生长来培养自信心，增强康复者的自主性；另一方面在活动中增加家庭成员之间的互动，增加家庭支持。

三是培育家属自组织，成立家属资源中心，建立家属之间的自助互助网络。

四是建立康复者自组织，服务社区居民。如以自组织联动更多的精神康复者及其家属成立社群，最终发展成联盟，实现了由被动接受服务到主动反哺社区的长效机制。

五是通过社会创新的方法，以服务社区家居收纳的长效机制，创办家居收纳的社会企业，解决就业需求，恢复社会功能，实现自我价值。

（三）项目反思

精神疾病的污名化导致精神康复者受到歧视是一个棘手的问题。本案例社区康复，立足社区，通过复原模式促进精神康复者个人复原、家庭复原和社区复原，从而重建精神康复者的社会关系，恢复其社会功能，回应了精神康复者的社会歧视与社区康复的难题。然而对精神康复的社会创新，目前成功的案例还比较少，只是一种社会倡导。同时，本案例仅以 L 社区为例，还需要未来更多的社会工作实践探索及证据为本的循证研究。此外，在社会倡导和社会创新方面，如何共建更开放、包容、柔性的表达环境，看到生命的多个面向，解构社会公众的主流话语体系，还需要社会工作者通过更精准、更创新的专业服务去抚慰人心，以发挥更大的专业效能，实现助人的专业价值。

参考文献

［1］马剑平，范北方．严重精神障碍患者社区康复服务指南：深圳市南山区主动式社区治疗的本土实践［M］．北京：中国社会出版社，2018．

［2］范北方，童敏．严重精神障碍社区康复社会工作者实务：深圳市南山区的外展服务［M］．北京：中国社会出版社，2019．

［3］童敏，辛峻青，骆成俊．专业关系与朋友关系：一项社会工作历史视角的知识观考察［J］．社会工作与管理，2019（5）：12 – 19．

［4］骆成俊．严重精神障碍社区康复外展服务攻略（十一）：外展服务的五个特点［J］．中国社会工作，2020（24）：37．

［5］童敏，骆成俊，赵艳军．长期陪伴服务：社会工作专业服务的批判与反思［J］．浙江工商大学学报，2017（4）：124 – 131．

［6］CHENG J F, et al. To explore the efficacy of community rehabilitation for facilitating daily function among patients with mental illness［J］. Perspectives in Psychiatric Care，2018，54（4）：580 – 585．

［7］王彦凤，蔡军．精神障碍患者社区康复服务［J］．上海医药，2014，35（22）：3 – 6．

［8］赵菊，肖春艳．社会支持视域下社区精神障碍康复模式探究［J］．湖北广播电视大学学报，2021，41（5）：51 – 59．

［9］邱卓英，韩纪斌，李沁燚，等．学习应用 ICF 和《社区康复指南》促进中国社区

康复发展 [J]. 中国康复理论与实践，2014，20（9）：801 - 804.

［10］WONG D，FU K，LI J，CHI M. Cultural influence on shanghai chinese people's help-seeking for mental health problems：implications for social work practice ［J］. British Journal of Social Work，2012，44（4）：868 - 885.

［11］季卫东，周国权，黄佩蓉，等. 发展中国社区精神卫生服务体系的思考 ［J］. 中国卫生资源，2011（4）：245 - 247.

［12］.首次全国性精神障碍流调结果发布，《柳叶刀》刊发、全球学界关注 ［EB/OL］.（2019 - 06 - 19）［2022 - 09 - 20］. https：//www. chinadp. net. cn/datasearch_/pastinfo/2019/2019 - 06/19 - 20904. html.

［13］国务院办公厅关于转发卫生计生委等部门全国精神卫生工作规划（2015—2020年）的通知 ［EB/OL］.（2015 - 06 - 18）［2022 - 09 - 20］. http：//www. gov. cn/zhengce/content/2015 - 06/18/content_9860. htm.

［14］中共中央　国务院印发《"健康中国2030"规划纲要》［EB/OL］.（2016 - 10 - 25）［2022 - 09 - 20］. http：//www. xinhuanet. com//politics/2016 - 10/25/c_1119785867. htm.

［15］民政部等四部门印发《关于加快精神障碍社区康复服务发展的意见》［EB/OL］.（2017 - 11 - 13）［2022 - 09 - 20］. http：//www. gov. cn/xinwen/2017 - 11/13/content_5239315. htm#1.

［16］卫生健康委关于印发严重精神障碍管理治疗工作规范（2018年版）的通知 ［EB/OL］.（2018 - 05 - 28）［2022 - 09 - 20］. http：//www. gov. cn/gongbao/content/2018/content_5338247. htm.

［17］杨卫卫，卫博，杨世昌. 精神障碍的社区康复现况 ［J］. 精神医学杂志，2018，31（6）：476 - 480.

［18］吴丽月. 复元视角下精神病患者同伴支持体系的实证研究 ［J］. 浙江工商大学学报，2016（6）：95 - 104.

［19］ANTHONY W A. Recovery formmental illness：the guiding vision of the mental health service system in the 1990s ［J］. Psychiatric Rehabilitation Journal，1993，16（4）：11 - 23.

［20］童敏. 社会工作的自助和同伴支持理念的产生和演变——西方精神健康服务模式的发展轨迹 ［J］. 华东理工大学学报（社会科学版），2009，24（4）：5 - 11.

第七章　公共卫生与医务社会工作

第一节　突发公共卫生事件与社会工作

近年来，各类突发性公共卫生事件频发，如何快速并有效应对包含大流行性传染病在内的突发公共卫生事件，是世界各国一直面临的难题。各国在应对突发公共卫生事件中的风险沟通实践频遇挑战。

一、服务背景

（一）突发公共卫生事件的概念及其特点

1. 突发公共卫生事件的概念

突发公共卫生事件是指突然发生，造成或者可能造成社会公众健康严重损害的重大传染病疫情、群体性不明原因疾病、重大食物和职业中毒以及其他严重影响公众健康的事件。

2. 突发公共卫生事件的特点

突发公共卫生事件的发生通常包括以下特点。

（1）突发性。突发公共卫生事件发生时，通常事前并没有任何征兆或者其征兆难以识别。事件发生后其发生的具体时间、地点及其影响程度很难在短时间内得到确认和控制。

（2）原因多样性。可引发突发公共卫生事件的原因有很多，近年来频发的传染性疾病是引起突发公共卫生事件的原因之一；地震、台风、洪涝等自然灾害也可在短时间内引发大范围的群众伤亡，进而形成突发公共卫生事件；除此之外还有短时间大范围的职业中毒、食物中毒等。

（3）群体性。突发公共卫生事件一旦发生，其影响范围相对较大，甚至带有一定的传播性和扩散性，发生后会通过多种方式向发生区域的周围扩散，波及范围广，有时会在全国范围内流行，甚至超出国界。

（4）社会危害性。突发公共卫生事件的发生直接危害社会公众健康，给当地医疗卫生系统形成强大的医疗压力和影响，同时也会造成重大的经济损失，社会危害性强。

（5）处置复杂性。突发公共卫生事件发生后，存在诸多不可控因素，常常因影响范围广、危害程度大、波及领域宽而难以在短时间内对其采取有效的控制，针对突发公共卫生事件的处置过程通常较为复杂。

（二）突发公共卫生事件的应急管理机制

在突发公共事件中，政府作为应急管理的主导者、风险沟通者、资源协调者和创新促进者，在突发公共事件的应急管理中发挥着至关重要的作用，提升政府应急管理效能也是政府治理能力现代化的重要体现。2003 年，"非典"疫情暴发，给我国公共卫生体系乃至整个应急体制敲响了警钟，党中央和国务院首次明确指出政府要注重非常态管理；同年，应急预案工作小组的正式成立，标志着我国突发公共卫生事件"一案三制"工作的正式启动（"一案三制"指突发公共事件的应急预案、应急机制、应急体制和应急法制）。随后《突发公共卫生事件应急条例》《中华人民共和国突发事件应对法》《国家突发公共卫生事件应急预案》《国家突发公共事件医疗卫生救援应急预案》相继发布，对突发公共卫生事件发生后各部门如何协调应对作了较为明确的规定。

根据突发公共卫生事件的性质、危害程度、涉及范围，可将突发公共卫生事件划分为特别重大（Ⅰ级）、重大（Ⅱ级）、较大（Ⅲ级）和一般（Ⅳ级）四级。原则上，特别重大（Ⅰ级）由国家负责统一调度处置，重大（Ⅱ级）由各省级负责处置，较大（Ⅲ级）由市级负责，一般（Ⅳ级）由县级负责（见表 7 - 1）。

表 7 - 1　突发公共卫生事件分级及影响

颜色	危害程度	确认与影响
红	特别重大（Ⅰ级）	规模极大，后果极其严重，影响超出本省份范围，需要动用全省份的力量甚至请求中央政府增援和协助方可控制，其应急处置工作由发生地省级政府统一领导和协调，必要时（超出地方处理能力范围或者影响的）由国务院统一领导和协调应急处置工作
橙	重大（Ⅱ级）	规模大，后果特别严重，发生在一个市以内或者波及两个市以上，需要动用省级有关部门力量方可控制
黄	较大（Ⅲ级）	后果严重，影响范围大，发生在一个县以内或是波及两个县以上，超出县级政府应对能力，需要动用市级有关部门力量方可控制
蓝	一般（Ⅳ级）	影响局限在基层范围，可被县级政府控制

　　资料来源：国务院．国家突发公共事件总体应急预案［M］．北京：中国法制出版社，2006.

　　其中，特别重大突发公共卫生事件主要包括：

　　（1）肺鼠疫、肺炭疽在大、中城市发生并有扩散趋势，或肺鼠疫、肺炭疽疫情波及 2 个以上的省份，并有进一步扩散趋势；

　　（2）发生传染性非典型肺炎、人感染高致病性禽流感病例，并有扩散趋势；

　　（3）涉及多个省份的群体性不明原因疾病，并有扩散趋势；

　　（4）发生新传染病或我国尚未发现的传染病发生或传入，并有扩散趋势，或发现我国已消灭的传染病重新流行；

　　（5）发生烈性病菌株、毒株、致病因子等丢失事件；

　　（6）周边以及与我国通航的国家和地区发生特大传染病疫情，并出现输入性病例，严重危及我国公共卫生安全的事件；

　　（7）国务院卫生行政部门认定的其他特别重大突发公共卫生事件。

　　（三）医院应对突发公共卫生事件的机制与医务社会工作服务介入路径

　　根据《国家突发公共事件医疗卫生救援应急预案》和《突发事件卫生应急预案管理办法》，各省、市级卫生部门已制定了一系列的应急预案和管理办法。根据 2003 年 5 月 7 日发布和实行的《突发公共卫生事件应急条例》，医院在应对突发公共卫生事件时应履行一定的职责，包括"采取卫生防护措施，防止交叉感染和污染""协助开展群防群治""对传染病病人密切接触者采取医学观察措施""对传染病做到早发现、早报告、早隔离、早治疗""收治传染病病人和疑似病人并依法报告当地疾病预防控制部门"等。

医务社会工作者作为医院社会服务的重要社会力量，在突发性公共卫生事件发生时，也应该积极参与突发事件的处理，运用扎实的专业理念、知识、方法，帮助陷入突发事件的群体，从直接提供服务、链接资源、关注病患者心理需求以及社会倡导等方面提供服务与支持，在资源整合、政策倡导等方面发挥作用，增强对病患者、医护人员等群体的人文关怀，在一定程度上可以与医卫服务工作形成互补，是医疗层面应对突发事件时有益的、必要的延伸。

就我国社会工作参与突发公共卫生事件治理的现状及发展趋势而言，社会工作者主要可以承担如下角色。

1. 服务者角色

突发公共卫生事件不仅打破了人们原有的生活平衡，而且严重威胁着人们的生命健康。对困难者实施救助是社会工作的应有之义之一。应对突发性公共卫生事件中的困难救助又具有特殊性，救助需求急、资助需求大。社会工作者的首要目标就是要通过其专业机构积极参与抗疫救灾活动，分别对不同对象施以不同的服务。如对那些已经入院治疗的确诊者或疑似人员，社会工作者可以参与治疗过程的相关服务，一方面社会工作者可以协助其解决吃、住等基本困难，另一方面可以发挥专业优势、运用个案工作等方法，为病患者提供心理开导、支持服务。

2. 支持者角色

突发公共卫生事件的特点决定了其发生后所涉及的人群较大，不仅要直接关注确诊或疑似病例，而且必须关注其亲属、邻里及周边群众，这不仅有利于保障其生命健康安全，而且有利于整个突发事件的及时控制。社会工作者的参与不仅要提供直接服务和帮助，而且也要充分运用"助人自助"的专业理念，发挥专业优势，帮助其克服畏难情绪，鼓励其在可能的情况下克服困难、自立自救。同时，还可以面向医疗机构和医护人员开展支持工作。社会工作者的参与不仅可以协助医疗机构开展秩序维护、分检导医以及紧缺医疗用品等物资的筹集与分发等服务，而且可以为一线医护人员开展工作提供餐食准备、上下班护送以及家庭照顾等生活支持与服务，最大限度地为医护人员排忧解难。因此，社会工作者应该也可以成为服务对象的支持者、使能者。

3. 资源筹措者角色

突发公共卫生事件来得突然，有时蔓延速度非常快，医疗卫生、群众生活物资、防护物资常常在最初期出现需求量大、物资储备不足、供应量不足等情况。为了最大限度地满足应对突发公共事件的需要，社会工作者可以发挥资源筹措的功能或者协助相关方面进行资源筹措，主动联络政府部门、企事业单位、社会组织及公众，向其筹集资金、筹措物资，并将筹措的资源及时分配、传递到服务对象手中，以满足其应急需要，促进服务对象更有效地应对危机。

4. 关系协调者角色

无论是隔离或确诊的治疗对象，还是家属甚至邻里等被追踪观察者，除了生命健康安全受到威胁，首要感受就是与周边人群的日常关系瞬间被阻断，使其陷入困境，甚至加剧其恐惧感。社会工作者通过全面、深入地分析问题，科学谨慎地选择工作方法介入其中，既可以协助医疗机构协调医护人员与患者及家属的关系，也可以协调在家隔离观察人员与邻里的关系，承担起缓解恐惧、处理矛盾的角色。当然在此过程中，社会工作者还可以直接向服务对象普及疫情防控的具体行为，比如，戴口罩、在家不出门等方式是控制疫情快速蔓延的有效方式。在疫情发生的初期，很多民众并不理解甚至排斥，社会工作者就可以依托其亲民性等特征深入社区广泛宣传发动，并指导群众接受疾控部门的建议，培养大众适应突发事件的习惯和行为。

表 7-2　社会工作在突发公共卫生事件中的作用

服务对象	服务需求	介入内容
感染患者及家属	医疗资源、情绪疏导、科学信息获得、社会关系维护	1. 协助获得医疗资源； 2. 情绪宣泄及疏导； 3. 陪伴服务； 4. 降低公众偏见
疑似感染居民	科学指导隔离、情绪疏导、信息上报及医疗资源的获取、日常生活保障	1. 辨别病症，指导居家隔离； 2. 情绪安抚； 3. 跟踪病情发展； 4. 购买生活物资

续表

服务对象	服务需求	介入内容
健康居民	情绪疏导、科学信息获得、疾病防控、日常生活保障	1. 宣传科学防控及心理健康知识； 2. 发掘特殊困难居民； 3. 丰富生活、压力转移，提升自我效能； 4. 购买生活物品
志愿者及社区工作者	获得服务信息、获取专业的服务知识、自我价值实现	1. 针对服务内容进行专业培训； 2. 合理安排志愿服务； 3. 及时反馈服务效果

二、服务领域特点

突发公共卫生事件往往是突如其来的，较大程度地影响了公众的健康。诸如，地震、火灾、洪灾、疫情、重大食物中毒事件等，会给受影响的群众带来负面的情绪，也面临着应对能力不足以及人力物资不足等困扰。

（一）负面情绪

受突发公共卫生事件影响的群众，在情绪上会出现焦虑、抑郁、伤心等负面情绪。比如，坐立不安、提心吊胆、难以入睡、容易发怒等困扰；会变得抑郁，看不到希望，心情低落，感到很无助和沮丧；甚至会因为难以接受突如其来的伤害，感到伤心，无论是发生在自己身上还是发生在至亲身上。

（二）应对能力不足

由于突发公共卫生事件难以预料、应对知识的缺失等原因，导致公众、社会工作人员等的应对能力不足。如公众对突发公共卫生事件重视不足，这需要做好预案演练，并加以宣传应对的方法。2020 年暴发的新冠肺炎疫情，这是一个前所未有的突发公共卫生事件，刚出现之际人们对其的认识不足，难以实施有效的措施，这需要不信谣、不传谣，并认真学习与执行官方最新应对措施。

（三）人力物资不足

突发公共卫生事件往往严重影响人们的生命财产和生活环境。受突发公共卫生事件严重影响的人员，生命可能受到威胁，这需要充足的应急救援医疗护理团队、医疗仪器、医疗物资等；对供水、供电、交通等造成影响的地方，则需要有相应的物资；对居住生活环境遭到严重破坏的地方，则需要协助紧急搬迁的人力及物资支持。

三、服务设计与内容

（一）服务目标

面对突发公共卫生事件，通过社会工作服务缓解受影响群众的负面情绪，提升公众应对突发公共卫生事件的能力，以及为受影响的地方链接充足的资源。

（二）服务策略

突发公共卫生事件前：建立应急预案，比如对突发公共卫生事件的严重程度进行分类，规范社会工作服务的开展，定期对社会工作者、公众等进行应对不同类型的突发公共卫生事件的培训。通过制定制度、设计与推广预案、开展相关培训与演习，提升社会工作者及公众应对突发公共卫生事件的能力。

突发公共卫生事件中：在党的领导下，针对实际情况，参考不同的突发公共卫生事件预案制订应急方案，成立社会工作行业的专家小组，社会工作者经专业培训后上岗，协同相关政府部门、医疗护理等团队开展心理支持、政策咨询等工作，撬动社会组织、志愿者、爱心企业等力量链接与输送急需资源。

突发公共卫生事件后：突发公共卫生事件过后，针对受事件影响有应激反应的群众、医疗护理人员及其他应急救援的工作人员，社会工作者需根据严重程度，开展心理支持的科普服务、互助支持小组以及个别化的辅导服务。

针对灾后重建需要支持的，社会工作者需在当地党委的领导下，在相关政府部门的指导下，联动社会组织、爱心企业、志愿者、当地居民等力量，链接重建的资金、物资，逐步恢复正常的生活。

（三）主要服务内容

1. 针对性的心理支持服务

对突发公共卫生事件的心理支持服务分为受助者以及助人者。对受助者，他们往往是受突发公共卫生事件严重影响的公众，他们可能将要或已经失去健康、至亲、家园等，他们或焦虑、或悲伤、或抑郁。对此，社会工作者需要耐心地聆听他们的苦楚，让他们的负面情绪得以抒发，此外还可以通过互助支持小组或者个别辅导，调整他们非理性的想法。对助人者，他们往往因为移情，陷入负面情绪，也有可能因为救援工作的不顺利感到挫败或沮丧。对此，需对助人者科普心理调适的知识与技巧，开展面向助人者的慰问关怀服务，以及提供个别化的辅导，让助人者感受到关爱与支持。

2. 科普应对知识

科普的工作需要在突发公共卫生事件的前中后全周期进行。发生前需对公众、医疗护理、社会工作者等分类开展应对的知识宣传、技能培训与演练，为应对突发公共卫生事件打下良好基础。在发生的过程中，需要有针对性地宣传科学的应对方法，不信谣、不传谣，以防造成恐慌。在事件之后，需要开展过渡期的科普，以免掉以轻心，同时也让公众与工作人员恢复正常生活的信心。

3. 资源链接

资源是应对突发公共卫生事件的重要法宝。需要建设周全的资源链接工作。日常，社会工作者需要根据相关部门或组织的资源制度指引，开展资源链接的服务，与爱心企业、社会组织（尤其是慈善机构、基金会等）建立友好合作的资源链接网络。在事件的过程中，在政府部门的协助下，借助已有资源，调动志愿者的积极性，众志成城，为当地链接应急救援生活基本所需的物资。事件后，在党委及当地政府的带领下，社会工作者不仅可以通过已有的爱心企业、社会组织和志愿者资源，还可以通过帮助当地的社会力量以及公益慈善活动等方式，为当地恢复正常生活的重建工作注入资源力量。

四、实务案例

（一）"温情抗疫"启创驻广东省中医院医务社会工作服务项目

1. 做好有序参与抗疫工作的准备

对驻广东省中医院的启创医务社会工作团队开展新型冠状病毒感染的防控工作培训，联合启创党员社会工作团队制定《医务社会工作者在新型冠状病毒（2019-nCoV）疫情期间内部工作指引》。

2. 为保障疫情防控添砖加瓦

广东省中医院医务社会工作项目为医护人员链接资源，助力抗击疫情，如协助医院向疫情防控前线的医护人员开展义剪活动，协助医院工会向医护人员派发防护口罩，为医院工会链接心理咨询专家资源以关爱援鄂医护的心理健康等。

3. 医务社会工作者急病人之所急

广东省中医院医务社会工作者于疫情期间为病人宣传最新的医保政策、宣传正面的防疫信息，向省内外有需要来院就诊的病人提供广州防疫与远程就医的资讯，协助开展献血活动缓解疫情期间用血之急，以及运用云直播和云打卡的方式促进病患在家运动抗疫。

4. 精准帮扶

疫情期间，广东省中医院医务社会工作者联合医护人员，向五保户、人员、低保户、重度残障、失独长者、流浪人员等困难病人提供有针对性的服务，减轻困难病人在疫情期间的不便。

（1）"温情抗疫"之急病人所急。受疫情影响，血液供应面临严峻的挑战。有不少住院的病患急着做手术，却面临着用血紧张的难题。于是，在医院的支持下，2020年3月4—9日，医务社会工作者联合医护志愿者的力量，有序地开展了献血活动。538名人士为解用血之困，助了一臂之力。患者家属纷纷表示，幸好有这个活动，让病人有顺利手术的希望。

（2）"温情抗疫"之关爱抗疫医务人员。

①链接社会捐赠物资，鼓舞医护抗疫。自疫情发生以来，医院的防护物资告急。于是，医务社会工作者助力医院工会链接社会捐赠资源，如链接牙膏套装。医务社会工作者还帮忙把捐赠的物资送到2940位医务工作人员的手上。医务人员收到口罩后，非常感动。急诊科的医护表示，收到防护物资非常感动，更有信心继续抗疫。

②链接义剪资源，助力医护轻装战疫。自新型冠状病毒感染肺炎暴发以来，不少医务人员一直工作在最前线，没时间打理发型。然而，累赘的头发阻碍了医务人员的防护工作。2020年2月26日和3月6日，广东省中医院工会、团委和医务社会工作团队，携手发型机构开展了两次义剪活动。此外，为了照顾到当天不能参与理发的医护人员，医务社会工作团队链接发型机构，为医护人员提供免费到店理发服务。剪发之后，医务人员都流露出幸福的表

情。隔离病房的医生表示，自从进入隔离病房以来，一直关心着病人，很少有时间关心自己，他表示很开心有发型师来医院，剪了一个帅气的发型，整个人都轻松多了，也更加有信心打好这场没有硝烟的战争！

两次大型义剪活动和持续 5 个月的免费到店理发服务，助力战疫在一线的医护人员 1021 人次，让医护们可以轻装上阵，更好地投入防疫工作。

③链接心理咨询师，守护援鄂医护心理健康。在本次抗疫中，广东省中医院派出了 88 名医护人员前往湖北援助当地的医疗团队。有援鄂医护人员反映，由于援鄂期间高强度的工作压力，生理和心理都承受着一定的负荷，个别援鄂医护需要心理支持服务。听到援鄂医护们的诉求后，医务社会工作者协助医院工会链接专业心理咨询资源，开通了"援鄂医护心理支持热线"，为援鄂医护提供线上心理支持服务，守护援鄂英雄们的心理健康。

（3）"温情抗疫"之线上战疫打卡志愿者行动。

疫情暴发期间，为了配合疫情防控的有关要求，医务社会工作者带领广东省中医院志愿者参与了"线上战疫打卡行动三部曲"系列活动，分别包括：

①"致敬战疫英雄"——在援鄂医疗队奋力战斗在疫情中心地区期间，医务社会工作者号召志愿者一同为省中医援鄂医护们线上点赞；

②"隔海相望，同胞加油，战疫必胜"——随着国外疫情的日趋严峻，医务社会工作者号召志愿者为海外的同胞、世界人民加油；

③"同心抗疫，绝不大意"——疫情逐渐得到控制，医务社会工作者提醒大家继续保持警惕，才能迎来战疫胜利的那天。

广东省中医院的社会志愿者们对线上活动的热情丝毫不比线下活动少，虽然大家不能在医院相聚，但仍能在线上为彼此加油打气，战疫路上并不孤单。

（二）启创驻广医三院"安心中转站"破解疫情防控下的陪护困境

出于做好常态化疫情防控的需要，各医院都制定了陪护及探视管理制度，不少医院提出"一患一陪一证"规定以降低医院非必要人员的流动，为患者和医护安全提供保障。

但在执行过程中，部分家属不理解、不配合，不仅增加了医护人员日常的解释工作，还要防范一不留神可能就有家属溜进病区。因违反规定被请出病房的家属抱怨医院不近人情，对住院家人担忧的同时也对医院有所不满。

确实各有各的难，怎么办？广医三院探索引入医务社会工作者，设立"安心中转站"，结合不同科室病人特点，提供陪护手续办理指引、高龄长者视频探视等服务，帮助破解疫情防控下的陪护困境。

1. "孕妈资源站"为患者家属提供贴心指引

在广医三院产房和产科病区门口，常看到焦虑不安的准爸爸和家属们。李先生就是其中的一位，他的太太因前置胎盘，紧急从外院转来广医三院。入院后，他才知道疫情期间没有核酸检测不能到病房陪护，一时之间有些手足无措。

像李先生这样的家属不在少数。一部分家属因为孕产妇紧急入院没有做核酸检测，还有部分家属因为不清楚陪护手续、提交报告不完整，多次奔波于门诊和住院病房。医护人员工作繁忙，还需要不停向家属解答相关政策、指导如何办理手续，有时有病人急需治疗护理，不能及时沟通还可能产生摩擦和不满。

了解到疫情期间孕妇和家属的这些需求后，广医三院医务社会工作者与医护人员深入沟通，针对家属不了解陪护手续的情况，医务社会工作者整理了完整的陪护手续办理流程，清晰列出了陪护手续办理的时间、位置、注意事项等内容，通过在病房设置"孕妈资源站"的方式，向患者家属进行宣教指引。

不少患者从外地转诊过来，跨地区就医诸多不便，医务社会工作者便整理了医院配套资源和医保政策的流程，及时为患者及家属答疑解惑，协助指导家属办理异地医保、出生证办理、新生儿医保购买等事项，使孕产妇和家属仓促就医时不至于慌乱无措，提高了就医体验。

"他们跟我解释了为什么要做核酸，怎么办会比较快。知道我孩子可能会早产，还教我后续怎么办出生证。"李先生在医务社会工作者的指引协助下快速办好了住院的各项手续，他坦言："有人指引真的安心不少。"

2. 借助视频让长者探视"零距离"

都说"伤筋动骨一百天"，骨科的患者绝大部分要卧床休息，需要人长时间贴身陪护。

"我妈年纪大了，想见见家人，让我进去吧。"

"我爸刚做完手术，我们进去就看一眼好吗？"

……

类似的话出自不同的病人家属之口，每天在广医三院骨科病房门口重复无数次。

地处广州荔湾老城区，广医三院骨科住院的患者多为老年人，有相当部分是高龄老年人，他们智能手机的使用能力较低，家属想通过视频跟他们"见一面"都比较困难。出于做好常态化疫情防控的需要，陪护管理规范不能丢，见不到患者的家属们更加焦虑。

如何才能让家属安心？广医三院医务社会工作者针对骨科高龄长者多的情况，开展了探视"零距离"活动，定期为有需要的长者及其家属开展视频探视。

通过视频成功看到住院的老年人被安排妥帖，状态还不错，家属们表示："我们放心多了。"

3. 病房门口"摆摊"，设"安心中转站"

医务社会工作者还将"安心中转站"活动从广医三院病区内直接搬至病区门口，每周一、周二分别在多个科室门口开展"摆摊"服务。社会工作者协助科室讲解疫情期间的探视安排，安抚家属的焦虑情绪，增加了长期护理险出院补充保障资讯宣传、入院手续办理讲解、院内资源指引、临时来访人员协助管理等内容，不但让科室的管理工作更加有序，也令患者及其家属感受到了人文关怀。

"医务社会工作者的介入，让医护可以回归医疗工作，而患方可以感受到身心各方面的照护。"广医三院医务社会工作项目负责人渠晨乐说。医务社会工作者是连接医患的纽带，疫情防控不能松懈，人文关怀也不可或缺。小小的"安心中转站"，让医院防疫制度执行起来更顺畅、更有温度。

五、成效与反思

突发公共卫生事件所产生的危机导致个人、家庭、群体、社区与外界系统的互动失衡，激发了多个领域的问题和需求，任何一种单一的服务主体和服务模式都无法有效解决现实问题，在重大公共危机面前推动建立"人人有责、人人尽责、人人享有"的社会治理共同体更为必要。

医务社会工作者在此次的新冠肺炎疫情防控过程中发挥了积极的作用。例如，疫情期间医务社会工作者协助医护人员开展日常病房管理，通过承担部分日常管理、促成患者自助管理、解决医护人员临时生活需求，减轻了一线医护人员的工作负担；为患者提供社会支持服务，面对疫情，医护、患者均会出现不同程度的应激情绪，医务社会工作者对情绪起伏大的患者或医护人员进行个案跟踪和援助，心理咨询师、社会工作者等线上回复病患疑问，必要时开展部分院外支持工作，解决患者家属照顾等临时事件，解除后顾之忧，等等。

但与此同时，医务社会工作者在应对新冠肺炎疫情这一突发公共卫生事件中也存在着局限。

首先，医务社会工作者参与突发公共卫生事件治理的服务能力不足。

虽然医务社会工作者能够参与抗疫工作，但是医务社会工作者能否与医院、政府部门、企事业单位等相互协作，能否真正成为疫情治理工作多元主体中的一元并发挥重要作用，关键因素还是取决于其自身服务能力能否胜任治理疫情工作的需要。社会工作者的服务能力不仅包括直接输出服务、帮助服务对象的能力，而且还包括对接外界环境、整合资源以及将资源有效转化为服务等方面能力。由于我国医务社会工作仍处于逐步发展阶段，在人才队伍、机构制度、价值理念和工作模式上尚存在不足。国内大部分地区的医务社会工作仍处于起步阶段，多数医务社会工作者组成复杂，主要有临床医务人员、社会志愿者、社会工作专业毕业生以及离退休人员等，他们往往缺乏专业医学知识，而临床专业人员往往缺乏社会工作的干预技巧等专业内涵。医务社会工作者的能力限制了社会工作者们在服务开展过程中无法与需要医疗帮助的服务对象实现准确帮扶和介入，也无法与医护人员开展高效的合作。

其次，医务社会工作者介入突发公共卫生事件缺乏系统的介入指引。

医务社会工作者参与公共卫生事件治理的主要途径是通过协调各个相关主体及其与服务对象之间的关系，扮演着资源整合者和关系连接者的角色。医务社会工作者将服务对象置于家庭、组织、社区、社会等关系网络，协助服务对象最短时间内从医疗机构、政府职能部门、基层社区以及慈善救助组织等方面获得救治、防护等方面的支持。理论上讲，社会工作者的介入，能够协助其拓展网络资源、提高利用社会网络资源的能力。而实践中，除了要面临缺乏专业的、能够应对公共卫生事件的社会工作人才外，甚至连基本的危机干预或救助服务能力方面的培训也存在严重不足，医务社会工作者如何介入服务群体并有序高效提供相应服务还缺少必要的培训和指引，仅靠平常

"一腔热情"的社会工作活动无法应对来势凶猛的突发公共卫生事件。因此，完善相关制度、加强医务社会工作者参与突发公共卫生事件能力建设已经刻不容缓。

第二节　灾害救助中的医务社会工作

一、服务背景

（一）风险社会与灾害治理

德国著名的社会学家贝克提出了"风险"的概念，并进一步指出现代社会已经从工业社会过渡到"风险社会"，其中生态风险和自然灾害在世界各个角落的频繁发生，并为人类生存带来巨大威胁，使其成为社会关注的焦点。

近年来由于气候异常和新型病毒的传播等，导致重大灾害频发。国家应急部门数据显示，2010—2019 年，我国受灾人数总体呈现下降趋势，但总体基数仍然较大，其中 2017—2019 年，我国受灾人口分别为 14448 万人次、13553.9 万人次和 13759 万人次。随着新冠肺炎疫情暴发以及 2021 年发生的河南及山西水灾，我国受灾人口数据有所反弹。数据显示，2021 年 1—7 月，我国各种自然灾害共造成 2801.9 万人次受灾，156 人因灾死亡失踪，29.7 万人次紧急转移安置，造成直接经济损失 408.6 亿元。同时，随着社会环境的日益复杂，风险治理不能只靠政府单打独斗，而要多元主体共同参与、协同合作，形成协力型的治理格局。面对高发且复杂的灾害事件，政府协力的对象逐渐拓展至居民、非营利组织以及营利性企业等不同主体，共谋灾害问题的解决之道。由此可见，灾害预防、应对与救助不仅是政府保障民生之举，也是推动社会治理的重要工作之一。

（二）灾害救助体系的国际经验及本土化建构

随着人们对灾害的认识日益加深，"灾害不可避免且可以视为预期的风险因素"的观点逐渐占据主流。因此，如何避免风险的发生、预测发生的时间，如何减轻风险对经济、社会、政治层面的影响，以及如何从灾害事件中复原重建就成为政府亟须思索的问题。贝克的风险社会在指明了现代社会风险高发的形势的同时，也为风险应对提供了"脆弱性"与"脆弱性的动态过程"的分析视角。前者是指未来的事件（风险）所可能造成的福利损失的程度可以因应人类所掌握的风险管理工具多少而有所改变；后者是指随着一次又一次的灾害，人们抵御灾害的能力会越来越弱，最终可能无力回到原来的生活方式与水平。传统的风险评估架构主要从自然灾害脆弱性和社会经济脆弱性的维度来探讨风险防救，即探讨灾害的损失或冲击与灾害的特征、暴露于灾害之资产或称暴露量，以及其他影响最后灾害损失的因素。然而，灾害对个体、家庭和社区带来的情感上的打击同样不能忽视，因此，近年来"心理脆弱性"的概念也被纳入灾害风险评估体系，形成了基于复原和韧性概念的灾害救助体系。

在我国，救灾济贫是社会救助的传统表现形式，也是我国最基本、最悠久的社会保障制度。2003 年"非典"蔓延之后，中国应急管理制度变迁进入以"一案三制"为主轴的制度建设时期，先后出台和修订了《中华人民共和国防震减灾法》《中华人民共和国突发事件应对法》《中华人民共和国自然灾害救助条例》《中华人民共和国社会救助法》《国家自然灾害救助应急预案》《国家综合防灾减灾规划（2016—2020 年）》等一系列的防灾减灾及灾害救助政策法规。2018 年应急管理部的成立，成为对自然灾害、事故灾害两大灾种专业综合管理的实体部门，标志着我国形成了灾害危机的风险管理、应急准备、响应及恢复管理和吸纳灾害救助、临时救助的新型社会救助相融合的灾害应急及救助体系。但突发事件社会救助、突发事件救助与社会救助之间的概念关系认知、政策内容以及运作体系的整合不足，导致突发事件社会救助运作及制度建构仍处于滞后状态。

（三）灾害管理视角下的医务社会工作

灾害管理是通过科学、技术、计划和管理，用以避免风险与应对灾害的一套过程与方法，包括灾前的预备、救灾支援和应变、灾后重建，以恢复正常社会运作功能的一系列过程。有效的灾害管理需要在灾害管理的各阶段，推动政府和社会组织之间形成有效整合。因此，灾害管理视角开始进入社会工作的视野。

灾害管理理论指出，根据灾害发生的进程，灾害管理可分为减灾、准备、应变和复原四个阶段，且四个阶段构成一种循环关系。其中，应变阶段（灾害发生至 6 个月）涉及灾害警告发布、劝导疏散、紧急避难、收容和临时安置、搜寻救援、医疗救助与照顾、灾情收集与通报、紧急运输、救灾物资分配、废弃物处置和环境清理等。应变阶段的有效干预行动能够将灾害的损失降至较小的水平，减少二度伤害，加快复原进度。复原阶段包括短期工作（6 个月至 3 年）和长期工作（3 年以上）。短期工作阶段（安置阶段）需要恢复民生支援体系，具体涉及受灾群众安置、生活复原、心理复健、公共设施系统重建、医院和社区功能恢复等。长期工作阶段（重建阶段）聚焦社区基本结构的改造，涵盖住宅重建、经济与产业振兴、基建设施重建等系统性改变工作。医务社会工作作为灾害应对及救助中的一个重要组成部分，应在灾害管理的各个阶段，结合服务对象的医疗和复原需求开展专业服务。

二、服务领域特点

（一）服务场域的特点

灾害救助中的医务社会工作需要因应不同类型灾害的特点，有针对性地开展工作。因此，了解灾害类型及其特点是灾害中医务社会工作的前提。所谓的灾害是在特定时空，突然发生的、毁灭性的、会严重打乱一个社区或社会原本运作功能，造成人身、财产、经济、环境的重大损失，进而导致社区或社会在短时间内无法依靠自己的能力和资源来承载的事件。

灾害一般可分为自然灾害和科技灾害。其中，自然灾害是物理现象导致的或急速或缓慢发作的自然发生的事故，涵盖地球运动造成的地震、山体滑坡，水系统造成的雪崩和洪水，气候造成的极端天气、干旱，气象造成的龙卷风、风暴以及生物学因素造成的流行性疾病、瘟疫等。科技灾害则是人为导致并且发生在人类居住环境中或者周边的事故，包括环境恶化、污染和意外事故，各类复杂紧急事件/冲突，饥荒、人口流离失所、工业事故和交通事故。各种灾害都具有共性及其各自的特性，对人们的影响也稍有不同，见表 7 - 3。

表 7 - 3 灾害类型及其特征

灾害类型		共性	特性
自然灾害	地震	广泛性、区域性、频繁性、不确定性、灾害过程的周期性、不重复性、自然灾害的关联性、危害的严重性、不可避免性、可减轻性	几乎无预警期，让人们猝不及防，增强了灾害的恐怖性，易造成灾后心理阴影甚至更严重的后果；地面、建筑物的破坏对人的财产造成难以预计的损失；次生灾害易发生，易对人们造成再次伤害和恐惧；人们对失踪人员抱有较大存活希望
	水灾/风灾		有一定的预警期，死伤人数较其他灾害较少；对房屋财产及农作物伤害巨大，灾害过后人们面临较重的清淤、修理、灾害打扫等重体力活儿，容易体力透支、心烦、劳累，以及灾害带来的经济上的负担；引发的次生灾害如滑坡、泥石流、疫病的危害不容小觑
	泥石流		灾害发生时基本没有逃跑时间；失踪基本上等于死亡；极具毁灭性
	疫情		疫情的发生往往具有突发性的特点，一般不存在预警期；疫情一般表现为点多、线长、面广、风险分散、影响范围广；人群具有普遍易感性，病毒来源不易查清；也可能引发全球性传播，需要国际性防疫
科技灾害	火灾	多涉及人为疏忽，受灾群众容易产生愤怒的情绪，引发不满，要求赔偿	财产损失严重；容易对人的容貌造成严重损害，产生心理阴影；若为人为或责任性事件，灾害受害者及亲属的愤懑情绪会高于自然灾害
	恐怖事件		无预兆性，伤亡惨重；事由因果的不确定性会加重人们对发起恐怖袭击群体的猜疑、愤怒和不解；政府/事件责任方的补贴及处理方式易影响伤/亡者及其家属的情绪
	生产事故		多涉及人为疏忽，受灾群众情绪激动，敌视生产管理方

（二）服务对象的特点

灾害中的医务社会工作涉及的服务对象涵盖两大类，第一类为直接受灾人群，第二类为灾害相关人员，如受灾者亲属或救灾医护人员。其中，受灾人群中的老年人、儿童、因灾致残者等是医务社会工作者的重点关注对象。

1. 受灾群体的一般心理反应

危机往往是突然的、无法预料的，导致产生难以控制的状况。因此，当遭受灾害时，个人可能会脱离稳定状况，产生急性的混乱，也会让个人因应能力产生变化，具体表现如下：

（1）担忧基本生存；

（2）为自己深爱的人/物而伤心；

（3）为自己个人安全和所爱之人的安危而焦虑担忧；

（4）睡眠受到困扰，经常做噩梦或者与灾害当时情景相关的梦；

（5）担忧安置居所的划分，重新安置后或会与亲近的人分离，或者担忧安置点混乱拥挤的生存条件；

（6）需要倾诉所发生的事以及与灾害有关的自我感受，经常会重复述说；

（7）需要被认可是社区中的一员，是可以为灾后重建努力的一员。

2. 受灾群体的一般心理反应过程

在灾害的不同阶段，人们的心理反应也相对应地发生着变化，但也存在"一般心理反应过程"。这一过程一般会经历预警/恐慌阶段、冲击阶段、勇救/英雄阶段、补救/蜜月阶段、盘点阶段、幻想破灭阶段和重建/恢复阶段七个阶段，且各阶段都具有其阶段性特点。每一位幸存者的个人抗逆力都在和脆弱底线进行着博弈，灾害无法避免地会对个人的心理和社会功能造成不良的影响。了解灾害不同阶段的灾民心态可让从事灾害服务相关领域的工作人员找到工作的接入点和服务方向。

3. 不同类型群体的心理反应与特征

（1）受灾老年群体的心理反应与特征。老年人面对灾害结果可能会觉得生命的脆弱、不确定和回忆起以往自己坎坷的生活经历，增加不安全感或出现自责、自残。有的老年人会出现性格改变，如脾气原本很温和，可能突然变得非常暴躁，以回应外在刺激的表象。灾害中突然丧亲的老年人会因"白发人送黑发人"而感到焦虑，严重的会出现抑郁甚至自杀倾向。原本身患疾病的老年人，可能会因灾害事件的刺激，引发严重的心理反应，严重时甚至可能会自杀。

（2）受灾未成年群体的心理反应与特征。经历灾害的未成年人不论在生理、心理或行为上，均会产生许多反应。一般而言，这些情绪反应并不会持续很久；情绪反应也可能会延迟出现，如当下状况很好的孩子，也有可能在灾害发生数周后才逐渐表现出应激性心理或行为。整体而言，未成年人可能会表现出害怕将来的灾害、对上学失去兴趣、行为退化、睡眠失调和畏惧夜晚等反应。此外，倘若未成年人在灾变中失去双亲，其面临的压力与冲击会更大，身心反应见表7-4。

表7-4　受灾未成年人的群体特征

身心反应	具体表现
否认	佯装若无其事或表示怀疑、不信任
反向作用	不会悲伤，反而对死者生气、愤怒、有敌意，认为自己被遗弃而感到失望
转移	将气愤投射到他人身上，或是怪他人没有预防事件的发生
心因性的生理反应	觉得喉头紧缩、呼吸困难、没有食欲、疲倦，不能做功课，无法入睡，常做噩梦等
孤立与退缩	逃避情绪的创伤，不再轻易和其他人建立亲密关系
退化	表现出小时候的行为
罪恶感	害怕因自己表现不佳造成亲人死亡，也后悔在亲人生前没表达情感
取代	寻找其他人来替代死去亲人的角色
复原重建	能与他人正常相处，并且能与他人谈论死者生前的种种

（3）灾害致残者的心理反应与特征。因灾害而导致伤残尤其是肢体残障的人，首先需要良好的医疗康复。其次生活因此不能自理，需要生活上的帮助。同时，难以接受现在的自己，这或许将长期困扰当事人，需要从心理层面协助其接受现实、走出阴影、重拾对生活的希望，这些可以在康复及生计协助中同时进行。

（4）救援人员的心理反应与特征。一线的救援人员在救灾过程中，亲眼看见灾害带来的伤害和悲剧会造成他们的心理创伤，加之繁重的救灾工作，容易使他们身心俱疲。此外，因为专业使命感与职业精神，使救援人员认为他们的任务就是要无私地救人，他们有能力有义务去做等。他人的期待和自身的压力会让他们产生职业倦怠，如明显的疲惫感、无精打采、无法集中精力，身体反应如头痛、肠胃不适、失眠等，进而影响行动效率，不信任团队或者督导等。因此，为救援人员提供一定的心理支持和介入是非常有必要的。此外，有条件的情况下，可以为他们开设灾后心理复原小组。

（三）服务内容的特点

1. 实时性

重大灾害的发生常让人措手不及、无法反应，对受灾群众的医疗救助应及时与直接，并在必要时提供有效的医疗转介服务。

2. 保护生命

灾害会使受灾群众陷入生命危险与困境，为此争分夺秒开展医疗救援，保障受灾群众的生命安全是灾害救援中医务社会工作首要完成的任务。

3. 差别平等性

面对生命威胁，伤者自身及其亲属容易出现情绪波动，因此，医务社会工作者应当遵照医务人员伤情评估的紧迫程度，做好服务对象治疗安排及其亲属的信息咨询工作，公平提供医疗救助，避免引起不必要的纷争。

4. 维护受灾群众尊严

在开展灾害医疗救助的过程中，由于医疗条件有限等原因，可能会出现服务对象隐私暴露等情况，医务社会工作者应当关注服务对象的感受，以同理、接纳和诚恳的态度协助他们及其亲属处理相关事宜，避免造成二次伤害。

三、服务设计与内容

（一）服务目标

协助伤病患者迅速得到妥适的医疗救治；

资源整合、有效转介；

为受伤的个人和家庭提供问题评估和干预；

参与社区工作及延展性服务的规划及提供必要服务；

以实务经验提出政策和救助措施的建议，进行政策倡导。

（二）主要服务内容

在灾害管理流程中，医务社会工作者主要在应变及复原阶段实施干预。

1. 应变阶段的服务内容

设立医疗站点，协助开展医疗照护和转介服务；

安抚灾区居民情绪，提供应急心理干预；

做好信息咨询和物资对接工作；

开展后勤保障和压力干预，避免"第二类"受灾群众的产生。

2. 复原阶段的服务内容

开展个案工作，加强与正式资源、慈善团体和社会组织的联系；

做好死亡告别，进行哀伤辅导；

开展心理团体辅导及创伤后重建支持团体建设；

灾区社区服务的延展工作。

（三）核心服务框架——ACT 工作模式

Albert Roberts 以其提出的危机干预模式为社会工作者所熟知，在"9·11"事件后，他对危机干预模式作了进一步拓展，并在《简易灾害治疗与危机介入》一文中提出了 ACT 灾害社会工作模式。该模式不仅体现了灾害救助的全过程介入，同时，着重于社会工作技巧，尤其是医务社会工作技巧的运用与融合。

1. 评估（Assessment）

评估工作涵盖分流评估和需求评估两个部分。一方面，通过对服务对象有无急需的医疗救治需求和对公众安全或财产的危害进行评估，并依据结果进行分流，以预防次生灾害；另一方面，对服务对象的创伤以及生理、社会、心理、文化进行评估，以确定服务对象具体的服务需求和服务方案。

2. 资源链接和危机介入（Connecting & Crisis Intervention）

资源链接和危机介入是 ACT 灾害社会工作的核心环节。医务社会工作者需要为灾民链接正式与非正式资源，重建社会的支持网络。同时，Roberts 也提出了社会工作者开展危机干预的七阶段工作流程以及灾害关键事件的压力解说干预技巧（Critical Incident Stress Debriefing，CISD）和哀悼技巧（Condolence）。

3. 治疗（Treatment）

心理创伤治疗是灾害中医务社会工作者实现复原目标的关键。针对灾害创伤压力反应、灾后创伤反应、紧急创伤与压力管理等，医务社会工作者可以通过脱敏疗法或认知行为治疗开展紧急干预，同时，也需要根据服务对象评估情况，联合精神科医生或心理治疗师开展系统性长期干预。

总之，有别于传统的心理治疗模式，ACT 模式给予社会工作者一个开展灾难介入的社会工作框架，摒弃了对个人心理健康的关注和治疗，从受灾群众的整体性评估着手，综合运用赋权和社会支持网络建构的方式，逐步开展治疗、预防、灾害康复和社会心理重建等工作，是一个推动灾害有序走向复原的社会建构的过程。

四、实务案例

剥离与复原：医务社会工作在水灾应急救援中的干预

（一）案例背景

受台风和副热带高压的影响，并在高山地形的催化下，S市持续降水近一个月，雨势集中，影响范围广，导致S市遭遇了重大洪水灾害。全市受灾人口近8万，紧急避险转移4680人，紧急转移安置50人；受灾面积近千平方米，严重损坏房屋14间，一般损坏房屋96间；直接经济损失高达1000万元。S市应急防控部门迅速启动红色预警，进行防汛应急一级响应。根据市政府的应急工作部署，N医院立刻召集相关部门主管召开工作会议，并马上组建了一支包括医生、护士、药剂师、检验人员、医务社会工作者和行政人员的医疗支援队伍，奔赴S市A区（水灾的重灾区），开展医疗救援工作。

（二）需求分析

1. 现阶段需求分析

医疗救援队伍抵达灾区后，与当地的救援指挥部取得了联系，了解了灾情及受灾群众的医疗需求，同时，紧急进入临时医疗区，开展患者与环境等的实地评估，确定现阶段的核心服务需求。

（1）医疗救助需求。水灾导致细菌及病虫传播加剧，受灾群众容易出现胃肠道及呼吸道疾病，同时，水灾造成了房屋、设施等的倒塌等次生灾害，使得肢体伤害频发。此外，道路交通受阻，也让患病的受灾群众面临难以获得适当医疗的风险。具体来看，医疗需求包括紧急伤病或大量伤员的现场紧急救护及医疗处理；送医途中的紧急救护；重大伤患的转诊；就地医疗。

（2）医疗环境及物质保障需求。水灾导致医疗场所被淹、道路不通以及部分区域停电，因此，医疗团队和受灾患者面临着医疗场所不足、临时医疗环境受限以及医疗物资相对紧张等问题。

（3）心理支援需求。水灾带来的人员伤亡、财产损失、流离失所等问题，容易使受灾群众出现不同程度的创伤障碍，或出现情绪问题。因此，为受灾群众提供及时的情绪支持、受创伤障碍干预，建立精神健康干预和社会干预的需求突出。

（4）信息沟通及传达需求。水灾造成了生活上的不确定性，让受灾群众急需了解各方信息。因此，受灾群众期待建立区域信息系统，以提升紧急服务信息知晓度，需要加快联结、协调与活化在地支持性服务。

2. 中长期需求分析

（1）哀伤辅导需求。水灾造成了一定的人员伤亡，其中孤老、孤儿在灾害中失去了自己的亲人，失去了对他们生存极其关键的社会支持，身心遭到重创。因此，需要社会工作者通过悲伤辅导，协助人们在经历重大灾难之后，在合理时间内，引发正常的悲伤，并健康地完成悲伤任务，以实现其心理重建的目标，增进重新开始正常生活的能力。

（2）社区韧性重建需求。任何大小灾害，首先冲击的第一线是社区。此次水灾对社区环境、经济、文化及社区网络等造成了冲击。因此，在重建阶段，社区面对常态性的灾患或非常态性的灾患及其后果，需要建立、维持或重获一个预期满意的功能范围，而这一功能范围需与灾前阶段相同或有所提升。

（3）医务人员减压需求。面对水灾带来的大量患者，医疗人员需要在有限的医疗环境和条件之下，承受较大的工作压力。同时，医疗人员还需要应对亲属对患者医疗情况的咨询和患者死亡带来的情绪压力。因此，医护人员的减压服务成为水灾中期的重要需求。

（三）干预目标

1. 短期目标

医务社会工作者需要连同医疗支援团队和其他救灾部门，回应水灾带来的紧急医疗救援服务、临时医疗安置需求；同时，医务社会工作者以复原力理论为核心，通过心理干预、社会关系建构、资源链接和资讯沟通等服务，协助受灾人群减轻灾害及医疗带来的压力，提升其复原力。

2. 中长期目标

在灾害发展和重建阶段，医务社会工作者联合社区社会工作者及多方协同伙伴，通过认定服务对象、评估、发展复原计划、链接、监督重建计划及资源、倡导支持政策的出台和实施，凝聚社区受灾群众的共识，重塑社区支持网络，提升社区韧性，促进社区的重建与发展。

（四）干预策略

基于灾害发展的历程，本案例采取韧性视角下的 ACT 灾害介入模式。

1. 系统韧性视角：从个人到社区

韧性概念最早出现在心理学领域的个人的韧性（也称之为复原力）。个人韧性强调从自我效能感、乐观感和应对能力等维度出发，并在梳理个体及环境的保护性因子、脆弱性因子和危险性因子的基础上，提出了降低风险的影响、减少风险因素带来的负向连锁反应、促进适应力的特质的提高，例如增进自我效能感、乐观的态度和建立新的成功机会的四大策略。随后，韧性概念进入了家庭和社区领域，形成了家庭韧性和社区韧性的概念，其中，社区韧性经历了从工程韧性到生态韧性的两次范式转换，也突破了传统上将社区韧性视为个体韧性简单加总的观点。由此，形成了韧性系统，并衍生出个人、家庭、社区的多圈层式的韧性视角。

韧性视角为实现可持续目标提供了新思路和创新途径。从韧性的概念可以看出，灾害只是一种扰动较大的变化，而当前全球化和城市化背景下的社会、经济、政治等的变化，可能对社区产生更为强烈和持续的影响。因此，灾害应对需要从单一灾害视角转向综合韧性视角，提升社区的总体适应和发展转变能力，强化社区内部张力，以促进社区与外在系统在动态过程中不断地寻找到"新的平衡"。

2. 韧性视角下的 ACT 模式

ACT 模式给予了医务社会工作者一个应对灾害情景的工作框架。这一框架强调社会工作的介入手法与心理学的介入手法是有明显区别的。心理学领域虽然也运用社区精神健康的模式，但一般而言专注于个人，且注重治疗多于构建；而社会工作者的介入手法，一开始就是注重整个社群。从整体开始评估，再进一步了解，逐步介入，最后按照不同的情况进行治疗、预防、康复和社会心理重建工作，注意赋权和社会支持系统，是一个有序的社会构建过程。

在这个框架之下，将韧性视角中个人、家庭、社区的韧性营造层次以及个体及环境的保护性因子、脆弱性因子、危险性因子和干预策略纳入其中，形成了韧性视角下的 ACT 干预模式，具体见表 7-5。

表 7 - 5　韧性视角下的 ACT 干预模式

准备 阶段 ↓ 危机干 预阶段	● 评估 1. 团队成员； 2. 灾情评估（财产损失估计、物理环境与设施破坏等）； 3. 医疗环境评估； 4. 受灾群众评估（医疗需求、心理健康条件等） ● 链接 1. 医疗资源； 2. 危机干预资源； 3. 灾害援助资源 ● 治疗/干预 1. 医疗救援； 2. 危机干预； 3. 资讯沟通	第一圈层 个人韧性
发展 阶段	● 评估 1. 灾情评估（灾情发展、救灾进度等）； 2. 临时安置社区评估； 3. 受灾群众评估（医疗需求、心理健康条件等） ● 链接 1. 灾害援助资源； 2. 社区服务资源 ● 治疗/干预 1. 互助小组及自组织培育； 2. 家庭支援服务； 3. 临时安置社区服务	第二圈层 家庭韧性
复原 阶段	● 评估 1. 社区重建评估； 2. 社区健康计划评估（设计、过程及结果评估）； 3. 社区复原力评估 ● 链接 多种资源 ● 治疗/干预 1. 社区心理健康服务； 2. 受灾群众能力建设服务； 3. 支持网络重建服务	第三圈层 社区韧性

（五）实施过程

1. 第一阶段：医疗救援人员抵达

紧急救援团队、紧急医疗人员、首要救灾负责人员或危机介入人员抵达现场。医务社会工作者联合医疗救援队伍和在地救援部门，针对灾情、环境风险、危险、医疗与健康需求、紧急指挥系统建设、危机回应与（或）紧急救援工作人员等开展系统性环境评估。同时，医务社会工作者还需要对财产损失估计、物理环境与设施破坏及其对受灾群众带来的危险性、心理健康条件（心理症状、心理创伤与社会功能）等开展群体心理性评估。这一阶段的评估是后续开展医疗救援工作的基础。

2. 第二阶段：建立救援系统

在开展医疗救援前，多方救援组织需迅速建立涵盖医疗服务输送、医疗物资供给、医疗信息沟通的综合性救援系统。该系统旨在推动服务、物资和信息的顺畅运作，以实现有效的救援，以及紧急救援人员与危机介入团队、幸存者、受害者、家庭成员、社会组织、政府部门之间的和谐关系。在这一过程中，医务社会工作者需要简要地界定情绪、行为、认知、心理意念、反应紧急事件及症状，并在聚焦当前情境下快速识别出优先问题以及被认为对社会功能与适应最大威胁的问题，使得系统的运作秩序有依据。不仅如此，救援团队还需要在公园建立临时医院，作为主要的医务服务空间。

3. 第三阶段：危机介入

医疗团队实施医疗救助，对受灾患者实行重—中—轻的分级分类处理。这一阶段，医务社会工作者为患者及其家属提供心理干预、认知重构、信息沟通和资源链接等服务。其一，正念输入。医务社会工作者借由积极聆听、尊重同理，形成新的应对方式，借由自我支撑、同理叙述与优势观点来实施危机介入，为受灾患者及其家属注入希望。其二，认知重构。医务社会工作者协助受灾患者及其家属修正曲解的理念与观念，建立新架构，进而拟订危机介入行动计划，做好行动准备。其三，资源推动。医务社会工作者根据服务对象的需求，链接相关资源和其他支持性团队，共同推动行动，缓解患者面临的危机。

4. 第四阶段：后续发展计划

水灾发生 2 个月后，灾情得到了缓解，紧急救助患者数量减少。这一阶段，医务社会工作者开展了聚焦于灾害心理健康和创伤后压力症候群（PTSD）等问题的干预。医务社会工作者一方面针对受灾群体及其家属、目睹者、社区居民以及救灾人员进行悲伤辅导、压力管理、紧急安置等紧急服务；另一方面，为医疗救灾和其他救灾人员提供减压、心理疗愈等服务。此外，医务社会工作者还进一步与社区社会工作联动，针对受灾群众的心理健康和后续照顾，制订社区健康计划，处理心理创伤，提升应对能力，以实现社区居民的心理复原。

5. 第五阶段：灾难复原

经过约 5 个月，在多部门的联合救灾下，S 市 A 区的灾情基本处理完毕，并开始了基础设施的修复和严重受灾群众的长期安置。虽然 A 区的社区医院尚未完全恢复服务，但 3 家二甲以上的医院均已恢复服务。医疗救援团队开始准备撤离工作。此时，医务社会工作者根据此前拟订的社区心理健康计划，与社区社会工作者在过渡安置或短期安置社区，推行社区健康计划，开展住宅、就业和就学适应与能力的提升服务，并重点介入家庭关系与家庭韧性重建、创伤后压力症等领域。其中，灾害创伤后压力症严重者可能需要三五年才能复原，轻者也要几个月到一两年，因此，医务社会工作者尽管后续不再承担主要的干预服务，但与社区社会工作者仍保持联系，并参与定期的追踪评估，协助不断完善社区健康方案。

（六）服务成效

通过对此次水灾医疗救援工作的评估，主要服务成效总结如下。

其一，及时提供医疗援助服务，实现生命挽救。灾情发生后，由救灾指挥部依权责与灾情需求，机动指挥支援，医院接到通报后，快速协调并调派人力回应。医院指挥层级与一线服务人员立即调动安排人力物资。医务社会工作者发挥个案管理者的角色，协调多团队合作，联合搭建救援系统。在此过程中，医务社会工作者架起了服务输送、物资配置、医患沟通和信息传递的桥梁，推动了医疗服务的顺利开展，及时挽救了部分生命，也为相关人群提供了经济危机干预。

其二，注重心理健康，实现个人心理复原。水灾带来的不仅仅是身体损伤和财务损失，而且给受灾群众造成了重大的心理压力。医务社会工作者在灾害救助过程中重点关注受灾及救灾群众的心理健康。通过危机心理干预、哀伤辅导、互助小组、减压工作坊等方式，医务社会工作者为受灾群众注入希望，重塑正向认识，提升他们的适应力，同时也协助救灾人员缓解压力，共同提升他们的心理韧性。

其三，重建资源网络，实现家庭与社区的复原。灾害是一个涉及多个阶段的发展历程。医务社会工作者结合水灾发生各阶段的特点，逐步协助受灾群众重建他们的资源和社会支持网络。在危机干预阶段，医务社会工作者为受灾群众链接危机救援及服务资源，强化其资源网络。在发展和复原阶段，医务社会工作者需要协助受灾群众回归家庭和社区，因此，通过社区健康计划，医务社会工作者与社区基层政府部门、社区社会工作者和社会组织等多元主体开展协作，从互助小组、自组织培育、社区健康设施、社区健康教育等方面增强家庭和社区韧性。

五、总结与反思

（一）在灾害救援中明确医务社会工作的核心任务

医务社会工作者在灾难救援中的任务与角色功能，可从灾难形态、机构回应方式、服务对象设定、工作方法运用及社会工作部门灾难救援回应经验等层面去观察讨论，但提升受害者与救援者身心安适与救灾效能，应是最核心的目标，也是社会工作者需协同跨系统、跨专业及跨机构力量才能完成的任务。以建立信息链接平台和互助网络为例，地震破坏了灾民原有的、熟悉的社会关系。来到安置点社区的居民，相互之间的关系开始是很陌生的甚至防范的。不难想见，生活在人口如此密集的空间里，如果没有有效的联结机制，不但难以形成熟悉、互助的社区氛围，相反可能因为信息不充分、相互不理解而引起不必要的矛盾和冲突。同时，如果政府的信息不能及时传达给居民，也会引起不满和对立情绪。因此，只有陌生的人相互认识并熟悉起来，才有可能实现邻里的信任、互助和自我管理；只有纵向与横向之间的信息畅通，居民与政府之间才能做到相互理解和良性互动，各种资源才能有效地整合并服务于社会重建的目标。

（二）医务社会工作搭建灾害救援的多层次复原系统

灾害会破坏受灾地区人、环境、关系、资源等多个系统网络，导致系统与在地社区的剥离。因此，在灾害救助中，医务社会工作者需要通过综融性干预，提升韧性，建立多层次复原系统。在个人韧性层面，医务社会工作者以心理干预和互助性小组方式，促进个体通过观察、学习、体验，认识自我、探讨自我、接纳自我，调整改善与他人的关系，学习新的态度与行为方式，实现个人心理调适，重建控制感，提升个人韧性。与传统的心理治疗不同，医务社会工作者还需要在家庭和社区层面进行干预。在灾害发展阶段，医务社会工作者通过家属小组和临时安置区的心理疏导和家庭支援服务，协助家庭关系重构，同时，提升家庭的灾后适应能力。在灾害复原阶段，帮助群众结成"互助组织"，通过小组内部故事、情感的分享，一方面可以有效地排遣小组成员的消极情绪，另一方面可以通过与小组内其他人进行比较，发现和纠正自己在应对灾害情绪、恐慌时的不当方法。此外，小组成员之间可以分享知识、信息等资源，这大大提升了小组成员生产自救、就业、创业等活动的成功概率。同时，医务社会工作者还可以联动社区社会工作者，通过实施再就业培训，提升受灾群众的工作能力。此外，医务社会工作者可以通过设立社区信息窗与居民信箱、印制和发放"社区资源图"等，重建社区的信息与沟通网络。

第三节　社区健康宣传与教育

一、服务背景

医务社会工作是社会工作服务的重要领域，也是专业化程度最高的领域之一。伴随现代医疗体系的改革和发展，医务社会工作作为一项新兴的社会服务，目前在很多医院发挥着不可替代的作用，尤其是在缓解患者及其家属的情绪困扰、加强社会支持网络、链接资源提供帮助、调解医患矛盾等方面已经被广泛运用。

随着医务社会工作的社会效益逐渐扩大，近年来，医务社会工作的服务范围已经不仅仅局限于医院，而是逐渐在社会上开展多场域服务，尤其是将医务社会工作延伸到社区，为社区的居民提供专业的医务社会工作服务已经成为社区服务的热点之一。在服务内容上，社区开展的医务社会工作结合流动人口多、工作压力大、亚健康人群不断扩大的实际情况，更加注重社区群体的健康预防工作，做好社区健康宣传与教育，包括在社区开展社区健康宣传与教育工作，它以教育为中心，以社区居民为服务对象，以卫生知识教育和干预为手段，以提高居民的健康认识、普及健康知识、培养健康行为、提高健康素质为目的，施以有组织、有计划、有措施、有评价的社会活动。

随着我国人口老龄化进程的加快、疾病谱和医学模式的转变、饮食习惯及生活方式的改变，社会也在不断关注健康问题和投入大量的经费发展健康服务，而采用以健康教育为主导措施、以降低慢性病危险因素为目标的干预策略，已成为国内外公认的一项低投入、高效益的战略决策，可以有效应对人口老龄化和城镇化背景下的慢性病高发的社会现状。在政府委托的一些项目中，医务社会工作的服务内容也越来越齐全，包括医疗救助、社区健康教育、患者心理情绪干预、家庭及社会相关服务、临终关怀服务等，医务社会工作在链接社区医疗资源、组建社区康复网络等方面发挥着巨大的作用。

二、服务领域特点

社区健康宣传与教育面向社区的全体居民，具有广泛性和普适性的特点。从服务对象划分上说，分为儿童、妇女、老年人、残疾人、慢性病患者、普通患者等。从人群来源划分上说，包括本地居民和外来居民。按照服务场所划分，可以分为社区健康社会工作、职业健康社会工作、学校健康社会工作等。就实际开展服务的情况而言，通常以人群和季节作为居民需求的主要划分方式，一是根据人生每个阶段的普遍性需求开展服务，例如面向青少年的青春期教育知识、面向妇女的"两癌"知识、面向老年人的慢性病管理服务等；二是特定季节的流行病防治，如春季多发的流行性感冒、手足口病等。

三、服务内容与设计

（一）服务目标

一是宣传社区卫生服务、疾病相关政策。让社区居民了解辖区内社会卫生服务的地址、内容、方式、政策等，让居民知道去哪儿就医、如何就医。

二是发挥健康教育的基础和预防作用。疾病的发展是一个累积的过程，生活中各种损害健康的行为会逐渐影响人的身体和心理健康，通过健康宣传与教育，不断转变居民在健康管理上的一些错误认知，例如没病就是健康；小病忍，大病拖，拖不过就去大医院；缺乏预防保健意识，认为保健只是有钱人和有权人的享受，宁愿花钱去"自杀"（如喝劣质酒、抽劣质烟），不愿意花钱保健。让居民了解基本的保健知识，提高自我保健能力。

三是倡导健康的生活方式。在提高保健意识的同时鼓励居民改变不良行为和不良的生活习惯，激励居民为自己的健康负责。

四是激发健康需求，促进社区健康文化。通过社区健康宣传与教育，开展形式多样化、群体多元化的服务，有利于营造健康良好的社区环境和社区意识，激发社区居民对健康的需求，从鼓励社区居民积极参加健康宣传和教育活动到居民主动提出健康诉求。

（二）服务方式

社区健康宣传与教育的重点在于如何在活动过程中让居民能够接收健康教育信息，因此在服务方式上要因材施教，根据不同的群体采取不同的宣传与教育方式。如儿童健康教育应以游戏为主，学生群体则可以直接在校内开展健康教育工作，以学校牵头，通过学校、家长、社区联合开展，为学生提供各类正式和非正式的生理健康和心理健康课程，在高校中还可以联合医学院教师和学生创建学生社团组织、开展健康教育促进活动、进行健康咨询等。成人、老年人则可以通过家庭、社区、企业，开展多种形式的健康教育服务，包括保健经验交流会、健康知识讲座、健康素养比赛、户外健康知识宣传、社区义诊等普惠性或有针对性的活动。

（三）服务内容

表7-6　社区健康宣传与教育内容

服务类型	主题	具体内容
城市社区常见疾病防治知识的宣传教育	慢性非传染性疾病的社区防治	1. 提倡健康的生活方式，控制危险行为因素； 2. 普及慢性非传染性疾病的防治知识，提高自我保健能力； 3. 增强从医行为，提高对社区卫生服务的利用率
	提高警惕，防范新老传染病	加强对传染源、传播途径及防治方法的宣传教育
	加强安全教育，防止意外伤害	意外伤亡，如交通事故、劳动损伤、溺水、自杀等，是当前造成青年人死亡和病残最常见的原因
家庭健康教育	家庭生活方式教育	膳食的合理搭配、食物的合理烹调、定时定量饮食、炊具食具的简易消毒方法、碘盐的保管与食用、夏季食品的简易冷藏和贮存方法，暴饮暴食、偏食、酗酒对健康的影响以及常见食物中毒的预防知识等

续表

服务类型	主题	具体内容
家庭健康教育	家庭急救与护理	烧伤、烫伤、触电、跌伤等意外事故的简易急救方法和处理原则，人工呼吸操作方法，常用药物的保存与使用方法，血压计和体温计的使用方法等
	住宅建设和居室环境卫生知识	住宅选址、给水和排水、农村卫生厕所的建设、居室的通风和合理布局、居室装修的卫生问题、居室采光照明的卫生要求及对健康的影响、预防煤气中毒、减少煤烟污染等
	生殖健康教育	优生优育优教、妇幼保健、性生活知识等
	家庭心理卫生教育	子女教育，正确处理夫妻之间、婆媳之间、父母与子女之间关系，保持良好的人际关系，防治和消除社会心理紧张刺激等方面
社会卫生公德与卫生法律法规教育、公共卫生政策宣传	各类社会卫生公德与卫生法律法规教育、公共卫生政策的宣传	大力宣传普及《中华人民共和国环境保护法》《中华人民共和国食品卫生法》，国务院颁布的《公共场所卫生管理条例》，各级政府颁布的地方性城市卫生管理条例（办法、规定）等，大力提倡良好的卫生道德观念，使社区居民自觉地维护社区形象

（四）服务策略

1. 赋权增能模式

福柯认为，赋权指的是发展积极自我能力意识，对周围的社会政治环境有一个批判性的、分析性的理解和认识，同时可以增强自我和集体的资源。增能则指的是个人在与他人及环境的积极互动中，获得更大的对生活空间的掌控力和自信心，以及促进环境资源和机会的运用，以进一步帮助个人获得更多能力的过程。在社区健康教育的过程中，医务社会工作者常常以"教育者"的身份出现，为社区居民直接提供健康服务信息，让居民对自身资源和周边资源有更加清晰的认识，并鼓励居民学习和参与，通过健康知识的输入提高居民对自身生活健康的控制，以及改变生活中不良习惯的能力和信心，认识并发展自身的行动能力。

2. 自我效能模式

1977 年，班杜拉从社会学习的观点出发，提出了自我效能理论。自我效能是指个体应对或处理内外环境事件的效验或有效性。和传统心理学的能力理论不同，社会学习理论的自我效能理论并不试图描述主体自我的某一稳定不变的属性，而是从个体心身机能的发挥这一动力学角度来探讨主体自我在其中的作用。自我效能感通过思维过程发挥主体作用，通常都伴有动机的因素或过程。除此之外，自我效能感还会影响个体在活动中的努力程度以及在活动中当面临困难、挫折、失败时对活动的持久力和耐力。特别是对那些富有挑战性或带有革新性质的创造活动而言，这种持久力和耐力是保证活动成功必不可少的条件之一。在居民接受健康教育并进行行为内化时，为了达到身体健康的目的，自我效能感能够促使居民更易接收健康信息，更有动力去改变不良健康行为。

四、实务案例

（一）坪山街道"青春健康·生命之旅"服务项目

"青春健康·生命之旅"是国际项目"生命之舞"（dance for life）的新策略，2004年以来，dance for life 已经覆盖了全球 240 万年轻人。它为青年人传递了青春期性与生殖健康的知识，帮助青少年认识自我，提高社会交往能力和青春期问题处理能力。深圳市坪山街道 2019 年开展了"青春健康·生命之旅"服务项目，通过"'生命之旅'课程 + '生命之舞'舞蹈"的互动参与形式，在街道及辖区的学校开展，为青少年不断赋权增能，帮助其更好地度过青春期。

1. 服务策略

"青春健康·生命之旅"服务项目以赋权增能为服务的主要策略，通过为青春先锋（活动的带领者）建立核心能力，通过全面的培训提供支持，青春先锋能够从以下五个关键策略为青年提供赋权和支持。

一是体验式教学。解决和反思现实生活中的问题，使其变得有趣和有意义。

二是榜样作用。通过共同学习脱敏并进行讨论，从而打破禁忌，批判性地探究现有的社会规范。青春先锋以身作则，为参与者提供反映这个模型价值观的态度、方法和行为的例子。

三是通过参与式、创新的方式创造安全的空间。不是上课或说教，而是创造性地与年轻人互动，创造一个安全、青年友好的空间，分享个人故事，从中获得灵感并学习。

四是转介服务和事实信息。青春先锋作为知识的传递者，他们将年轻人转介到可信赖、基于权力的信息来源或友好服务。

五是鼓励年轻人参加社会实践。激励和启发年轻人将他们所学用于在社区中开展活动，提高性、生殖健康及权利需求的意识。

2. 服务内容

"青春健康·生命之旅"共包括五大板块，12 小节的服务内容，表 7 - 7 为其中 5 节的服务内容。

表 7 - 7　"青春健康·生命之旅"5 节服务内容

一、你的足迹			
环节	主题	内容	产出
1	庆祝错误	建立一种鼓励犯错的团队文化，将犯错视为参与者们自己成长的一部分	1. 开始认可个人的领导能力； 2. 将关于健康的性行为选择故事与个人联结；
2	STOP	让团队平静下来，重新带回注意力	
3	积极的声音	对那些生活中经历着性、生殖健康与权利问题影响的年轻人产生同理心	3. 更多地了解性、生殖健康及权利议题，以及它们如何影响个人的生活；
4	你的足迹	激发参与者意识到他们能对他人的生活带来积极的影响	4. 将犯错误视为成长的机会；
5	舞蹈——做个更好的自己	"做个更好的自己，bounce，bounce"（转圈）	5. 意识到自己有成为别人的榜样的可能性
二、我是谁			
环节	主题	内容	产出
1	开启匿名盒子	解答匿名盒子环节的问题	1. 认识自我的内在优势与他人的长处； 2. 建立与完善个人的自尊； 3. 更好地了解青春期所经历的变化
2	内在与外在（圆圈）	通过创意的自我表达来发现自己的优势	
3	我看见你了	参与者体验给予和接受称赞	
4	身体构图	熟悉青春期经历的身心变化	
5	舞蹈——FREEZE	介绍全球统一的力量造型——Freeze，2，3，4!	

	三、我的梦想		
环节	主题	内容	产出
1	舞蹈——"I CAN，YOU CAN"	通过"I CAN，YOU CAN"的歌词和动作来介绍环节主题——我的梦想	1. 深入了解他们的个人梦想（人生目标），并有信心去追求梦想；2. 获得批判性思维和决策能力；3. 发现追求梦想的潜在障碍，并分享技能和工具来克服困难；4. 了解他们可以在何处获得与性、生殖健康及权利有关的信息和服务
2	时间旅行	这是一个简短的想象活动，可以帮助参与者认识他们的梦想	
3	生命之河	让参与者理解他们有决定自己生活的能力。生命之河是一个有指定角色的有趣的模拟游戏。游戏的目标是让玩家通过踩过代表不同生活实践或重要选择的石头，来跨越生命之河走向他们的梦想。这些生活事件需要玩家的批判性思考与决策能力	
4	捕捉梦想	让参与者意识到他们在实现目标的过程中可能面临的挑战和机遇	

	四、我的边界		
环节	主题	内容	产出
1	舞蹈动作——复习所有动作	回顾所有的舞蹈动作，开启新的旅程	1. 增强对自我价值的看法；2. 建立对自我边界和他人边界的认识；3. 了解影响生活的不同关系的本质
2	体验如何	批判性地反思获得友好服务的体验	
3	我的关系地图	了解青少年身边不同的关系	
4	我的边界	意识到自己和别人的边界	
5	亲爱的我	参与者反思自己的自我价值和边界，并写信给自己关心的人	

	五、性格平等		
环节	主题	内容	产出
1	故事推理	体验并意识到自己的性别偏见	1. 了解性别角色和性别偏见；2. 形成性别平等的态度；3. 了解社会中的性别刻板印象以及它如何影响自己的行为和人际关系
2	生理性别与社会性别	理解生理性别与社会性别的区别	
3	做个男人，像个淑女	探索社会中关于不同性别典型的假设	
4	性别态度日记	完成课程后反思自己的性别态度	
5	舞蹈 FREE-STYLE 3 & 4	复习 Freestyle 1 & 2，创建 Freestyle 3 & 4	

3. 服务效果

"青春健康·生命之旅"服务项目围绕青春期孩子在发育过程中存在的一些困惑而开展，一方面身体上的发育会给他们带来性与生殖器官上的困扰，另一方面青少年面临新的社会要求和社会冲突，青少年需要建立新的统一感和自己在别人眼中的形象，以及它在社会集体中所占据的情感位置，如果处理不当将会面临角色混乱这一危机。该课程为青少年进行全方位、多元化、个性化的青春期性与生殖健康知识普及、艾滋病知识的了解与预防等。同时引导青少年认识青春期阶段个体、同伴、社会三者间的关系，并用生动的案例和游戏体验带领大家学会思考青春期所面临的各种问题及挑战，在知识层面为青少年普及青春期知识，在心理层面有效提高青少年在青春期时期对自我的掌控力，减少迷茫和困惑，促进青少年对青春期的健康认知和健康行为的养成。

（二）高血压自我管理小组

深圳市慢性病防治中心倡导开展的高血压自我管理小组近年来在深圳各个社区遍地开花。高血压自我管理小组摒弃了以往常用的灌输式健康讲座法和单人上门访视法，通过社会工作小组的形式不断深化高血压的管理服务，在小组团体中营造慢性病管理氛围，从为老年人灌输高血压管理知识到老年人主动学习和管理自身健康，以控制血压。本书以深圳市 M 社区高血压自我管理小组为例，展示社会工作者开展高血压自我管理小组的实践。

1. 服务内容

表 7 - 8　深圳市 M 社区高血压自我管理小组的服务内容

第一节　认识高血压		
环节	内容	目标
1	自我介绍＋热身小游戏：全身运动，手指操等	1. 组员相互认识；2. 向组员讲述什么是高血压自我管理，认识高血压及其主要危险因素；3. 让组员认识到行动计划是关键的自我管理工具，每人制订一个周计划
2	小组契约、小组目的澄清、小组活动流程以及今后安排讲解等	
3	测量血压；小组情况介绍，高血压知识讲解	
4	高血压的危险因素，行动计划的重要性，组员制订行动计划	
5	简单回顾，介绍下节课内容	

	第二节　学会控制情绪	
环节	内容	目标
1	小组成员反馈上周的行动计划和执行情况，社会工作者逐一检验组员完成情况；社会工作者向组员讲解解决问题的步骤，并简要回答组员上周遇到的一些问题	1. 不良情绪的影响； 2. 讨论用于管理情绪的方法； 3. 制订下周计划
2	测量血压，给每一位组员测量血压；进行"十巧手指操"等课前活动	
3	开始今天的课程，处理情绪低落、紧张、生气、担心，"深呼吸"放松；"引导性想象"放松	
4	制订周计划	
5	引导组员分享，通知下节课相关事宜	

	第三节　运动与血压的关系	
环节	内容	目标
1	讨论为健身和乐趣而锻炼的内容；锻炼对高血压病人的好处以及怎样进行锻炼	1. 掌握锻炼和耐力锻炼的相关知识； 2. 帮助组员选择合适的锻炼项目； 3. 向组员介绍疲劳的原因及处理办法
2	测量血压，给每一位组员测量血压；进行"十巧手指操"等课前活动	
3	向组员讲解耐力锻炼：多少足够	
4	与组员一起讨论并讲解疲劳的原因和怎样解除疲劳	
5	带领组员进行肌肉放松训练	
6	对上周周计划完成情况进行检验，制订下周计划	
7	引导组员分享，通知下节课相关事宜	

	第四节　学习自我交谈和合理膳食	
环节	内容	目标
1	成为一名高血压自我管理者，除了掌握各种自我管理技能之外，还需要有自信心，即相信自己有能力管理自己的高血压，学习积极的自我对话	1. 向组员介绍自我交谈的技巧； 2. 介绍高血压患者的合理膳食
2	测量血压，给每一位组员测量血压；进行"十巧手指操"等课前活动	
3	讨论不合理膳食对高血压的影响	
4	讨论高血压患者应该有的合理膳食习惯	
5	检验上周周计划完成情况，制订下周计划	

续表

第五节　控制体重		
环节	内容	目标
1	测量血压，给每一位组员测量血压；进行"十巧手指操"等课前活动	1. 知道至少 2 种体重控制的方法； 2. 指导高血压药物使用的目的、副作用，如何按医嘱使用药物； 3. 学会进行血压的自我检测
2	组员谈谈自己对体重控制的看法	
3	组员学习有关合理用药的知识和技巧	
4	组员学习血压自我监控的技巧和方法	
5	上周周计划完成情况检测，制订下周计划；预告小组即将结束	
第六节　学会如何戒烟，寻找利用社区资源		
环节	内容	目标
1	测量血压，给每一位组员测量血压；进行"十巧手指操"等课前活动	1. 学会如何戒烟； 2. 学会如何寻找和利用社区资源； 3. 小组总结
2	讨论吸烟对高血压的危害	
3	讨论社区有哪些资源可以帮助大家了解高血压知识	
4	引导组员分享本次小组收获，对小组整个历程和学习的知识进行回顾	
5	小组总结，填写满意度调查问卷	

2. 服务效果

高血压自我管理小组作为慢性病患者互相交流的学习平台，组员能够在小组过程中学习到各种健康的生活方式和心理疗法，社会工作者利用通俗易懂的课程内容引导居民进行讨论和归纳，加强居民的学习效果。同时，小组的建立还有利于慢性病患者从中建立支持网络系统，包括对患病的支持以及对心理方面的支持。许多慢性病患者存在着对病情不重视、用药不规律等情况，组员之间互相交流的同时能够起到互相监督的作用，而且患病时间越长也会对老年人的心理造成一定的压力和负担，容易引发社会无用感，严重的甚至有轻生的念头，失去治疗的勇气和信心，朋辈之间的互相支持能够为患病的老年人起到心理慰藉的作用。

五、成效与反思

(一) 成效

1. 发挥社会工作者资源链接的作用, 网格化社区健康宣传与教育团队

医务社会工作者在进行社区健康网络支持系统的建立时, 往往与社区内的社康服务中心、医院、全职医生或护士、有医学背景的志愿者组成网格化的团队, 通过整合本社区的医疗资源服务本社区的居民, 共同开展健康教育与宣传工作, 在这种合作模式下, 能够促进社区居民与本社区卫生服务机构的联系, 增强居民对医生的信任, 更加稳固医生与居民之间的关系。

2. 发挥医疗服务"走出去"的作用, 拓展服务领域, 在基层影响居民的健康保健意识

目前在深圳等地区广泛开展的社区健康公益项目、社区健康中心送医疗保健上门服务等, 为社区居民提供了包括健康促进、卫生防病、妇幼保健、老年保健、慢性病防治、医疗康复及疾病诊疗等"六位一体"的综合、连续、安全、便捷、高效的卫生服务, 想要了解健康知识不用跑医院, 在社区家门口就能够享受到贴心、保障的健康服务。

(二) 反思

1. 居民对公共卫生与社会工作融合的服务模式不了解

当前我国的医务社会工作实践逐渐从医院向照护福利机构、精神卫生等领域扩展, 以公共卫生为主的医务社会工作正在逐步推广。居民对这一项服务是否属于社会工作服务很模糊, 也对社会工作者开展公共卫生服务的专业性存疑。因此, 后续工作需要不断加强对以往服务经验的挖掘与借鉴, 并在新的发展环境下, 不断加强以家庭为中心、以社区为本的公共卫生社会工作实践, 促进个人—家庭—社区—医院多层次、整合型公共卫生社会工作服务体系的建立。同时, 在公共卫生领域社会工作者的培养上, 建议高校将公共卫生社会工作作为社会工作重要的子学科。在专业课程上, 将流行病学、健康教育与健康促进、预防等课程纳入社会工作专业课程, 使学生掌握和具备健康教育与健康促进、流行病学、基于社区的评估和预防干预等核心专业知识与实践能力, 以便在社区动员、项目评估、健康促进、政策规划与分析以及研究、监测、识别新的健康问题等方面充分发挥公共卫生社会工作的跨学科和跨职业的作用，提升社会工作在公共卫生领域服务的影响力。

2. 探索更好的服务模式，促进公共卫生社会工作的基层实践

结合新冠肺炎疫情的实践经验，应该积极开发和设计符合中国国情及社区疫情防控需要的公共卫生社会工作服务模式。第一，可以组织学习疫情传播时期社会工作者成功的工作经验，另外，可以查阅国际上社会工作者参与各类别疫情防控资料，为设计服务模式提供参考。第二，公共卫生社会工作者应第一时间为疫情工作的直接参与者和间接参与者提供支持，主要包括医护人员、基层社区工作者、一线志愿者、物流和快递工作者、清洁工、政府工作人员等。第三，调动资源，引导社区中的"积极者"配合社区工作者的服务，协助稳定居民的情绪。协助基层工作者在所在社区组建"三社联动"线上抗疫模式，对社区进行需求评估、信息筛选、服务提供、资源链接、捐需对接、信息收集、谣言澄清和志愿者管理等，为我国公共卫生领域社会工作回应重大突发性公共卫生事件提供服务指引，促进公共卫生社会工作的基层实践。

参考文献

[1] 田国秀. 风险社会环境对当代个体生存的双重影响——吉登斯、贝克风险社会理论解读 [J]. 哲学研究，2007 (6)：113 – 117.

[2] 应急管理部发布 2019 年上半年全国自然灾害基本情况 [EB/OL]. (2019 – 07 – 04) [2021 – 01 – 12]. https://www. mem. gov. cn/xw/bndt/201907/t20190703_311267. shtml.

[3] 李宗勋. 两岸灾害救助之民间参与政策研究——以减灾及风险管理为例 (发言稿). 灾害救助与社会工作研讨会，2015.

[4] CUTTER S L. Vulnerability to environmental hazards, process in human [J]. Geography, 1996, 20 (4)：529 – 539.

[5] 陶鹏. 突发事件社会救助概念辨析与制度检视 [J]. 学海，2020 (3)：80 – 86.

[6] WILSON J, OYOLA – YEMAIEL. The evolution of emergency management and the advancement towards a profession in the United States and Florida [J]. Safety Science, 2001, 39 (1)：117 – 131.

[7] 冯燕. 环境变迁中社会工作专业新发展——灾变管理社会工作 (发言稿). 灾害救助与社会工作研讨会，2015.

[8] The International Federation of Red Cross and Red Crescent Societies. What is a disas-

ter？［N/OL］．（2015 – 07 – 04）［2021 – 01 – 12］．http：//www. ifrc. org/en/what-we-do/disaster-management/about-disasters/what is-a-disaster/.

［9］钟起岱. 九一二重建政策解析［M］．台北：秀威出版社，2003.

［10］ZUNIN L M，MYERS D. Training Manual for Human Service Workers in Major Disasters（2nd Ed）［M］．Washington DC：DHHS Publication，2000.

［11］EHRENREICH J H. Coping With Disasters：A Guidebook to Psychosocial Intervention［N/OL］．（2001 – 10 – 04）［2021 – 01 – 12］．http：//www. mhwwb. org.

［12］ROBERTS，ALBERT R. Assessment，Crisis Intervention，and Trauma Treatment：The Integrative ACT Intervention Model［J］．Brief Treatment and Crisis Intervention，2002（1）：1 – 22.

［13］黄匡忠. 跨境灾难：社会工作案例分析［M］．香港：无国界社会工作者，2011.

［14］RUTTER M. Psychosocial resilience and protect mechanisms［J］．American Journal of Orthopsychiatry，1987（3）：316 – 331.

［15］李志刚，胡洲伟. 城市韧性研究：理论、经验与借鉴［J］．中国名城，2021，35（11）：12.

［16］黄松林，翁树澍，汪中华. 社区复原韧性是社会工作灾害重建的关键（发言稿）［C］．灾害救助与社会工作研讨会，2015.

［17］刘芳，任敏，吴世友. 公共卫生社会工作在应对重大突发公共卫生事件中的角色［J］．社会建设，2020（3）：3 – 14.

［18］李青，谭卫华，郑立羽. 大健康背景下公共卫生社会工作的发展［J］．华东理工大学学报（社会科学版），2020，35（1）：57 – 69.

第八章　其他领域医务社会工作

第一节　优生优育与社会工作

一、服务背景

（一）人口与计划生育的概述

新中国成立以来，党和国家始终坚持人口与发展综合决策，科学把握人口发展规律，坚持计划生育基本国策，有力促进了经济发展和社会进步，为全面建成小康社会奠定了坚实基础。在 1973 年全国计划工作会议上，人口增长目标被纳入国民经济发展计划，人口指标与经济目标开始紧密结合。1978年，"国家提倡和推行计划生育"被写入宪法，"晚婚、晚育、少生、优生"正式提出。随后，我国经历了"独生子女""一孩半""单独二孩""全面二孩""三孩"的全面发展。特别是 2021 年 5 月 31 日，中共中央政治局会议决定"实施一对夫妻可以生育三个子女政策及配套支持措施"，进一步优化生育政策，提高优生优育服务水平、促进普惠托育服务发展、保障计划生育家庭权益等工作任务，被提到了重要位置。

随着人口政策的不断变化，优生优育逐渐成为计划生育的重点工作。优生优育工作引进了专业的社会工作理念与方法，引入多元社会力量参与，共同协作，提升服务质量，提升优生优育和普惠托育服务水平，增进家庭和谐幸福，推动实现适度生育水平，促进人口长期均衡发展。

（二）优生优育社会工作的服务供给

随着国家卫健委的成立，计生工作向着"大卫生，大健康"方向转型，计生管理向着卫健服务转变，人口与计划生育社会工作的重点也逐步转变为优生优育社会工作服务。结合目前社会工作的发展与实际情况，优生优育社会工作服务的供给方式主要有以下两种。

1. 广义社会工作服务供给

（1）卫生健康部门优生优育行政管理工作。由卫生健康部门行政人员直接提供的优生优育，主要运用行政手段进行管理，如通知、会议、发布文件等。

（2）计划生育协会提供的优生优育宣传与服务工作。由各层级计划生育协会提供优生优育宣传与服务，行政手段与服务手段相结合，如印发通知、举办会议、举办活动、拍摄宣传视频、发放宣传材料等。

（3）专业早教机构提供的科学育儿服务。由专业早教机构通过市场化的运营，为有需要的婴幼儿提供培训、训练，为有需要的家长提供科学育儿知识、方法培训。

（4）志愿者提供的志愿服务。主要由生育关怀志愿者、巾帼志愿者等通过自愿的形式，为孕期妇女、婴幼儿、计生特殊家庭提供关爱、帮扶等志愿服务。

2. 专业优生优育社会工作服务供给

目前，社会工作的主要供给方式有四种：一是政府直聘的专业社会工作者，如广东"双百工程"；二是岗位购买，如学校岗位、医务社会工作岗位等；三是项目/服务购买，如社区党群服务中心；四是专业社会工作服务机构自主开展的专业服务。

专业优生优育社会工作服务与社会工作主要供给方式基本相同，但是目前还未出现卫健部门直聘专业社会工作者的情况。为此，专业优生优育社会工作服务供给主要有三种方式：一是卫健部门或者计生协专业社会工作岗位购买；二是项目购买，目前比较常见的项目主要有家庭能力发展项目、科学育儿项目等；三是部分专业社会工作服务机构自主开展的优生优育服务。

（三）服务机构情况简介

结合优生优育社会工作服务供给方式，可知优生优育服务机构主要有计划生育协会、社会工作服务机构、专业早教机构以及志愿者服务团队。以深圳市坪山区坪山街道为例，参与街道优生优育工作的服务机构有坪山街道计生协、深圳市坪山区大同社会工作服务中心、坪山街道善育婴幼儿健康发展促进中心、坪山街道生育关怀志愿者服务队。

其中，深圳市坪山区大同社会工作服务中心为坪山区专业社会工作服务机构，成立于 2010 年 5 月 21 日，为深圳市坪山区首家注册的公益性非营利性社会组织。机构以"大爱同行、感恩你我、诚信善言、互助共融"为服务理念，致力于创新和深化社会工作公益服务实践与公益服务研究，促进和推动社会公益服务事业发展。机构成立以来，先后运营了"和谐家园计划"、坪环/马峦/六联和平/东角头社区党群服务中心、"脑瘫儿及其家庭增能服务"项目、"来深建设者子女及家庭服务"项目、坪山街道幸福家庭发展能力建设工程项目、坪山街道幸福家庭学院项目、马峦家庭能力指导中心项目及学校医务政府岗位社会工作等多个公益服务项目，服务对象涵盖儿童、青少年、老年人、残疾人、优抚低保等群体，坪山区大同社会工作服务中心以真情、真心、真意的态度为他们提供专业的社会工作服务，受到了广大居民和政府各级单位的高度认可。

二、服务领域特点

（一）服务对象广泛

优生优育社会工作的服务对象涵盖了全家庭生命周期，如婚前检查服务所涉及的适龄的准备结婚的男女，孕前及孕期检查、科学备孕及孕期健康学习的男女，婴幼儿早期教育的父母以及爷爷奶奶等监护人。需要针对不同的对象，运用不同的方法，开展不同的优生优育社会工作服务。

（二）服务需求复杂

优生优育社会工作的服务对象广泛，不同的服务对象有不同的需求，每个家庭生命周期阶段也有不同的需求，需要社会工作者运用不同的专业知识，针对具体的需求，开展有针对性的专业服务。

1. 不同服务对象的需求

（1）适婚男女。适婚男女的主要需求有婚前检查和婚前咨询，树立婚前检查的意识，了解不建议结婚的疾病、了解重大疾病对性与生育的影响、了解近亲结婚的风险、了解避孕的知识与方法、了解怀孕及生育的成本等。

（2）备孕及孕期夫妻。他们需要树立孕检的意识，了解孕检的重要性和必要性；了解孕期健康知识，孕期生理、心理反应；了解怀孕应享有的政策福利和权利等。

（3）婴幼儿监护人。需要了解孕妇产后生理、心理健康知识；需要了解婴幼儿科学养育知识；需要学习婴幼儿早期教育方法等。

2. 家庭生命周期的需求

（1）形成期。即结婚到第一个孩子出生的时期，这个时期家庭的主要任务是组建新的家庭。在优生优育方面需要树立正确的婚育观念，了解科学的婚育知识。

（2）扩展期。即家庭中第一个孩子的出生到最后一个孩子的出生，这个时期家庭的主要任务是养育孩子。在此时期家庭优生优育的重点在于优育——科学养育幼儿，具有婴幼儿科学养育的需求、早期教育的需求以及建立良好亲子关系的需求。

（3）稳定期。即最后一个孩子出生到第一个孩子离开家庭。这个时期的主要需求在于建立良好的亲子关系，科学养育孩子。

（4）收缩期。即第一个孩子离开父母到最后一个孩子离开父母。该阶段的主要需求为培养孩子科学的婚育、生育知识等。

（5）空巢期。即最后一个孩子离开父母到配偶一方死亡。该阶段对个人和家庭来说，优生优育方面任务基本完成，部分计生特殊家庭（如失独）需要关爱及帮扶服务，也可以引导他们参加生育关怀志愿服务。

三、服务设计与内容

（一）服务目标

优生优育工作引入专业的社会工作理念与方法，引入多元社会力量参与，共同协作，提高服务质量，提升优生优育和普惠托育服务水平，增进家庭和谐幸福，推动实现适度生育水平，促进人口长期均衡发展。

（二）主要服务内容

1. 优生优育政策宣传

包括各种计划生育政策、婚前检查、孕前检查、怀孕应享有的福利和权利、计生特殊家庭的帮扶等政策的宣传。

2. 婚前咨询

婚前咨询主要围绕婚育政策及婚育生活的准备，主要内容有：

（1）提示禁止近亲结婚的法律规定，提示近亲结婚的风险；

（2）告知重大疾病以及传染病对性与生育的影响，如肾病、艾滋病；

（3）告知婚前检查的政策，树立婚前检查的意识；

（4）告知生育政策，强调选择避孕及恰当避孕方法的必要性及重要性；

（5）告知怀孕及生育的成本及效用；

（6）适当的心理疏导，预防婚前恐惧症；

（7）婚恋情感咨询与辅导，协助解决婚恋与情感带来的心理问题。

3. 孕期服务

包括孕前检查、孕期辅导、胎儿发育与健康、孕期心理等内容。

（1）孕前检查。宣传免费孕前检查政策，发动、组织居民进行孕前检查，树立科学生育的意识。

（2）孕期辅导。引导孕妇按时进行孕期检查，传授孕期生理反应、孕期的营养、孕期的药物禁忌等知识，进行孕期生活辅导、孕期职业指导，保障孕期的政策福利及其他权利。

（3）胎儿发育与健康。胎儿发育知识传播、遗传性疾病预防应对、胎儿营养、胎教等。

（4）孕期心理。咨询及舒缓孕期的各种心理反应、预防孕前产后抑郁、协助建立孕期家庭心理支持。

4. 科学育儿服务

优育主要体现在科学育儿服务方面。

（1）婴幼儿的科学喂养，包括婴幼儿的身体发育、营养与喂养、日常护理、疾病预防与护理、安全，婴幼儿的动作发展、语言发展与亲子阅读、认知和智力发展、情感和社会性发展、教养方式和习惯培养等方面的内容。

（2）婴幼儿的早期教育，包括肢体协调训练、感觉统合训练、语言及表达训练、早期智力开发等，以及向婴幼儿父母及监护人传播科学育儿的知识、方法、技巧，帮助家长树立正确的儿童观、亲子观、成才观。

（3）婴幼儿心理健康，协助树立正确的自我认知、形成正确的是非观、培养一定的抗挫折能力等。

（4）普惠性托育服务，整合资源、发动居民，引入专业的托育机构，开展普惠性托管、早期教育服务。

（5）良好的家庭环境营造，树立良好的亲子关系、良好的家庭氛围，为婴幼儿的健康成长营造良好的家庭环境。

（6）营造友好的社会环境，确保婴幼儿的合法权利，确保婴幼儿健康成长。

5. 计划生育特殊家庭服务

根据国家政策，协助卫健部门执行计划生育特殊家庭帮扶政策，关爱帮扶计划生育特殊家庭。

6. 生育关怀志愿服务

组建生育关怀志愿者服务队，开展各类生育关怀志愿服务，共同推进优生优育工作的开展。

（三）核心服务策略

优生优育工作具有需求复杂性，专业多样性，服务对象感受性需求、规范性需求不明显的特点，开展优生优育服务需要多元力量共同参与，服务对象主动推动。为此，优生优育社会工作的核心服务策略为共建共治共享，即发动居民、整合资源、引入多元社会力量，跨专业机构合作，建立优生优育、共建共治共享的社会治理局面。

四、实务案例

（一）坪山街道幸福家庭学院

坪山街道领创"幸福家庭发展能力建设工程"项目，创建了"幸福家庭学院"，引入社会工作专业服务机构，以产品化思维和项目化运作为核心工作模式，构建具有"共享式接口"的"开放式平台"，构建了人人参与、人人尽力、人人享有的共建共治共享的"终身成长型"计生服务模式。

幸福家庭学院协助街道在辖区流动人口聚集点建立孕妈咪驿站，开展优生优育宣传、关注孕期即胎儿健康的"123456"服务、提供孕期知识的"幸运十月"服务，并引入幸福家庭学院的其他幸福家庭服务，助力流动人口实现优生优育。幸福家庭学院还引入专业早教机构，共同提供感觉统合训练、绘本阅读、爬爬赛等科学育儿服务，助力家庭科学养育婴幼儿。

项目被列为坪山街道党工委、办事处"2019 年三大重点改革工作项目"——"探索市民卫生健康服务新路径"改革项目，并于 2019 年 10 月，代表深圳市参加中国计生协在杭州举办的全国"流动人口新市民健康行动和关怀关爱'三留守'项目管理暨能力建设培训班"，在会上对"幸福家庭发展能力建设工程"以及"幸福家庭学院"的创新运营模式作了经验分享，获得了中国计生协参会领导以及同行的高度肯定和一致认可。

（二）建立亲子互助中心，解决家庭托育困难

坪山街道成立了社区亲子互助中心，在社区搭建"共建、共治、共享"的婴幼儿养育互助平台，与社会组织、社区居民共建"养育空间、养育团队"，与社区居民共治"中心"，共享"身边的优质养育服务"。具体通过培育家长成为亲子互助中心的专业志愿者，通过"家长志愿服务时间"置换"孩子免费的托育服务"的运营模式，让社区家长参与中心的婴幼儿科学养育服务，以此解决社区孩子托育难的问题。

五、成效与反思

优生优育社会工作聚焦人口生育与科学育儿，立足国家人口政策，致力于提升优生优育服务水平，改善婴幼儿托育现状。社会工作者运用社会工作专业服务方法及理念，发动多元力量参与，在具体的实践中取得了一定的成效，获得了一些经验，但也有不足，需要在以后的工作中不断完善。

（一）服务成效

1. 个人层面
（1）降低了新生儿出生缺陷率，提升了生殖健康水平；
（2）提升了胎儿的健康水平，保障了胎儿健康成长；

（3）增强了妇女孕前孕中孕后的健康意识，提升了孕期健康水平，避免了孕期生理、心理健康问题的出现；

（4）婴幼儿得到科学养育，实现健康成长；

（5）婴幼儿得到科学的早期教育，人格、心理健康发展。

2. 家庭层面

（1）夫妻关系更加和谐；

（2）亲子关系更加亲密；

（3）家庭环境更加良好，有利于婴幼儿健康成长；

（4）家庭更加健康，生活更加美好，获得感、幸福感更强。

3. 社会层面

（1）婚检孕检意识得到提升，新生儿出生缺陷率更低，健康人口有效增长；

（2）生育政策得到有效落实，优生优育得到落实，促进了人口均衡发展；

（3）优生优育服务水平得到明显提升，人人健康得到保障；

（4）科学育儿知识得到传播，婴幼儿健康成长得到保障；

（5）普惠性托育得到落实，居民"带娃难"的"痛点"得到解决；

（6）形成全社会关注、帮扶计生特殊家庭的氛围；

（7）党建引领、专业介入、多元参与，共建共治共享的优生优育社会治理局面逐步形成。

（二）经验总结与反思

一是需要充分发挥党建引领的作用，积极发挥基层党组织的战斗堡垒作用、发挥党员的先锋模范作用，在各级党委、政府的领导下，朝着正确的方向，运用正确的方法，推动优生优育社会工作服务的开展。

二是需要充分发挥社会工作者的统筹协调作用，树立"大社会工作"视角，协作卫健部门规划、统筹辖区的优生优育工作，整合资源、调动多元力量参与，共建共治共享，开创优生优育社会治理新局面。

三是强调多元共治，社会工作者统筹，引入专业医生、早教机构、托育机构，发挥各自的专业优势，共同促进优生优育服务的开展。

四是搭建自治平台，引导居民共同参与，在参与的过程中，不断提升居民优生优育的意识和水平，逐步实现自助与互助。

五是坪山街道领创"公益产值"，通过"公益产值"保留各企业、爱心人士的公益投入痕迹，运用"公益颜值"记录志愿者公益服务。并且每年制作并发布"公益产值"榜单，树立公益榜样，引导更多的社会力量参与公益服务，共建共治共享社会治理局面逐步形成。

六是坚持服务购买的方式，持续引入专业社会工作者，组建专业服务团队，保证服务的独立性、专业性。

七是建立婴幼儿社区托育平台，发动居民，通过专业督导、居民互助的方式，开展普惠性婴幼儿托育服务，解决社区托育难的问题。

八是进一步完善丰富卫生健康部门的服务内容，提升服务水平，充分发挥基层卫生健康部门的服务功能，落实国家生育政策，促进人口均衡发展。

第二节　工伤社会工作服务

一、机构服务简介

深圳市龙岗区春暖社工服务中心（以下简称春暖）成立于2008年1月23日，是全国百强社会工作服务机构、首批全国社会工作服务示范单位、全国社会工作实务实习实训基地、深圳市5A级社会组织、深圳市A级社会工作服务机构。自成立以来，春暖坚持以"提供优质创新的服务、温暖特殊社群、推动社会发展"为使命，聚焦"健康"，关注人的生命历程，以项目实施为载体，以医院、社区、康复站、社区康复服务中心（以下简称社康）等为阵地，打造从婴幼儿期、学龄初期、学龄期、青春期、成年早期、成年期到成熟期的全生命周期服务，力争将机构打造"成为国内杰出的社会服务机构，引领社会服务发展"。

经过13年的沉淀与发展，春暖现有员工440多名，服务覆盖深圳市龙岗区、盐田区、福田区、罗湖区、南山区、宝安区、龙华区、大鹏新区8个行政区域，社会工作专业项目及督导服务输出辐射佛山、中山、长沙、瑞安、郑州、惠州、南昌、汉中等15个城市，专业服务能力得到社会大众及用人单位的认可和好评。

自2009年春暖第一批医务社会工作者进驻医院以来，春暖目前共有80多名医务社会工作者，服务深圳市26家医院及710多个社康，医务社会工作者以个案、社区、小组三大专业方法，为就医患者和社区居民提供健康宣教、疾病适应、工伤支持、临终关怀、哀伤辅导、医疗救助、志愿服务等服务，推动深圳市医务社会工作在本土化发展过程中积极发掘和探索政府、社会公益、社会组织、家庭、个人等多元化的资源系统，关注人的身心社灵发展，推动了医务社会工作在病患关爱、疾病预防、健康保障、社会福利等方面的突破与创新。

二、服务领域特点

工伤社会工作服务是以工伤患者为服务对象，医务社会工作者秉承专业助人的理念，运用社会工作的专业理论与方法，从工伤预防、工伤赔偿、工伤康复"三位一体"出发，向工伤患者普及工伤预防知识，提供工伤政策法规咨询，协助工伤患者回归家庭、回归社会、回归职业的社会工作服务过程。

（一）工伤患者的特点

工伤患者是指因受工伤而入院的病患。工伤是工作伤害的简称，即由工作引起并在工作过程中发生的事故伤害和职业病伤害。由于住院"工伤患者"仍在治疗中，部分未认定为工伤，本书研究的"工伤患者"由社会工作者评估初步符合应当被认定为工伤或应当视同工伤的情形，并划定工伤个案类型。随机抽取深圳市龙岗区医务社会工作者 2018—2020 年工伤个案服务案例 80例，工伤患者主要呈现出以下特点。

1. 工伤患者的一般情况

性别分布：男性共 61 名，占 76.3%；女性共 19 名，占 23.7%；男性工伤患者较女性工伤患者多。

年龄分布：最小的工伤患者年龄为 19 岁，最大的为 65 岁，平均年龄在 38～45 岁，其中 25～45 岁的工伤职工 58 名，占总人数的 72.5%；工伤患者以青壮年为主。

文化程度：小学及以下文化程度者 12 名，占 15%；初中 46 人，占 57.5%；高中 19 人，占 23.75%；大学及以上 3 人，占 3.75%。因此，工伤患者的文化程度大部分是中学文化，文化水平偏低。

户口分布：80 名工伤患者中，仅有 3 名为深圳户口，大部分是非深户，外地农业户口人数达 77 名，占比 96%。

职业分布：经过统计，工伤患者从事体力劳动的占比较高，包括工厂机械操作员、建筑工地工人等。所以工伤患者主要受从事的工种影响，例如建筑施工工人常见高处坠落事故、物体打击事故等。

2. 工伤患者的特点

首先，深圳工伤患者人群大多为农民工，流动性较大，独立性较强，远离家乡和亲朋好友，周围可倾诉、排解不良情绪的人较少，情感支持网络非常薄弱。因此在发生工伤之后，患者会存在多种不良的情绪，且情绪会随着治疗阶段的变化而变化。2020 年龙岗区第三人民医院的工伤需求调研显示，被调查的 51 名工伤患者中，有 13 人认为自己存在情绪方面的困扰，占比25.4%。在进行个案预估时，社会工作者同样会对工伤患者进行情绪方面的评估，工伤患者常见的情绪问题主要有焦虑、自责、愤怒、依赖、否认、抑郁等。张健、赵锡楠的研究表明，工伤患者在发生工伤事件后不仅会出现由疾病导致的躯体化症状，还会产生强迫症状，焦虑、抑郁等负性情绪及饮食睡眠障碍。产生不良情绪的原因主要有：由工伤带来的残疾，包括肢体等器官的缺失、烧伤等引起的外形的变化；大多数工伤患者学历较低，工伤方面的法律知识、维权知识缺乏；照顾及家庭支持不足；与用人单位出现沟通障碍；部分长时间不能工作带来收入减少，出现经济问题；担忧出院后的维权、面临失业。工伤患者在受伤住院各个阶段，呈现出的心理情绪状况也是不一样的。

其次，工伤患者维权意识及能力参差不齐，但大部分较弱。维权困难成为工伤患者所面对的普遍问题。社会工作者开展的工伤小组前测问卷显示，80%的工伤患者对工伤相关政策了解甚少，缺乏渠道和方法。大部分工伤患者为中学程度文化水平，对购买工伤保险不重视，不知道签订劳动合同，对工伤处理相关政策法规了解不多，对自身权益的保护缺乏法律意识。

最后，就医经济困难是工伤患者的另一常见特点。大部分工伤患者学历低、工作以体力劳动为主、收入不高。另外，还会面临用人单位推卸责任的情况，部分在工作中受伤的患者主观认为自己是工伤，在病历中做了相应的记录，结果却得不到公司的支持，导致自己既不能以工伤名义报销医疗费用并获得相应的赔偿，也不能使用医疗保险报销医疗费，因此陷入尴尬境地。由于自己的医疗费用等问题迟迟得不到解决，部分工伤患者会采取不出院来给予用人单位压力，导致医疗费用持续增加，陷入恶性循环的困境。

（二）工伤患者的需求

1. 心理康复的需求

工伤患者住院期间，本人及家属往往更关注的是身体的康复和后续的赔偿，而忽视了心理的健康；大众对工伤患者的心理康复同样缺乏足够的关注，往往认为躯体的康复即是达到了康复的标准；政府和医疗单位也着重于患者的躯体健康，康复目标多以劳动能力和肢体运动能力的恢复为主。随着传统医学模式向生理－社会－心理模式的转变，心理健康、生活质量越来越受到人们的重视。

工伤患者在遭遇工伤之后，在治疗期间以及后续康复期间，都面临着很多问题，呈现出的心理情绪状况也是不一样的。入院初期由于身体的不适和赔偿问题，往往会带有焦虑和恐慌；随后害怕身体致残无法康复，担心以后无法正常生活与工作。当治疗费用庞大到无力支付，用人单位不愿支付医疗费，会对用人单位产生愤怒等情绪。心理康复可提高工伤患者的生活质量，也能促进躯体康复。工伤患者处于相对弱势的境地，更需要提高他们的心理健康程度。

2. 维护权益的需求

大部分工伤患者为中学程度文化水平，工伤相关知识缺乏，包括对工伤相关法律条例等都知之甚少，例如《工伤保险条例》《中华人民共和国劳动合同法》《职工工伤与职业病致残程度鉴定》等。受伤之后听从用人单位的安排，被动等待用人单位的"赔偿"。有些没有参加工伤保险的工伤患者甚至不知道应该由用人单位按照《工伤保险条例》规定的工伤保险待遇项目和标准支付费用，自认倒霉自己默默承担。工伤患者存在维护权益需求的主要原因是工伤参保率低、企业逃保漏保现象严重；用人单位在处理患者工伤问题时不重视不担责，患者维权能力较弱。

3. 职业康复的需求

工伤患者大部分为体力劳动者，由于身体伤害带来的残疾、身体功能的变化而不能从事以前的工作，导致其需要重新适应单位提供的新岗位，或者重新找一份适合自己目前身体状况的工作。而工伤患者文化水平较低，因此需要重新接受技能培训，以提升工伤患者的工作能力和增加他们再就业的机会。新工作能帮助工伤患者获得经济来源并且提升他们的自信心。

4. 构建社会支持网络的需求（社会康复的需求）

工伤患者的正式支持主要来自工伤保险相关部门、用人单位和医院社工部，非正式支持主要来自家人、亲朋、邻居和同事。前者的支持主要为政策及待遇上的保障，后者则是给予工伤患者经济与情感双重支持。

深圳市的工伤患者，大部分只身一人在外打工，受伤之后远在老家的家人不能立即前来照顾。也有部分患者因为从家里的顶梁柱变成需要照顾的人，所以不敢告诉家里人。受伤初期，部分患者会缺乏家人的照顾和支持。工伤患者如果没有签订劳动合同，可能会出现用人单位不负责的情况，缺乏单位的支持，社保相关单位对此类工伤患者也是无能为力。所以，如果缺乏多方支持，工伤患者将面临照顾问题、医疗费用问题、经济问题、赔偿问题等，帮助工伤患者构建社会支持网络显得尤为重要。

三、服务设计与内容

（一）服务目标

通过个案、小组、社区等工作手法为工伤患者及家庭提供必要的情绪疏导与支持，加强工伤患者的心理调适与适应；帮助工伤患者明确工伤应对相关政策法规，推动合理维权，保障合法权益；帮助工伤患者构建社会支持网络，促进工伤患者全面康复。

（二）主要服务内容和核心服务策略

1. 心理支持

利用相关量表，对工伤患者的心理状况进行进一步的分析。社会工作者通过"一对一"的个案辅导、团体正念治疗、团体园艺治疗、团体音乐治疗、工伤互助支持小组等方法支持服务对象表达与宣泄自我情绪，缓解工伤患者因躯体疾病所导致的躯体疼痛，纠正工伤患者错误认知，改善饮食睡眠状况，强化家属、朋友及其他工伤患者对服务对象的情感支持。例如一对一的个案辅导中，社会工作者常利用认知行为疗法，纠正他们的非理性认知。告知工伤患者在工伤后所产生的各种不良情绪反应和行为都是正常的，鼓励患者积极面对工伤后引发的伤残、维权赔偿、照顾、再就业等一系列问题。利用园艺治疗，帮助他们转移注意力，缓解身体上的疼痛，以减轻焦虑等负性情绪。

开展工伤互助支持小组，鼓励工伤患者参加集体活动，使得有相同经历的患者聚集在一起，与他人交流康复经验，使工伤患者之间相互开导、相互鼓励，形成良好的康复支持网络。除此之外，工伤患者的家人及亲朋是患者非常重要的支持系统，应该与患者亲密的人保持良好的沟通，让他们对患者保持关心和爱护，形成患者强大的心理支持。

2. 权益维护

工伤患者在受伤之后，不是立即就能获得赔偿的，首先工伤患者要能够证明与用人单位的劳动关系，然后是工伤认定、劳动能力鉴定和工伤保险待遇确定。

由于申请程序的复杂性，所以申请工伤待遇的每一个阶段都需要几个月甚至更长的时间，一般从开始申请工伤保险待遇到最后领取工伤赔偿金可能需要一年的时间，如果中间再出现一些意外事件，甚至可能要更久。所以维护权益的过程是非常漫长的，如果打官司，可能还需花费更多费用，维权具有高成本性，其间如果未取得用人单位的配合，加上工伤患者自己维权能力弱等问题，维权会更加困难。

此时社会工作者应该帮助工伤患者学习和掌握工伤相关知识，包括《工伤保险条例》，何为工伤，何种情形能被认定为工伤，哪些情形又能视同工伤，学习工伤维权的流程，教授患者与用人单位沟通技巧，避免过激维权行为，合理合法维权，等等。社会工作者一般是通过一对一的学习辅导帮助工伤患者；也会通过工伤学习小组，将工伤职工聚集起来，形成相互学习的良好氛围，帮助工伤患者更快掌握相关知识；社会工作者也通常会制作一些工伤应对手册、工伤微课堂小视频，帮助工伤患者更加快速掌握工伤相关知识和维权技巧；鼓励工伤患者要主动要求签订劳动合同，学会自我保护；对职工进行工伤知识的宣讲，此时，社会工作者是作为一个教育者和支持鼓励者，帮助工伤患者增长维权知识和提升维权自信心。

其次，社会工作者也是资源链接者，工伤维权涉及多方主体，包括用人单位、社保相关部门、工会、残联、律师、媒体、农民工维权社会组织等，工伤患者可能不知道自己可以求助哪些资源。社会工作者需要整合多方资源，帮助工伤患者合理使用身边的资源。

3. 构建社会支持系统

首先，协助患者了解自己身边的资源，辨识潜在而有帮助的人际网络及服务资源。个案服务中，社会工作者经常会引导工伤患者共同画出"我的资源地图"，例如绘制地图中的家人、朋友、邻居、用人单位、社保相关部门等，帮助工伤患者熟悉身边的资源。其次，鼓励及激发这些人际网络发挥作用。医务社会工作者除了与患者沟通外，还需要通过各种可行的方式与患者相关的支持网络进行沟通。如鼓励患者家属积极主动学习工伤相关政策法规。社会工作者还应该告知家属，让家属积极与工伤患者沟通，关注其心理变化，尽可能地多给予其正面的支持和鼓励，鼓励患者配合医护人员的治疗，做好家庭护理工作。最后，构建和完善工伤患者的社会支持体系，不能孤立地依靠正式支持系统或非正式支持系统，应该将工伤患者的正式支持体系与非正式支持体系联合起来，加强相互间沟通与交流。将工伤相关部门、用人单位、工会、工伤患者的家属及亲友有机结合起来，使其能够互相配合、互相补充，形成一个良好的社会支持体系，形成对工伤患者的全方位支持，使其能够尽快走出工伤困境，并回归社会。

四、实务案例

医务社会工作介入工伤维权案例
——社会支持理论与优势视角理论在工伤维权个案中的应用

（一）案例背景介绍

1. 基本资料

服务对象姓名：杨大哥（化名）。

性别：男。

年龄：52 岁。

结案情况：未结案。

2. 个案背景资料

（1）接案原因。服务对象工伤入院后医疗欠费，公司不承认其工伤，不愿意垫付医疗费，而服务对象经济困难，急需解决医疗费以进行手术治疗，需工伤维权，希望社会工作者介入。

（2）健康情况。服务对象工作时从高处摔下而入院，肺部轻度挫伤，右侧 4 根肋骨骨折，腰椎不稳一度滑脱，需手术治疗。服务对象因伤到腰部，腰痛剧烈，不能行动，不能自理。

（3）经济方面。服务对象因生意失败，欠债 20 万元，后来一直无固定工作，无稳定收入，无存款；服务对象儿子之前月薪约 7000 元，每月还车贷 2000 多元，后因照顾服务对象而失业，无收入；儿子未婚妻来探望服务对象当晚突然生病住院，需医疗费用 1 万多元；服务对象已欠 1 万多元医疗费，仍需约 8 万元手术治疗费用。

（4）社会支持。服务对象因生意失败导致离婚，无再婚。服务对象与前妻育有一子，儿子 28 岁，在外地工作，之前与服务对象分开生活，此次因服务对象受伤而来医院照顾。儿子未婚妻来探望服务对象，但当晚生病住院。服务对象自述有一定的人脉，但表示暂时不想麻烦别人；服务对象儿子有同学在政府部门工作，可以提供一些咨询服务；服务对象有几个子侄在深圳，但无论是工伤处理还是经济方面的支持都不多。服务对象入职不到一个月，与公司沟通不畅，未确定公司是否为其购有工伤保险，而公司只为服务对象交了 2000 元住院押金，后续对服务对象工伤处理持推诿、冷漠态度。

（5）情绪状况。服务对象对老板推卸责任、漠不关心的做法不满、失望，同时担心医药费及自己的病情，又因儿子未婚妻生病住院觉得祸不单行，情绪焦虑；服务对象儿子失业无收入，既要解决父亲及未婚妻的医疗费用，又要为两人提供生活上的照顾，同时还要跟进父亲的工伤维权事宜，所以面临照顾、经济及维权等多重压力，情绪焦虑。

（6）服务对象优势。服务对象高中毕业，之前做过生意，见多识广；其儿子大专毕业，逻辑思维能力较好，语言表达能力强，维权意识强。

（二）案例分析

1. 问题与需求分析

（1）解决医疗费及生活费的需求。服务对象需手术治疗，已欠医疗费 1 万多元，仍需约 8 万元等待手术治疗，而其因生意失败欠债，已无法筹钱，儿子失业无收入，恰逢儿子未婚妻又住院需要花钱，雪上加霜，经济困难，急需解决医疗费用及后续的生活费用。

（2）了解工伤政策及维权途径的需求。服务对象在工作中受伤，老板刘总（化名）认为服务对象的腰部受伤是旧伤引起的，否认工伤事实，不愿意为其工伤负责。服务对象不确定其伤情是否属于工伤，也不清楚工伤待遇及工伤处理流程，不了解维权方法和途径。

（3）情绪疏导、心理支持的需求。服务对象对老板推卸责任、漠不关心的做法不满、失望，同时担心医药费及自己的病情，又因儿子未婚妻生病住院觉得祸不单行，情绪焦虑；服务对象儿子失业无收入，既要解决父亲及未婚妻的医疗费用，又要为两人提供生活上的照顾，同时还要跟进父亲的工伤维权事宜，所以面临照顾、经济及维权等多重压力，情绪焦虑。

2. 案例介入理论

（1）社会支持理论的问题分析。社会支持理论认为人无法自绝于社会而存在，人类生存需要与人共同合作以及仰赖他人协助，人类生命发展历程都会遭遇一些可预期和不可预期的生活事件。遭遇生活事件时，需要资源以应对问题。在本案例中，服务对象遭遇工伤，且伤情严重需治疗这一现实，急需相应的资源来应对。所以，为服务对象提供心理安慰、情绪支持，普及工伤政策知识，协助其与科室积极沟通等无形支持，以及申请社会筹款、链接多元资源等有形支持，是医务社会工作者需要完成的工作。

（2）优势视角理论的问题分析。优势视角理论认为每个个人、团体、家庭和社区都有优势，创伤和虐待、疾病和抗争具有伤害性，但它们也可能是挑战和机遇。优势视角就是着眼于个人优势，以利用和开发其潜能为出发点，协助人从挫折和不幸的逆境中挣脱出来，最终达到目标、实现理想的一种思维方式和工作方法。

本案例中，医务社会工作者可以着眼于服务对象的优势，协助服务对象认识到工伤维权虽然存在困难与挑战，但也是资源，比如，服务对象与家人一起经历这个重大事件，从中感受到家人之间的团结与关爱、温暖与支持。还有整个维权过程可以学习到很多工伤知识及维权策略等，可发挥其最大的潜力，提升其解决问题的信心和能力。

（三）服务计划

1. 服务目标

总目标：通过协助服务对象维权，解决服务对象的工伤问题，使其尽快得到治疗和康复，恢复正常生活。

具体目标：

• 心理辅导：协助服务对象及儿子接受突发意外带来的冲击，帮助服务对象及其儿子缓解焦虑情绪及压力，学会理性应对维权。

• 服务对象增能：拓展服务对象及其儿子的工伤维权知识，提高其信息知晓度，提升其解决问题的能力，增强其享受社会公共福利的信心与能力；

同时协助服务对象学习沟通技巧及应对策略，提升服务对象及其儿子与公司老板商谈、去政府部门维权的技巧和能力。

●资源链接：工伤维权资源链接有工伤探视金资源、免费的律师资源、工伤援助热线资源及相关维权渠道资源等；经济资源链接有社会筹款、物质支持。

2. 服务策略

一是医务社会工作者关注服务对象的病情及心理状况，以诚恳接纳的态度与服务对象一同分析当前困难，与服务对象一同商讨解决困难的多种办法。

二是与服务对象及其儿子分享工伤政策知识、维权知识、沟通技巧，使其树立维权信心；关注其每次维权的过程、结果等情况，及时与其进行总结，鼓励、引导其坚持维权。

三是医务社会工作者借助社会工作者的资源库及专业知识，链接工伤维权资源及尽可能多地获取经济救助资源。

（四）实施过程

1. 第一阶段：收集资料，评估问题，建立关系

医务社会工作者了解到，服务对象因生意失败，受邀入职朋友刘总的公司，入职不到一个月就受工伤住院，公司只为其缴纳了2000元住院押金，后续一直没有正面联系；医务社会工作者初步为其讲解工伤待遇及处理流程等知识。第二天，医务社会工作者得知，刘总推脱服务对象的腰椎受伤是旧伤或先天性腰椎不稳，不承认工伤，而且刘总即使来住院部（向医生了解病情），也不来看望服务对象，并且拒接或敷衍回复服务对象的电话，双方没有正面沟通过。随后医务社会工作者了解到服务对象保存有劳动关系凭证，并且工友愿为其工伤提供证言证词，因此医务社会工作者评估服务对象的工伤事实应该能得到社保局的承认。医务社会工作者通过以往的案例分享（有患者存在旧伤，但因工作受伤加重，社保局建议先申请工伤认定）来增强服务对象维护自己权益的信心。在此过程中，服务对象表示其儿子未婚妻从外地来探望，但当晚生病住院，服务对象对刘总推卸责任、漠不关心的态度极其愤怒，对儿子未婚妻生病住院感到倒霉不幸。医务社会工作者运用同理、积极关注、倾听的方法技巧，疏导其情绪，让服务对象感受到被关怀和理解，因此，医务社会工作者与服务对象及其儿子建立了良好的专业关系。

2. 第二阶段：增能赋权，分享工伤沟通技巧，情景模拟，制订维权计划

在初步评估的基础上，医务社会工作者建议服务对象及儿子合情合理合法地维权，先与老板正面沟通，协商不成再找政府部门。服务对象及儿子与刘总再次电话沟通，但刘总依然敷衍，所以其决定直接找政府部门维权。医务社会工作者建议其找政府部门顺序为：社区—街道—区级政府部门—市级政府部门，不要越级。根据医务社会工作者以往处理该类个案的经验，劳动仲裁、法院起诉比较复杂，打官司耗费的时间也较长（一两年或几年），而政府部门解决问题相对比较快，结合服务对象急需解决医疗费的需求，医务社会工作者给予服务对象的建议和维权方式顺序为：调解—劳动仲裁—法院起诉，服务对象及儿子认同。

为了增强服务对象及儿子的维权信心，医务社会工作者着眼于挖掘其优势资源。医务社会工作者对服务对象说："你们做过生意，也有文化，你们的语言表达能力和沟通能力都很好，小杨又有勇气和决心，我相信你们有能力去解决问题。"同时，为了给服务对象及儿子增能，医务社会工作者与其分享了一些成功的工伤维权案例，为其推荐有关工伤知识的微信公众号，使其持续学习、增能，从而协助其从问题堆中走出来，蜕变成一个问题解决者、行动者。

3. 第三阶段：跟进服务对象工伤维权事宜，及时总结、肯定其之努力及维权成效

隔天，医务社会工作者跟进服务对象及儿子的维权情况。服务对象儿子小杨已去社区工作站申请调解，已将关于劳动关系及工伤事实的所有证据提交给社区，社区承诺第二天回复进度。

医务社会工作者与其总结，社区工作人员的处理态度是积极的，建议其继续跟进。正在此时，社区工作人员联系小杨，请其当天上午到社区与老板刘总进行调解。小杨本想邀请亲戚一起去，但时间紧亲戚赶不过来，小杨担心说不过刘总，医务社会工作者与其分享谈判技巧，列出工伤待遇有依据地进行谈判，并进行情景模拟，增强其维权信心。

当天下午医务社会工作者跟进维权情况得知，服务对象入职当月公司已积极为其购买工伤保险，公司要为其申请工伤认定，小杨对申请工伤认定开始犹豫，医务社会工作者与其分析，工伤认定无论对公司还是对服务对象都是有利的，应积极配合，同时，因服务对象急需用钱治疗，为避免错过最佳

治疗期，亦可在申请工伤认定的同时，请公司先行垫付医疗费用，小杨赞同。医务社会工作者与小杨总结：此次到社区维权，社区工作人员的态度积极，处理速度快，并且是有成效的，医务社会工作者鼓励其继续坚持维权。

随后几天，社区撮合老板刘总及小杨一起去街道办调解，医务社会工作者提醒，关于医药费或后续可能需要的康复费和伤残赔偿，谈判时都回复以实际为准。经过社区调解，刘总表示只愿意付 1/3 的医疗费，而关于工伤认定事宜，由于材料表述服务对象的职位是杂工，小杨担心岗位与入职时不符，误工费会给得太低，医务社会工作者建议治疗第一，其他的再和老板协商，但小杨一直犹豫不决。

4. 第四阶段：持续支持服务对象维权并链接资源，助力服务对象缓解当前困境

此后几天，小杨先后通过区工会、街道、区政府、市长热线等进行维权，经过街道办多次调解后，老板表示若服务对象配合申请工伤认定，则会结算医疗费用，随后，服务对象配合公司申请了工伤认定，但老板承诺的结算服务对象的医疗费欠款始终未付诸行动，而是采取拒接电话和敷衍的态度，并对服务对象予以嘲讽、挖苦。此外，工伤认定申请因服务对象缺少一些医疗资料而要求服务对象进行检查并提供材料，但由于服务对象已欠费 1 万多元，已然无钱做进一步检查，面对当下状况，服务对象作出了出院的选择。

一个多月后，服务对象工伤维权及治疗陷入僵局，服务对象逐渐陷入困境。小杨的未婚妻已出院但未恢复，不能工作，小杨忙于维权亦无工作无收入，同时要还车贷，经济入不敷出。服务对象已经连续两周不吃早餐，中餐和晚餐则是服务对象在小食店赊账买来，偶尔病友会免费或借钱为其点外卖。而小杨与未婚妻因服务对象治疗之事产生矛盾，小杨面临着经济、照顾、维权、感情等多重压力，对服务对象也不耐烦起来，有时会赌气说不再管服务对象。

医务社会工作者继续关注并跟进服务对象的需求和问题，服务对象陷入对治疗、维权无力、身不由己、对命运不公的愤怒等多重情绪的焦虑中。社会工作者耐心聆听其倾诉，疏导其情绪，并在每个工伤处理节点，分享可能对其有用的信息；协助其购买基本的药物和生活物资，为其链接工会的工伤探视金资源，积极促进其与医护人员的沟通。医务社会工作者用温暖的服务为服务对象在困难的日子里，带来一丝亮光，避免服务对象对社会彻底失望、

走上绝路，也使服务对象及儿子一直走正规途径来维权。

在服务对象陷入绝境时，其儿子小杨虽然陷入多重压力，亦产生不良情绪，但一直没有放弃维权，其间其已掌握维权途径，能独立去各级政府部门维权。后来服务对象的工伤维权终于迎来转机，社保局回复服务对象不再需要重新拍 CT 片，只需要医生提供病情说明即可。很快服务对象便收到工伤认定书，最终，在市政府、街道办、社保局的调解下，服务对象公司负责人来医院签署了担保协议，而服务对象的医疗费欠款、后续手术治疗费共约 10 万元，由工伤保险基金网上结算，服务对象终于得以手术治疗。此后，其儿子小杨的活动重点转为找工作、解决日常生活问题，服务对象一家慢慢恢复正常生活。

5. 第五阶段：回顾服务对象的心路历程，肯定服务对象的努力与付出

服务对象的维权之路虽然跌宕起伏，但最终朝着好的方向发展着。在服务对象准备出院之际，医务社会工作者与服务对象回顾了这两个月以来的经历与感受，服务对象表示自己通过医务社会工作者的陪伴与支持，学到了很多知识，知道了很多资源途径，尤其是心态发生了改变，表示社会还是好人多。而且由于此次维权事件，服务对象与儿子的关系由以前的疏离变得亲密，一家人更懂得彼此包容，也更懂得亲情的珍贵。

服务对象表达了对骨科医护人员和社会工作者的感谢，医务社会工作者亦肯定了服务对象特别是其儿子小杨的努力：其在艰难的境地，仍然坚持用合情合理合法的方法维权，历经多次挫败仍然坚持维权，这是成功的关键。

（五）案例评估

1. 个案目标实现情况评估

个案服务目标初步达到：通过医务社会工作者的介入服务，服务对象维权初步成功，得以顺利手术治疗和康复，服务对象儿子小杨得以从维权的压力中解脱出来，将日常重心转为工作赚钱，服务对象一家慢慢恢复正常生活。

服务对象及儿子的认知与行为层面都有了正向蜕变，从缺乏工伤维权知识和技能、缺乏信心的困难群体，逐渐成长为掌握了维权知识和方法、充满信心与勇气的人，虽然对服务对象的误工费、陪护费等，公司仍拒绝赔付，但服务对象及儿子已掌握了维权的方法，能够独立维权。

心理辅导方面：服务对象及儿子从起初的深陷情绪困扰、对社会失望到

后来的积极乐观、感恩社会与政府的帮助；从起初的缺乏工伤维权知识、缺乏信心和勇气，到后来的与社会工作者一起制订计划并积极执行，一步步成长和蜕变，逐步摆脱困境；从起初父子关系的疏离、冲突，到后来经过维权、一起面对困难解决困难，父子关系更加亲密。

服务对象增能方面：服务对象及儿子在此过程中，学习到了工伤知识、沟通技巧，了解到维权可求助的相关资源和渠道并运用到自身的维权过程，提升了自身的维权意识和应对困境的能力，充分实现了学以致用、独立解决问题的目标。

资源链接方面：服务对象从开始只有儿子的支持，到逐步得到医务社会工作者、医院、工友、政府各部门的支持，正式支持系统和非正式支持系统慢慢搭建起来。

2. 社会工作者自评

医务社会工作者以真诚为名片，与服务对象建立了专业关系；同时，以服务对象需求为视角，提供能够回应其需求的专业社会工作服务，包括工伤维权咨询服务，对服务对象及其儿子心理上的安慰和情绪上的支持；利用优势视角积极关注服务对象的优势与潜力，持续地给予肯定和鼓励，使其提升解决问题的信心，积极面对困难并寻求对策。医务社会工作者在陪伴服务对象成长的过程中，也跟着服务对象一起收获了辅导经验。

（六）专业反思

医务社会工作者在本案例中承担了多种角色：服务提供者、倡导者、支持者、协调者、资源整合者等。

在本案例中，医务社会工作者有两点体会。

第一，建立专业关系，真诚是最好的名片。医务社会工作者借助专业知识，敏锐地评估了服务对象的需求，并在持续的服务中与其一起探寻解决问题的方法。通过真诚、接纳、同理心等技巧取得了服务对象的信任并建立良好的服务关系；通过普及工伤政策知识及沟通技巧，提升服务对象儿子处理工伤问题的能力和信心；在跟进维权进度时，对服务对象及其儿子肯定、鼓励，提升其坚持维权的信心；通过真诚、温暖的陪伴，提供力所能及的服务，尽可能链接资源，使其在困境中看到希望，避免危机事件，并且与服务对象保持了专业的关系。

第二，服务对象的潜力是无限的。本案例中，服务对象及儿子维权决心坚定，能主动、积极地解决问题，而在服务过程中，医务社会工作者一直鼓励、肯定服务对象及儿子的能力及维权效果，激发其潜能，进一步提升其维权的信心，最终峰回路转，维权取得成功。

五、成效与反思

（一）增强了公众的权益维护意识，保障了工伤患者的权益

工伤患者关爱服务通过开展工伤患者心灵关爱服务，提供工伤政策法规宣导、增强患者权益意识、链接多方资源等服务，为工伤患者及其家属从"身心社灵"方面提供全方位的专业服务。项目服务覆盖深圳市 10 余家医院，服务超过 1000 余人次，建档 450 多例，开展个案服务 200 多例，开展小组、工作坊及宣传活动 105 次，累计为近 400 名工伤维权困难患者通过协商、法律咨询等途径获得工伤赔偿及工伤探视慰问金额 490 余万元。切实维护了工伤患者及其家庭的权益，为其治疗、康复及融入社会提供了积极的支持。

（二）建立了社会工作介入工伤患者重构社会支持网络的三重服务体系

医务社会工作者介入工伤患者服务，一方面增强了工伤患者的非正式支持网络，另一方面则通过整合相关各部门的资源，帮助工伤患者重新构建了一个更加完善的社会网络支持体系，促使工伤患者群体能够克服因工伤引起的各种困难。重构社会支持网络三重服务体系如图 8－1 所示。

1. 针对个人支持网络开展的工作

强化工伤患者非正式的支持网络功能，帮助工伤患者获得生活照顾、情感的鼓励与支持、医疗费用与基本生活费用的保障。与工伤患者一起分析与评估支持系统的成员人数、与支持成员的关系、支持成员的能力与资源、支持成员的愿意程度，寻求适合的关系成员，使其连接在一起形成支持网络，给工伤患者提供生活照顾、情感支持与经济帮扶，增强其社会支持网络从而获得更多的资源与能力，以应对因工伤而面临的各类问题。

2. 针对组织支持网络开展的工作

能够给工伤患者提供正式支持的组织一般有社会工作机构、用人单位、政府劳动部门、社保部门、交通部门、医疗机构、律师（法律援助）等。医

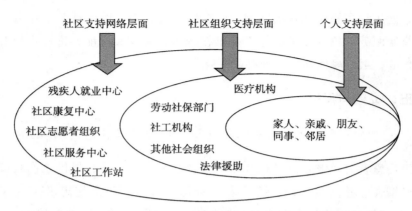

图 8-1　社会工作介入工伤患者重构社会支持网络的三重服务体系

务社会工作者从整合资源、沟通协调方面出发，帮助他们获得专业人员提供的专业协助。包括促进医务人员与工伤患者的沟通，帮助工伤患者详细了解自身病情与康复的进度；促成工伤患者与用人单位的良性沟通，帮助工伤患者争取用人单位的帮助与支持；协助工伤患者在权益维护和康复阶段获得政府劳动部门的帮助等。

3. 针对社区支持网络开展的工作

医务社会工作者需充分利用社区中的社会资源以改善工伤患者回归社区后的生活质量，帮助工伤患者与家庭获得社区的照顾与康复资源，包括链接社区工作站、社区康复中心、社区服务中心、社区志愿者组织、残疾人就业中心等。

（三）梳理了社会工作介入工伤患者服务的标准化工作流程

社会工作者根据工伤患者的需求、特点及服务经验，梳理并提炼了一套常见的服务介入标准化工作流程。不同类型的工伤服务个案的介入方法见表 8-1。

表 8-1　不同类型的工伤服务个案的介入方法

工伤个案类型	跟进重点	介入技巧与方法	医务社会工作者角色
心理康复类	心理支持与疏导、工伤与病情适应	面谈技巧、危机介入法	支持者、治疗者、指导者

续表

工伤个案类型	跟进重点	介入技巧与方法	医务社会工作者角色
权益维护类	提供政策法规咨询、工伤患者与用人单位间的协商与调解、陪伴服务对象完成工伤认定流程	文献法、调解技巧	咨询者、教育者、沟通协调者、陪伴者、引导者
资源整合类	社会资源整合、家庭关系重建	面谈技巧、支持网络重建技巧	咨询者、资源提供者、教育者
教育康复类	职业观念或信心建立、就业政策与信息咨询	信息咨询、培训	支持者、咨询者、教育者

第三节　增能视角下白血病患儿及家属的社会工作干预行动研究

——以我国南方 G 医院为例

一、服务背景

（一）医院介绍

G 医院是一家集医疗、保健、科研和教学于一体的三级甲等医院，位于我国南方城市中心地带，交通便利，医疗水平高，各项医疗设施相对齐全，是当地病床数量最多、门诊量最大、病种最丰富、功能最齐全、极具权威的儿童血液肿瘤专科。该医院设有诊疗中心、医技科室和职能部门。其中收治血液病患者人数最多的为白血病患儿，并得到了当地基金会、慈善组织、志愿者团队及热心企业的关注，以此为院内白血病患儿提供物质、经济及心理支持。

（二）科室介绍

诊疗中心涵盖了白血病诊疗中心、血栓止血诊疗中心、干细胞移植中心、血液病急救中心、综合诊疗中心、儿童血液病诊疗中心等八大诊疗中心，拥有 92 张开放床位。现有医护人员 60 多人，其中医师 20 人，均为硕士及以上学历，专业护理人员 40 多人，皆为大专及以上学历。中心一直致力于白血病的诊断与治疗，积极改进白血病的疗效，且建立完善了白血病临床研究体系，开展了一系列临床研究。探索出白血病的一系列预后因素，并进行危险度分层治疗，探索了有效的治疗方案，显著提高了急性白血病的近远期疗效。

医技科室则包含血液病理诊断中心、五官科、输血科等 6 个分科室。中心下设"临床试验中心实验室"，为新药、诊断试剂、新设备、新技术等多种临床试验提供规范、个体化的"一站式"服务。中心现有职工 90 人，高级职称 11 人，拥有临床、病理、检验医师 26 人，具备优秀的专业团队和高水准的专业实力。主要承担血液病合并五官疾病患者的诊疗及血液病患者化疗、移植前清除病灶等工作。

职能部门下设党务办公室、医务处和社会工作部等 13 个分部门。党务办公室负责贯彻落实上级和医院党委指示、决议、决定，负责拟定党委综合性文件、计划和总结，协助人力资源处进行中层干部选拔、考核，负责党员队伍、支部建设、统战工作、保密工作等。医务处负责医疗相关科室的行政管理，包括医疗质量与安全、会诊、传染病防治、预防保健、对口帮扶、医德医风等。社工部则主要负责患者的出入院评估，为患者提供多元化服务，协助医护人员开展医疗服务。

（三）服务供给方式

患儿及家属入院就诊，医护人员给予诊断，社工部负责患儿及家属的入院评估，且根据评估，协助医护人员进行治疗。社会工作者通过链接政府、学校、基金会、企业、志愿者、社区居民等资源，以个案管理、家庭工作、小组工作、社区倡导等方式，为患儿及家属提供身心社灵全方位的服务，服务的供给方式包括直接服务与间接服务。

（四）合作方式

社工部调查患儿需求、评估问题并总结经验，将其反馈给临床医护人员及服务对象，形成了一套完整的需求评估体系。根据评估体系的有关内容，社会工作者通过链接政府、慈善组织、基金会、特殊教育学校等多方资源，开展个案、小组、家庭、社会倡导等服务，为患儿及家属提供情绪压力疏导、建立多元支持网络、协助能力建设及建立服务对象自组织等服务。社会工作者作为服务链中的核心点，以自身能力带动其他各个节点，从而建立起了网状的多元主体合作方式，为患儿及家属提供全方位服务。

（五）社工部情况简介

社工部致力于白血病患儿的保护，以全人服务为宗旨，致力于每个孩子的健康成长，建设和谐友爱、具有人文关怀的医疗环境，关注患儿从入院到出院的社会融入、社会参与的全过程。社工部共有 10 名社会工作者，均为专科及以上学历。其中 3 名为专职医务社会工作者，获得中级、高级社会工作职业资格证书，在医务社会工作领域工作已有 5 年之久。另外 7 名社会工作者为一线社会工作者，持有初级社会工作职业资格证书，其中 5 人在医疗领域有 1～2 年工作经验，2 人为刚入职的一线社会工作者。

社工部主要职责包括综合运用个案工作、小组工作、社区工作等专业方法，结合白血病患儿医疗卫生服务特点，开展形式多样的医务社会工作服务。一般工作职责主要有主动发现、筛选和处理转介的个案，评估患者社会及心理状况并及时干预，协助医务人员开展健康教育；协助制订患者入院和出院计划，并寻求广泛的社会支持；整合资源，开展社区工作等。

二、服务领域特点

（一）服务对象的特点

1. 临床表现特征

（1）症状特殊、住院周期短、流动性大。白血病临床表现为高热、贫血、出血、感染及肝脾不同程度肿大等，需要进行隔离化疗，但周期短，患儿需多次不间断住院，流动性大。

（2）治疗时间长。白血病患儿的治疗需要反复进行静脉穿刺、骨穿及腰穿，再加上其他损伤性、疼痛性较强的治疗方式，治疗最短需要两年的周期。

（3）药物反应大。因个体情况而异，在使用化疗药物时，会伴有出血、感染、疼痛、频繁呕吐等不良反应，有时会威胁到患儿生命。

（4）易复发，反复住院。白血病的发病及诊疗机制比较复杂，在治疗过程中会出现发热、感冒等症状，且需要多次反复住院接受化疗。

（5）年龄行为差异大。年龄较小的患儿刚入院时会产生强烈的大哭大闹、不安与反抗行为。年龄较大的患儿则具有较强的痛苦忍耐力，独立自主性较强，常采取沉默等消极对抗方式。

2. 心理表现特征

（1）疾病、化疗带来的疼痛感引发了患儿生理上的痛苦与不适；因住院造成的活动场域、社会交往、学习教育受限等社会化负担；存在害怕死亡、认为自己是累赘的不安、愧疚、自责等心理，造成明显的焦虑和抑郁情绪，自我意识不强。

（2）患病后，父母会责怪自己没有照顾好孩子，无法接受事实，产生害怕、怀疑、否认等反应。患儿住院后，家长缺少专业陪伴与专业照顾技能，照顾压力大，高昂的医药费等使得家长精神和情感压力巨大。

（3）患儿会通过否认事实来保护自己，隐藏自己的真实情感与想法，逃避与病情有关的话题，回避交流，逃避群体性活动。

（4）对医护人员的恐惧、对医院环境的不适应、对治疗方式的排斥性等，导致依从性不高。

（5）脱发、反复出血、皮疹、隔离治疗等，容易让患儿产生不合群、自卑等想法，形成负面的自我认知。

3. 社会层面特征

（1）白血病治疗疗程长，需要反复入院接受治疗，难以持续性地在学校接受教育，学校教育被迫中断。

（2）公众对白血病的认知不足，歧视、排斥白血病患儿与家属，易被污名化、标签化。

（3）受刻板印象及舆论影响，患儿及家属在社区生活中难以与居民形成睦邻友好关系，社区融入困难，缺乏社区参与主动性，社会化受阻。

（二）服务对象需求

（1）患儿长期受白血病病痛、治疗并发症与药物不良反应影响，承受着不同程度的生理痛苦，需减轻他们在治疗过程中的痛苦。

（2）进行情绪与压力疏导，减轻心理负担，改善患儿负性的自我意向，引导其树立正确的自我认知。

（3）长期住院治疗，患儿社会活动受限，但仍希望得到他人关注与情感回应，具有人际交往的需要。

（4）在面对巨大冲击时，患儿家庭关系存在着冲突与矛盾，需调解家庭矛盾，改善家庭关系。

（5）反复的住院治疗导致学校教育中断，但学校是孩子进行社会化的重要场所之一，患儿有教育需要。

（6）高昂的治疗费用对患儿家庭来说是十分沉重的负担，需协助患儿家庭链接经济资源。

（7）由于缺乏专业的照护经验，使得患儿在出院期间没能得到良好的照顾，患儿家属具有专业照护培训的需求。

三、服务设计与内容

（一）服务目标：身心社灵"四位一体"平衡发展

一是身体健康上，减轻服务对象在治疗过程中因精神、情绪等造成的痛苦，增强自我照顾能力，减轻因照顾不当而引发的其他病痛。二是情绪健康上，帮助服务对象接受病情，让其辨识并接纳自己的负面情绪，学会管理情绪，以积极心态面对疾病，提高自身抗逆力，以增强应对疾病的勇气和信心。三是社会支持上，链接人、财、物多方面资源，为服务对象提供多元情感支持，让服务对象感受到来自多元主体的关心与温暖。协助患者从正式与非正式的支持系统中发掘资源，满足个人、家庭、社区、社会多层面需求，从而恢复正常的社会功能。四是精神健康上，维护患儿的自我尊严与信念，满足其自我实现的需要；同时，不断鼓励患者表达自己对生命的看法，发掘患者积极正面的信念并不断强化，以帮助患者重新找到精神支柱，乐观面对生活，保持最佳精神状态。

（二）主要服务内容与板块

一是在身体护理上，让服务对象明白负面情绪对治疗及身体疼痛敏感度的影响，以降低负面情绪所引发的身体疼痛，并学会保护和调理自己的身体。二是在心理护理上，通过面对面的半结构式访谈的方式，主动了解患者的心理状态及目前遇到的困难，并对他们表达出来的情绪和感受进行同理回应，通过教育引导患者了解负向情绪对治疗所造成的不利影响，调整好情绪状态，树立信心，积极配合治疗。三是在社会支持上，需要建立患者之间、照顾者之间的同辈支持关系，并加强患者与医护人员、志愿者、基金会、慈善组织、企业等多元主体的关系建立，让患者能得到多方主体的支持。四是在灵性照顾上，让患者及家属回顾自己的生活，以全新的态度审阅自己的快乐或痛苦，寻找其中隐含的各种意义，找到自己认可的生命体验，看到生命的曙光与生机，体会生命的价值。

（三）核心服务策略

1. 个案工作

通过个性化辅导，帮助具有负面情绪的患者或家属进行情绪疏导，缓解疾病带来的心理压力。同时，及时评估案主的心理状况，向主治医生反馈以制订适切的治疗方案。如当患者出现应激障碍时，应及时提供情绪支持，对出现自伤、自杀行为的患者或家属进行危机干预，一对一协助患者以积极乐观的心态面对疾病。

2. 小组工作

开展多元化小组，为患者及家属提供负面情绪宣泄、生命故事重塑、社会交往的平台，找到情感支持，发掘自身潜能，进行能力建设，提高自信心和抗逆力。同时，通过开展多元互助小组，建立多元支持关系，让多主体参与白血病患者及家属的服务提供。如链接政府、医院、学校、社会组织等资源，为服务对象提供政策支持、医护支持、教育及经济资源，以增强社会支持。

3. 家庭服务

家庭服务部对家庭矛盾、家庭关系紧张的患者及家属开展家庭服务。如通过学习情绪处理方法、压力应对措施、沟通方式、教育方式、专业照护知识等，改善家庭关系，为家庭成员增能，提升家庭抗逆力。

4. 社会倡导

通过社区发声，让居民对患者家庭有正确的认识，主动为患者及家属提供服务，促使患者在社区中得到关心与照顾，如提供社区照顾，带动患者及家属融入社区。同时，以融入社区、建立社区支持为基础，让患者家属参与社会活动，影响社会政策与法律，促进大众树立正确的认知，以减轻白血病患者及家属的污名化与标签化，营造和谐友爱、具有包容性的社会环境。

四、实务案例

（一）服务对象基本情况

G 医院儿科现有 36 个患有白血病的患儿及家属，患儿年龄范围为 5～10 岁，入院治疗时间最长的有两年，最短的有 6 个月，母亲是主要的陪护人员。由于骨髓造血干细胞移植配型较为困难，主要的治疗方法为化疗，整个化疗周期大约维持 3 年。但不论是化疗还是骨髓造血干细胞移植，花费都非常昂贵，总治疗费用在 50 万元左右。患儿父母多为外来务工人员，平均工资在 3000～4000 元，经济负担十分沉重。患者小云除了面临其他患儿普遍存在的生理问题外，还面临多重心理与环境层面的压力，具有典型性与代表性。因此，本案例以小云为主要服务对象。

小云（化名），7 岁，为家中的独生女，小学二年级。一年前，小云被确诊为急性髓系白血病。父亲是广东某工厂的流水线工人，母亲经营着一家早餐店。小云确诊疾病后，母亲毫不犹豫放下手头上的生意，只身带着她来 G 医院救治。目前，小云仍在医院进行治疗，准备接受骨髓移植手术，但前段时间的治疗几乎花光了家中所有的积蓄，后续还需要移植手术押金、治疗等医疗费用及生活开销，小云母亲也因照顾孩子经济来源中断，唯一的经济来源为小云父亲每个月 4500 元的工资，家庭经济不堪重负。就诊期间，由于异地就医的陌生环境、隔离治疗、不良反应等因素，致使小云出现了紧张、害怕、焦虑、自卑等情绪，甚至还出现了哭闹、摔东西等攻击行为。而在陪诊期间，因为治疗费用、长期照顾压力、孩子的负性情绪等多方面原因，小云妈妈的精神状况较差，脾气也变得比较暴躁，与孩子的关系紧张。

1. 个人层面

生理上，小云存在高热、贫血、出血、肝脾肿大等临床表现，伴有头疼、皮疹、头发脱落等现象。心理上，她存在害怕、焦躁不安、易怒等情绪。由于头发脱落严重，小云不得不将头发剃光，因此害怕被人关注、被人嘲笑，产生了自卑、痛苦的情绪。社交上，小云的活动范围局限在病房内，社会交往受限，缺乏社会支持。行为上，不愿意吃药、穿刺、打针，见到医护人员躲避、哭闹、挣扎、发脾气、摔东西等。

2. 家庭层面

小云妈妈由于照顾小云，长期处于应激状态，身体状况和睡眠状况受到影响，表示自己"力不从心"。在照顾的过程中，她存在质疑、否定、痛苦、自责、整日以泪洗面的情况，情绪易波动，照顾压力大。不仅如此，小云的父母还承担着高昂的治疗费用，承受着巨大的经济压力，在照顾压力和经济压力的双重压迫下，家庭关系紧张。

3. 社会层面

由于治疗原因，小云无法长时间在学校上课，目前处于休学状态，学校教育被迫中断。在住院期间，因自卑心理，小云不愿意与其他患儿交流，缺乏同辈支持。不仅如此，由于公众对白血病的认知不足，致使小云中途暂时出院时被同辈排斥与取笑，甚至还有的家长不让自己的孩子与小云交往，小云面临着被污名化、标签化的困境。

（二）预估

1. 身体压力

入院后，小云表示自己"得病了，心里很难过，不相信自己会经历这样的不幸，很担心、很难受，要接受骨穿、腰穿手术，那种疼痛让我感到害怕，我觉得身体都不是自己的了，再加上吃药，自己还经常发烧、感冒，十分难受，睡也睡不好，半夜经常被痛醒"。

2. 心理压力

白血病病情十分不稳定，这让小云感到十分焦虑。而看到母亲对自己耐心、细心的持续性照顾，花费了家中所有的积蓄来为自己治病，但自己没有好转的迹象，觉得十分地愧疚与自责。小云表示"看着妈妈这么辛苦，我觉得自己挺差劲的，我是他们的累赘"。由于需要进行隔离治疗，小云无法接触到更多的同辈群体，缺乏人际交往，不愿意与人交流。白血病的治疗周期长，学校教育中断。此外，小云因为化疗将头发剃光，害怕被他人嘲笑，形成了负向的自我认知。

3. 家庭经济压力

小云妈妈之前经营早餐店，生意还可以，小云爸爸在工厂打工，收入勉强可以维持家庭生活。但由于小云被确诊为急性髓系白血病，并接受了一段时间的化疗，家中积蓄所剩无几。而近期小云需要做骨髓移植手术，骨髓移植押金为 30 万元，筹足押金才能安排手术，家中目前唯一的收入来源为父亲的收入，基本生活难以维持。

4. 家庭关系压力

小云患重疾对家庭来说是巨大的冲击。由于身体各项机能下降，小云精神状态变差，还要承受着打针吃药、腰穿骨穿等痛苦，经常表现出不听话、容易发脾气的情况。同时，小云不听话或哭闹，给妈妈情绪造成了一定的影响。小云妈妈表示："小云每天要吃各种不同的药，有时候记错了就被主治医生责备，心里难受极了，而她不爱吃药，每次都要想尽各种办法哄她吃药，有时候实在忍不住就会骂她。"可见，患儿与照顾者之间的情绪会相互影响，小云妈妈在处理孩子的情绪及行为问题上，缺乏正确的应对方法，亲子关系紧张。不仅如此，小云表示自己入院以来，父亲一直没来看望过，觉得被爸爸抛弃了。而小云妈妈则表示自己一个人辛辛苦苦照顾孩子，小云爸爸对她和孩子不闻不问，对家庭不负责，也与小云爸爸产生过多次争吵，夫妻关系紧张。

（三）理念及理论支持

1. "身心社灵"全人健康理念

"全人健康"模式强调在为服务对象提供服务时，应以身体、心理、社会、灵性的主体方式看待不同个体，辨别服务对象在不同治疗阶段生理、心理、社会及灵性上的变化。同时，社会工作者应针对服务对象的全人需求，提供全人服务，促进身心社灵四者之间关系的良性发展，以促进患者的全面健康来面对人生的挑战。

患者是完整的系统，社会工作者除了协助服务对象进行身体照顾、认知调整外，还需协助服务对象阐释生老病死、领悟生命意义，实现个体灵性成长，提升全人健康水平。因此，在为白血病患者提供服务时，不仅要提供以患者为中心的医疗照护，也要强调患病后的心理疏导，要正确地、有尊严地复健及支持，有自尊地参与社会活动。

在生活上给予患者精心照顾，积极发挥家属的能动作用，详细指导家属学会照顾患者日常生活的方式和技巧，尽量让患者感到舒适，减轻其疼痛感。站在患者的角度，感受患者的内心，给予情感支持，重新建立患者家庭被迫中断的社会支持，重新感受生命的意义与价值，最大限度地改善患者及家属的生活质量。由此，让更多的白血病患者得到更全面的发展，从而达到身体、心理、社会、灵性"四位一体"的和谐发展。

2. 增能理论

增能理论认为个人的无力感是由环境压迫而产生的，通过增加社会互动可以减轻或消除这种压迫。患者由于受生活环境及社会环境的限制，使得个人能力、人际交往、社会参与受到了不同程度的限制与压迫，被迫处于"弱势"地位。对此，需对服务对象进行个人、人际关系、环境三个层面的增能，以有效解决服务对象所面临的问题。同时，社会工作介入患者家庭的增能路径必须贯彻"助人自助"等原则，采用社会工作技巧，将"问题视角"转化为"优势视角"，对患者家庭进行评估，挖掘、培育和激发潜能，提高自我意识与自我价值。

比如，患者小云虽然处于弱势地位，但是她在接受治疗的过程中往往承受了高出常人的压力与痛苦，形成了应对病痛的坚韧心态与意志，拥有了一定的抗压能力。同时，小云妈妈在照顾的过程中不断进行照顾经验的积累，其照顾能力、抗压能力得到了一定的提高。社会工作者应从患者及家属的优势出发，发掘他们的潜能，以积极的态度看待问题，调动自身的能力去解决困难，实现从"弱权"到"有权"的增能目标，从个人、人际关系和环境层面推动白血病患者自我效能感和权力感的提升。

（四）服务计划

1. 服务目标

（1）直接目标

减轻服务对象因生理痛苦造成的情绪问题；

建立以服务对象为中心的多元互助小组，促进人际关系发展，建立社会支持网络；

促进医患之间的关系建立，营造具有人文关怀的医疗环境，提高患者的依从性；

缓解家庭关系，提高家庭抗逆力；

增强患者家属的专业照顾能力，促进能力建设；

协助患者及家长建立自组织，独立开展服务，促进服务的可持续性。

（2）间接目标

链接医疗资源，为白血病患者及其家属提供医疗服务帮助；

链接基金会、慈善组织、企业等资源，提供经济支持；

链接教育资源，促进患者回归学校与课堂；

进行社区倡导，加强宣传，营造包容友爱的公众环境，减轻公众对患者及家属的污名化与标签化。

2. 服务策略

（1）个案管理。为服务对象提供情绪舒缓、心理辅导等服务，并链接资源提供多元支持，减轻家庭的照顾与经济压力等。同时，让服务对象正确看待疾病，以积极的心态面对生活，树立正确的自我认知，提高自身主体性，实现个人层面增能。

（2）家庭服务。通过开展家庭服务，让家庭成员学习合理的沟通与压力处理方式、情绪舒缓技巧等，以改善家庭关系，提高家庭抗逆力，实现家庭层面的增能。

（3）小组工作。通过开展多元化的小组活动，建立服务对象的同辈与家庭情感支持、医务人员的关心与照顾等，以促进人际关系层面的增能。

（4）社会倡导。减轻服务对象的污名化，促进其社会参与和社会行动，影响社会政策及法律，营造良好的社会环境。

（5）行动研究与参与式行动研究。行动研究指通过自我对话的方式，让参与者之间达到彼此间的深刻理解，建立彼此深厚且具有承托力的关系，找到生命改变的节点、知识与方法，进而促成改变，发挥"生命影响生命"的作用。具体来说，社会工作者要严格按照行动研究的计划、行动、观察、反思、重新规划五个阶段，对服务进行质量控制，开展过程评估与结果评估。

参与式行动研究（PAR）强调在地民众应参与研究过程，成为研究的伙伴和研究者，是研究、教育和实践三者的结合，注重让参与者真正发声。同时，通过行动促进参与者团结，提升其共同意识，发现力量和能力，培力社区组织、社区团体，推动集体行动达成增权、赋权、培力等目标。

（五）介入过程——在个人层面、人际层面、环境层面赋权

本案例以增能理论为主要框架，以参与式行动研究为方法，遵循行动研究五个阶段开展服务，从内外部推动服务对象实现个人层面、人际层面和环境层面的增能。如在内力推动下寻求自我认同感，提升自信，提高主体的自主性，以此进行外力推动。在这一过程中，社会工作者扮演资源链接者、引

导者及支持者的角色，以推动政府、医院、社会力量及白血病患者家属等多主体协同，营造具有正能量的场域，提高主体的社会参与意识和社会认同感，进而彰显社会价值与关怀。

1. 建立专业关系

为了获得患者家属的信任，社会工作者尝试与小云妈妈建立关系。社会工作者向她介绍了自己的身份以及来访的目的，让小云妈妈初步认识社会工作者。而小云妈妈在陪同住院期间从医护人员和其他家属口中了解到一些社会工作者开展的服务，并向社会工作者介绍了小云的病情与基本情况。

在征得小云妈妈的同意后，社会工作者在病房内开始了与小云的第一次会面。初次见面，小云躲在妈妈身后，戴着口罩和帽子，眼神闪躲，害怕与社会工作者产生目光接触，不愿意与社会工作者进行交流。如此，为了减轻小云的排斥与不安，社会工作者使用玩偶来鼓励小云进行自我介绍，虽然小云还是将自己藏在母亲的身后一言不发，但是目光集中在了社会工作者拿着的玩偶上。因此，社会工作者以玩偶进行角色扮演的方式，让玩偶来进行对话，以讲故事等方式减轻小云的防备心。随后，社会工作者还开展"手指操""洗手操"等放松训练活动，通过玩游戏的方式与小云进行多次接触后，小云逐渐与社会工作者进行沟通并建立了专业关系。

第一阶段社会工作者与服务对象间的关系得到了初步建立，但新入职的一线社会工作者出现了角色挣扎，开始怀疑自己的能力，自我认同感低。他们表示"听到小云的那些经历，觉得她很可怜，但是很难做到同感反应"。同时，小云多次重复提到自己患病的痛苦与悲惨，被疾病控制，缺乏主体性。

基于此，社会工作者立足服务对象的优势，让其讲述生命故事，引导其将注意力转移到在治疗过程中所形成的坚强心态、抗压能力、问题应对方式等积极方面。使用奇迹提问方法，让服务对象展望未来，构建积极的生命蓝图。在倾听服务对象生命故事的过程中，通过深度感受她的内心，培养同感，从中获得认同与支持，建立专业关系，以解决新入职一线社会工作者的角色挣扎、自我认同感低等问题。而针对服务对象主体性丧失的问题，需要社会工作者增强服务对象权能，以改变服务对象的"弱势"地位。

2. 缓解情绪，进行个人增能

社会工作者通过游戏和面对面访谈的方式了解服务对象内心的真实想法。服务对象认为自己是累赘，给家人带来了负担，她十分在意自己的病情对父母造成的影响，并为此感到自责和内疚。对此，社会工作者以父母为突破口，告诉服务对象家人对她的关心与爱护，希望她能够健康，这对父母来说是最重要的，以改变她的非理性信念。如让服务对象明白她在父母心中是主心骨的地位，她的情绪与父母的情绪状况是密切相关的；同时她的开心与快乐能给家庭带去积极的精神力量，引导服务对象构建积极正向的疾病意义，建立希望感。

此外，社会工作者推动服务对象采用"优势"视角认识自我，让她意识到自己在治疗过程中形成了经验与抗逆力，以此协助服务对象撕掉"累赘、无用"的标签，改变负性的自我意象，树立正确的自我意识。同时，鼓励服务对象多倾诉、多回顾以往的快乐，多做自己力所能及的事，展望未来，形成对生命价值的重新定义，以积极的心态看待疾病。

住院期间由于多重因素使服务对象出现情绪低落、孤独封闭、隔离无助等问题，其情绪需要以合理的方式进行宣泄。因此，社会工作者通过情景剧的方式重现服务对象发泄情绪的场景，让她以第三方的角度去审视自身的情绪，并意识到自己的问题所在。在此基础上，社会工作者通过角色扮演，让她学习沟通方式、情绪处理技巧，舒缓其情绪，并将所习得的技巧运用于与母亲的沟通上，转变服务对象原有的哭闹、摔东西等行为，促进沟通的良性循环。

3. 建立多元支持关系，促进人际互动

（1）缓和家庭关系，提高案主家庭情感支持。

除了促进服务对象与母亲的良性沟通之外，社会工作者通过定期组织绘本朗读、亲子游戏、家长舒缓中心、健康课堂等公益互动活动，营造关爱的温馨氛围，让服务对象将之前所学习到的沟通方式运用到与母亲的实际对话中，以缓解她与母亲之间的矛盾。开展"家有千千结"等服务，以角色扮演等方式，提升母亲对服务对象的管教能力。针对服务对象与父母的矛盾进行分析，以合适的鼓励方式，真诚表达对她的信任，给予服务对象力量。由此提高服务对象的家庭情感支持，增强其内部优势，形成家庭支持系统，提高抗逆力与自信心。

需要指出的是，在构建亲子支持系统的过程中，社会工作者过于关注服务对象与母亲的处境，忽略了父亲的参与，导致整个服务过程中父亲角色的缺失。因此，社会工作者在后续的服务过程中，将服务对象的父亲纳入了服务计划，进行照顾的重新分工。同时，社会工作者鼓励服务对象向父亲表达自己的期望，让父母一起承担照顾责任，减轻妈妈的照顾压力。经过服务对象的沟通，父亲参与了服务对象的手术治疗照顾。而父亲在亲眼看到服务对象腰穿手术的反应后，体会到了女儿与妻子的艰辛、不易，主动分担了家庭的照顾压力。此外，服务对象双亲在此过程中学会了彼此支持与理解，家庭关系得以缓解。

虽然进行了家庭照顾责任的重新分工，但父亲缺乏照顾经验，因照顾不当导致服务对象多次意外出血。对此，社会工作者链接相关医护人员为家属提供了专业照顾培训服务，以此减轻因照顾不当而造成的身体疼痛，提高照顾技能，并为有需要的患者及家属提供帮助，建立家长义工队。

（2）开展互助小组，增强同辈情感支持。

开展了一系列的服务后，服务对象已经发生了一定的转变，社会工作者邀请她参与"病友支持""同行者减压"等小组活动。服务对象表示一直以来都是孤身一人，这是第一次和这么多伙伴参加活动，且活动过程中十分开心快乐。社会工作者在小组中向参与者介绍情绪与压力的应对方法，邀请小云分享治疗过程中的成功经验，在得知部分组员是新入住的患儿后，小云还为他们进行了入住适应经验的分享，为他们提供支持。在分享的过程中，服务对象逐渐摆脱了情绪低落、孤独封闭、心理压抑、隔离无助、被动等消极心理。

同时，社会工作者也让服务对象在同辈病友互助小组中学习他人面对困难的成功经验，在小组中获得双向情感反馈，获得人际交往、同辈支持的机会，以此收获其他患者家属的关怀与支持，寻求自我认同感，促进小云运用系统力量解决问题，增强同辈情感支持。"我之前一直害怕自己会被其他人嘲笑，害怕自己不合群，但是在小组中，大家都对我很好，从他们身上我学习到了很多应对出血、预防感染的知识，也学习到了应对压力的技巧。而我也将自己学习到的情绪缓解方法、沟通方式与他们进行了交流，也得到了他们的认可，我觉得很有意义。在活动结束后有几个小朋友对我表达了感谢，并和我交朋友，我很开心。"

在这几次小组活动中，服务对象意识到自己不是一个人在作斗争，有很多同行者，他们也能够给予自己力量，而自己同样也能够给予他们援手。因此，服务对象在寻求成功经验的同时，也开始积极协助其他白血病患儿。不仅如此，服务对象在社会工作者的协助下，通过网络联系了志愿者团队，呼吁他们参与白血病患儿的照顾服务，在医院开展义工病房探访、协助照顾患儿等服务，减轻家属的照顾压力。志愿者团队以高校大学生志愿者为媒介，链接高校老师、特殊教育机构等教育资源，在院内为服务对象提供社会化干预课程，为病愈后再次回归学校提供机会，也为还未入学的患儿提供入学前的衔接教育。

（3）改善医患关系，增强医护支持。

在与志愿者协同为服务对象提供服务时，社会工作者发现小云对医护人员存在排斥、躲避、恐惧的心理，排斥治疗，并产生攻击行为。在服务对象眼里，医院"只有痛苦和冰冷，没有欢乐、没有温暖"，医务人员对她来说"是快乐的剥夺者，痛苦的施予者"。因此，社会工作者联合志愿者与院内医务人员进行沟通协调，让医护人员参与医患互动活动，为服务对象提供专业照护知识培训，让患儿学习如何进行自我照顾，以减轻照顾者的压力，实现自我照顾能力的提升，减轻因照顾不当而造成的疼痛。

此外，社会工作者还在医院内开展"医生 COS"角色扮演活动，即让服务对象进行自我注射等与医疗活动有关的游戏，减轻对医疗行为的恐惧感。同时，开展"动漫人物进病房"活动，让医护人员以动漫人物、人偶等角色扮演进入病房，让身穿白大褂的医护人员转变为动漫人物，改变服务对象对医护人员的看法，减轻对医护人员的恐惧，以此共创具有人文气氛的医疗环境，弥补医疗未能达到的效果。之后通过一系列服务，服务对象表示自己对医护人员多了几分亲近，觉得他们变得柔和了，医院也变得温暖了。

（4）链接经济资源，协助获得社会组织支持。

除了增强服务对象的情感支持之外，社会工作者还需要为服务对象链接经济资源支持。以服务对象链接志愿者为基础，鼓励服务对象尝试联系有关的基金会和慈善组织等，为服务对象家庭提供资金支持。社会工作者联系与医院有合作的社会组织，了解资助申请渠道和申请条件，让服务对象及家长自主填写有关信息，进行资助申请，并在网上发起众筹，以获得经济支持。服务对象表示："之前我一直很担心医药费的问题，害怕给父母造成太大的负担，现在知道有机会可以减轻他们的负担，还能让我治好病，我很愿意去尝试申请。"

在社会工作者的协助下，服务对象进行了资助申请并获得了当地基金会和慈善组织的资助，资助金额共 23.2 万元；且网上众筹得到了 6.8 万元的资助，基本上解决了服务对象的手术费用。而服务对象也将自己申请资助的经验与其他患儿进行了分享，获得了其他患儿及家属的赞扬，提升了认同感与自我效能感。

4. 建立自组织，改善社区和社会环境

服务对象在医院所面临的问题与挑战已经得到基本解决，但小云出院后需要回归社区与社会，构建具有包容性的社区和社会环境氛围，改变不利于服务对象实现自助的社会环境和规则。

社会工作者通过推动多方力量参与，协助服务对象家庭成立了义工队，并将其培育为白血病患儿的专业社会工作机构（含自助照顾服务），建立自助组织，为白血病患儿提供持续性服务。如以自发形成的内生型志愿者及服务对象家庭建立的自组织为基础，社会工作者协助服务对象联合父母、医护人员、志愿者、社会组织等多元主体，在社区内发声，呼吁社区居民并鼓励更多的主体参与白血病患儿的照顾服务，减轻服务对象的污名化，促进服务对象的社区融合，影响社区场域的改变。

但在这个过程中，服务对象同时面临着突发性出血与发烧、缺乏社区内紧急支持等困境。因此服务对象及其家长在社会工作者的协助下，联合政府、医疗机构、慈善组织、基金会等在社区内搭建紧急支持网络。如社会工作者协同基金会、慈善组织和企业等在社区内建立专项基金等，在患儿出现突发情况时提供紧急资金支持；同时，与医院建立紧急联系网络，给予患儿及时的医疗支持等。

以社区融合与社区场域的改变为基础，社会工作者进一步将服务延展到社会层面，营造包容、友爱的社会环境。社会工作者协同多元主体向"两代一委"呈交提案，进行政策法律倡导，呼吁建立白血病患儿的专项医疗保障机制。由此，促进服务对象问题的场景改变，实现自我赋权到社区赋权。

五、成效与反思

（一）项目整体成效

在整个服务过程中，社会工作者以小云等类似的患儿与家庭为服务对象，以他们的问题与需求为出发点，不断进行专业评估，从中发现服务对象的新需求与服务中存在的问题，在原有计划上进行重新规划，从而为服务对象提供更完善的服务。这不仅有助于社会工作者积累对白血病患儿及家属的服务经验，也促进了社会工作者对专业使命的反思及增能的专业实践。由此改变了服务对象与社会工作者的实务场景，不断升华社会工作的价值与使命，结果呈现出有效性。

其一，在个人层面，服务对象意识到通过能力和意识提升，自己的悲观叙述可被重新叙述成复原力，从被动的服务接受者转变为积极参与者、服务提供者及倡导者。而社会工作者从服务开始阶段面临的自我认同感低与同感困难，从一个边缘化的"热心人"转变为服务对象的协同者、同路人与倡导者，并且在改变不对称专业关系中，表现出了社会工作者的激情、专业性与责任感等。这不仅实现了服务对象个人的增能，也实现了社会工作者个人的增能。

其二，在人际层面，通过多种支持关系的建立，社会工作者协助服务对象与家庭成员、患儿群体、医护人员、志愿者等多元主体形成了紧密的互助关系，从中获得了正式或非正式系统的支持，并建立起自助组织，为他人提供服务，实现了从被动的服务接受者到服务提供者的转变。由此，促进服务对象发现自身的潜能，意识到自己是有价值、有能力的，学会运用自身所具有的资源来解决问题，获得来自周围系统的认同与认可，提高了自我认同感与社会参与的主动性。

其三，在环境层面，在社会工作者的组织与推动下，改善了服务对象所处的医院、家庭、社区环境，进而影响宏观的政策环境和社会环境，探索了环境层面的增能。

（二）经验

在社会工作者介入白血病患儿及家属的过程中，与服务对象建立关系是一项具有挑战的工作。在刚开始进入服务对象的场域时，社会工作者不能急于将理论知识套用在服务对象身上，这会让服务对象排斥社会工作者的接近，从而不愿意进入服务场域。在服务的初始阶段，社会工作者要关注服务对象的情绪、需要与反应，特别是要关注他们隐藏的情绪，并对他们的感受进行及时的回应与同理反应。在服务对象接受的前提下，慢慢将其带离舒适圈，以避免服务对象出现过激行为。

在增强权能过程中，可能存在进一步的群体污名化等风险。如此，社会工作者要对服务对象的特点、有关的群体文化具有独特的敏感性，以降低他们被进一步污名化的风险。从这个角度看，在服务过程中，社会工作者要注重激发服务对象自身潜在的能力，发挥其主体性。同时，因资源有限，采用参与式行动研究涉及不同利益相关者，如留守儿童、贫困儿童、其他罕见病儿童等，从而引发不同群体的利益冲突。除此之外，行动研究需要花费大量时间、精力，持续性地参与整个服务过程，这也为社会工作者带来了巨大的挑战。

（三）反思

白血病患儿社会工作专业服务具有服务形式多样化、覆盖范围广、综合性强等特点。针对白血病患儿及其家庭的服务不能仅关注其生理上的痛苦，还需要关注其心理、社会以及灵性层面的需求。相应地，社会工作者以个案、家庭、小组、社区和社会倡导等综融性方法，对服务对象的生理、心理、社会和灵性四个层面进行干预，可以促进全人健康发展，改善他们的现状。

然而我国白血病社会工作专业介入服务仍面临着诸多困境，如缺乏大环境的有力支持、缺乏资源的合理配置、缺乏扎实的理论基础和先进的实务经验等，急需不断加强医院、社会工作教育、社会等层面的建设。其一，在医院层面，应加强医院内部建设，提升医院的人文"软实力"，构建具有人文关怀的医疗环境，并强化内外宣传以提高影响力，强化专业督导以快速培养新入职的一线社会工作者，提升其服务能力。其二，在社会工作者教育层面，要优化课程设置，夯实理论知识培养，与此同时注重实务训练，提升社会工作学生的专业服务能力。其三，在社会层面，应加大社会宣传力度，提升白血病社会工作的社会认知度；同时，加强制度建设，构建现代卫生保健制度体系，完善医务社会工作的制度体系。

参考文献

[1] 丹尼斯·肖利贝. 优势视角：社会工作实践的新模式 [M]. 李亚文，杜立婕，译. 上海：华东理工大学出版社，2004.

[2] 马娟. 农民工事故性工伤患者的社会支持现状与对策——基于深圳市宝安区农民工工伤患者的社会工作者实务研究 [D]. 武汉：华中科技大学，2012.

［3］李腾飞. 外来务工人员工伤权益保障的社会工作介入研究——以龙岗区 N 医院工伤患者为例［D］. 郑州：郑州大学，2019.

［4］郭小发. 从工伤患者的社会支持网络看社会工作的服务介入——以广东省工伤康复医院的社会工作者服务为例［J］. 按摩与康复医学，2019（18）：82 - 84.

［5］张健，赵锡楠. 工伤患者 50 例心理状况分析及心理康复措施［J］. 职业与健康，2012（2）：157 - 160.

［6］黄文柱. 工伤康复患者心理障碍及干预治疗的研究现状及展望［J］. 中国实用医药，2009（11）：222 - 224.

［7］唐丹. 工伤康复存在的问题及对策——广州市工伤康复 380 例分析［J］. 工伤康复，2005（8）：54 - 56.

［8］马宁，迟宝荣，刘子玲，等. 不典型慢性髓系白血病九例临床分析［J］. 中国全科医学，2008（14）：1249 - 1251.

［9］丹贞娜姆. 对白血病儿童临床社会工作的研究［D］. 上海：复旦大学，2013.

［10］王红美，陈力军，高飞，等. 白血病患儿及其父母心理特点调查分析［J］. 中国小儿血液与肿瘤杂志，2010，15（4）：152 - 156 + 166.

［11］吴心怡，郑胡镛. 白血病患儿母亲心理历程的质性研究［J］. 中华护理杂志，2005（10）：734 - 738.

［12］李宁. 心理护理干预在肿瘤患者中的治疗作用［J］. 肿瘤药学，2011，1（5）：470 - 472.

［13］辜梦聃，刘珈，曾元丽，等. 身心社灵全人健康护理模式在射频深部热疗中的应用［J］. 当代护士（中旬刊），2016（1）：54 - 55.

［14］钮骏，李艳红，余婷. 全人健康视角下患儿成长支持体系探索——以上海市儿童医院社会工作实践为例［J］. 中国社会工作，2019（36）：14 - 20.

［15］姚红，陈丽云. 身心灵全人健康理论对新冠疫情防控中健康社会工作实务的启示［J］. 社会建设，2020，7（3）：28 - 36.

［16］张和清，杨锡聪，古学斌. 优势视角下的农村社会工作——以能力建设和资产建立为核心的农村社会工作实践模式［J］. 社会学研究，2008（6）：174 - 193 + 246.

［17］姚金丹. 社会工作增能视角下失独家庭的分析［J］. 社会工作，2012（10）：24 - 27.

［18］杨静. 回观历史辨识经验寻找变的力量——一个社会工作者的行动研究［J］. 中国农业大学学报（社会科学版），2013，30（3）：104 - 113.

［19］侯利文，徐永祥. 被忽略的实践智慧：迈向社会工作实践研究的新方法论［J］. 社会科学，2018（6）：82 - 93.

［20］古学斌. 道德的重量：论行动研究与社会工作实践［J］. 中国农业大学学报（社会科学版），2017，34（3）：67－78.

［21］古学斌. 行动研究与社会工作的介入［D］. 香港：香港理工大学，2013.

后　记

　　经过十多年的发展，我国医务社会工作在服务购买模式、服务对象、服务领域、服务内容及成效方面进行了大胆的尝试和多元化的探索，各地也形成了不同特色的医务社会工作实务模式及丰富的实践案例。但是，在医务社会工作快速发展之时，日益紧张的医患关系与不断增长的患者需求，要求医务社会工作者提供全人全生命周期的且有温度的高品质的医疗服务；同时，健康中国战略下医务社会工作在迎来发展契机时也面临着诸多挑战，如医务社会工作者队伍的整体素质较低、专业服务能力较弱等。为了回应上述问题，推动医务社会工作的高质量发展，促进医务社会工作人才的快速成长，我们编写了《医务社会工作实务与案例》一书。

　　本书分为导论、上篇、中篇与下篇，旨在从实务运作模式与实务操作案例入手，展示医务社会工作的价值伦理、实践知识、方法技巧及实务模型。其中，导论部分系统回顾了医务社会工作的发展历史、服务对象、目的目标、服务内容、通用过程、方法技术，并阐述了我国医务社会工作的行政要求、成效评估、问题挑战及对策建议，展现了医务社会工作知识体系的"全貌"与本土实践的经验反思。同时，结合理论与实践对医务社会工作实务场域的划分，我们将医务社会工作实务案例划分为上篇、中篇与下篇，尝试运用本土实务模式与本地实务案例来总结中国医务社会工作实践。上篇涵盖了门诊及住院的基础性服务，中篇从和谐医患关系、安宁疗护与志愿服务的特殊场域服务切入，下篇则呈现了精神卫生、生育及工伤等扩展性服务。如此，本书既可以供大专院校社会工作师生研读，又可以作为一线医务社会工作者的培训教材。

　　全书由主编李晓凤教授提供详细的编写提纲与写作要求。之后，在作者们提供初稿的基础上，由主编李晓凤与副主编龙嘉慧逐字逐句进行了审稿、修改、统编及定稿，副主编吴文湄与卓美容负责书籍的立项协调、各章节的商定，并根据工作实际，落实有关组织编写、修改等工作。具体地说，承担各章编写任务的作者如下（以章为序）：

导论，由李晓凤（深圳大学政府管理学院社会学系）编写。

第一章门诊服务与医务社会工作。第一节急诊的危机介入，由覃雪丹（东莞市人民医院）、李慧（东莞市人民医院）编写；第二节特困患者救助与安置，由李慧（东莞市人民医院）、覃雪丹（东莞市人民医院）编写。

第二章住院服务与医务社会工作。第一节综合医院的医务社会工作服务，由吴淑婷（佛山市南海区启创社会工作服务中心）、何芷欣（佛山市南海区启创社会工作服务中心）、郑玉棠（佛山市南海区启创社会工作服务中心）编写；第二节儿科医院的医务社会工作服务，由司杨（深圳市儿童医院）、吴文湄（深圳市儿童医院）、王媛（深圳市儿童医院）编写；第三节社区医院医务社会工作服务模式的探索，由潘岚彬（深圳大学政府管理学院社会学系）、和迎男（深圳大学政府管理学院社会学系）编写；第四节医院场景下的危机干预，由卢九妹（广州市北达博雅社会工作资源中心）、李春燕（广州市北达博雅社会工作资源中心）编写。

第三章和谐医患关系与医务社会工作。第一节和谐医患关系社会工作服务，由李检阅（深圳市龙岗区春暖社工服务中心）、林良（深圳市龙岗区春暖社工服务中心）、李锦花（深圳市龙岗区春暖社工服务中心）编写；第二节和谐医患关系的社会工作实践路径，由李永娇（深圳大学政府管理学院社会学系）编写。

第四章安宁疗护与医务社会工作。第一节安宁疗护社会工作服务，由谢佳洁（深圳市龙岗区春暖社工服务中心）、陈汝青（深圳市龙岗区春暖社工服务中心）、周英姿（深圳市龙岗区春暖社工服务中心）编写；第二节逝者家属的哀伤辅导，由郭泳仪（佛山市南海区启创社会工作服务中心）、吴晓彤（佛山市南海区启创社会工作服务中心）、苏靖韵（佛山市南海区启创社会工作服务中心）编写。

第五章医院中的志愿服务与医务社会工作。由崔艺萍（佛山市南海区启创社会工作服务中心）、刘凯莉（佛山市南海区启创社会工作服务中心）编写。

第六章精神障碍与医务社会工作。第一节"五位一体"精神康复社会工作服务模式，由綦峥峥（深圳市鹏星社会工作服务社）编写；第二节社区精神康复社会工作服务，由李吉颖（深圳市南山区惠民综合服务社）、周湧（深圳市南山区惠民综合服务社）编写；第三节主动式社区治疗（ACT）模式的本土实践，由骆成俊（深圳市南山区慢性病防治院）编写；第四节复原视角下精神卫生社区康复服务社会工作，由李晓凤（深圳大学政府管理学院社会学系）、程雅惠（深圳大学政府管理学院社会学系）、朱郭鑫（深圳大学政府管理学院社会学系）、李美瑾（深圳市坪山区大同社工服务中心）编写。

第七章公共卫生与医务社会工作。第一节突发公共卫生事件与社会工作，由司徒慧宜（广州市启创社会工作服务中心）、渠晨乐（广州市启创社会工作服务中心）编写；第二节灾害救助中的医务社会工作，由龙嘉慧（深圳市南山区社会工作协会）编写；第三节社区健康宣传与教育，由赵莹莹（深圳市坪山区大同社会工作服务中心）、谭超华（深圳市坪山区大同社会工作服务中心）编写。

第八章其他领域医务社会工作。第一节优生优育与社会工作，由赵莹莹（深圳市坪山区大同社会工作服务中心）、谭超华（深圳市坪山区大同社会工作服务中心）编写；第二节工伤社会工作服务，由林莲英（深圳市龙岗区春暖社工服务中心）、陈婷立（深圳市龙岗区春暖社工服务中心）、杨雁（深圳市龙岗区春暖社工服务中心）编写；第三节增能视角下白血病患儿及家属的社会工作干预行动研究，由李晓凤（深圳大学政府管理学院社会学系）、劳凤桃（深圳大学政府管理学院社会学系）编写。

在本书的编写过程中，我们参考了国内外医务社会工作书籍、论文与实务报告，获得了珠三角地区多家社工服务机构与高等院校的大力支持。同时，由于各位作者的互助合作，才使本书得以顺利出版。在此向本书提供直接或间接支持的组织与各位朋友表示衷心感谢！中国社会出版社曲丽媛等编辑为本书的出版付出了艰辛的劳动，也一并表示衷心感谢！此外，总体上看，因我国医务社会工作仍处于初步发展时期，积累的实务经验不足，以及我们的能力与时间有限，本书难免有疏漏与不足之处，欢迎广大读者提出宝贵意见与建议。

李晓凤

2023 年 6 月于深圳大学丽湖校区